血液透析护理实践精讲

王丽芹　成红梅　黄贤伟　主　编

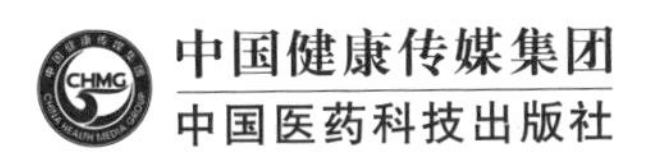

内容提要

本书是一本血液透析护理人员的临床实践指导用书。书中介绍了血液透析的基础知识、护理单元管理要求、水处理系统、血液透析仪器设备、血液透析技术、血管通路护理、血液透析护理、血液透析并发症和患者健康教育。为了方便阅读，使用了操作流程图、重难点说明、易出错点提示等，同时增加了应急处理预案、护士实际操作经验分享等内容。本书还按照国家对专科护理人才的培养要求，分析了血液净化专科护士的核心能力体系，总结出护士规范化培训应覆盖的专业知识和基本技能，可为开展护士培训提供有效参考。

图书在版编目（CIP）数据

血液透析护理实践精讲/王丽芹，成红梅，黄贤伟主编．—北京：中国医药科技出版社，2020.9

ISBN 978-7-5214-1972-6

Ⅰ.①血…　Ⅱ.①王…②成…③黄…　Ⅲ.①血液透析—护理　Ⅳ.①R473

中国版本图书馆CIP数据核字（2020）第156530号

美术编辑　陈君杞
版式设计　张　璐

出版　**中国健康传媒集团**｜中国医药科技出版社
地址　北京市海淀区文慧园北路甲22号
邮编　100082
电话　发行：010-62227427　邮购：010-62236938
网址　www.cmstp.com
规格　710×1000mm 1/16
印张　14½
字数　241千字
版次　2020年9月第1版
印次　2020年9月第1次印刷
印刷　三河市万龙印装有限公司
经销　全国各地新华书店
书号　ISBN 978-7-5214-1972-6
定价　69.00元

编委会

前　言

血液透析是急、慢性肾衰竭患者的重要临床治疗手段，并广泛应用于多器官功能衰竭、药物毒物中毒、严重外伤患者抢救中。随着医学模式的发展和医疗设备的完善，血液透析技术正朝着高度专业化、精细化的方向发展，这对护理工作的规范化水平提出了更高要求。

我们在归纳总结血液透析基本原理和基础知识的基础上，主要从血液透析的基础知识、护理单元管理要求、水处理系统、血液透析仪器设备、血液透析技术、血管通路护理、血液透析护理、血液透析并发症和患者健康教育等方面入手，全面、系统地介绍了血液透析标准操作流程和护理要点。为了方便阅读，使用了操作流程图、重难点说明、易出错点提示等写作方法，并增加了应急处理预案、护士实际操作经验分享等内容。本书还按照国家对专科护理人才的培养要求，分析了血液净化专科护士的核心能力体系，总结出护士规范化培训应覆盖的专业知识和基本技能，可为开展护士培训提供有效参考。

本书的撰写汇聚了多位临床护理专家和临床一线医务人员的实践经验，同时采纳了多方建议，包括血液净化、重症监护、护理教育等领域专家，力求内容深入浅出、清晰可鉴。

本书将为提高血液净化专科护理人员的实践能力起到积极作用。受编者水平所限，不足之处在所难免，恳请读者批评指正。

编　者

2020 年 5 月

目 录

第一章　绪　　论

根据我国《血液透析名词术语》中的解释，把患者血液引出体外并通过一种净化装置，除去其中某些致病物质，以达到净化血液、治疗疾病的目的，这个过程即为血液净化。

1954 年苏格兰化学家格莱姆（Thomas Graham）提出将涂有蛋清的羊皮纸绷在木箍圈上，然后把里面盛装的溶液（含有晶体和胶体物质），再放在水上，结果只有晶体物质扩散到水中，而胶体物质截留在内。他把这种现象称为“透析”。美国 Johns Hopkins 医学院的 John Abel 及其同事在 1912 年第一次对活体动物进行实验，他们用火棉胶作为滤过膜，使患者的血液从中流过，结果发现血液中的毒素及电解质可经过火棉胶膜向外弥散，而大分子物质如血细胞、蛋白质等则不能通过，这一结果为透析在医学上的应用开创了先河。1913 年他们展示出用火棉胶制成的管状透析器并把它命名为人工肾脏，首次对兔进行了 2 小时的透析治疗，成为了血液透析事业的开端。1925 年德国 Haas 利用火棉胶制成长 1.2m、总面积为 1.5～2.1m^2 的火棉胶管，抗凝剂选用的是纯化水蛭素，用犬做实验并取得了成功。半透膜问世之后，科学家们开始研究制造透析机。现代透析机之父被公认为是荷兰 Groningen 大学的年轻医生 William Kolff，其于 1943 年制造了第一个现代转鼓式人工肾。

在第二次世界大战期间，加拿大的 Murray 和 Delmore 及 Jhomas 研制成功第一台蟠管型人工肾，并在 1946 年用于临床治疗肾衰竭患者；1947 年 MacNeill 和 1948 年 Skeggs 先后报告了平流型透析器，在两块橡皮垫之间放两张玻璃纸，血液在玻璃纸之间流过，而透析液在玻璃纸与橡皮垫之间与血液逆向流动（橡皮垫有沟纹）；同年瑞典 Alwall 制成固定式管型透析器；1953 年 Engelberg 制成改良型蟠管透析器；1955 年 Kolff 进一步制成双蟠管型人工肾，采用两条平衡的赛璐玢管，透析面积为 1.8m^2，尿素清除率为 140ml/min，并有明显的超滤作用。这种人工肾用于临床治疗急性肾衰竭和药物中毒，并由美国 Travenol 公司批量生产；1960 年挪威人 Kiil 在平流型透析器基础上制成平板型透析器，即所谓 Kiil 型平板透析器，是在三块聚丙烯平板之间放四层赛璐玢膜。这种人工肾阻力少，不需要血泵，膜一次性使用，消毒方便，价格低廉，从而促进了人工肾的发展与普及，一直沿用至 20 世纪 70 年代。20 年后，瑞典学者将 Kiil 型透析器改良为小型多层平板型透析器，又称积层型透析器。1967 年 Lipps 把醋酸纤维拉成直径 200μm 的空心纤维，把 8000～10000 根纤维装在一个硬壳内，这就是空心纤维透析器（ hollow fiber）。它体积小，具有透析效率高、除水能力强等优点，一时风靡世界，现有 200 多种类型。

战争使透析治疗在 20 世纪 50 年代有了很大的发展。在透析治疗日趋成熟之后，各国学者着手在血管通路方面有所造诣，1966 年 Brescia 用手术方法建立了动静脉内瘘，这是透析史上重要的里程碑。此后，不但开始了门诊慢性透析，还建立了家庭透析，并且患者可以自行穿刺。

我国对血液透析治疗起步较晚，从 20 世纪 50 年代开始研制透析机。20 世纪 70 年代开始生产平板型透析器，70 年代末和 80 年代初空心纤维透析器进入国内，1985 年从日本和联邦德国引进生产技术，使我国透析器生产得到迅速发展。1978 年浙江研制出电渗析装置，处理水质优于软化水。后来电渗析装置又附加活性炭和紫外线杀菌装置，使水质进一步提高。20 世纪 80 年代以来，我国多家医院先后引进反渗水处理系统，使透析用水进一步净化。

透析设备的不断发展和完善，也促进了血液净化方法的开展。目前我国大多数医院可以开展血液透析、血液滤过、血液透析滤过、血液灌流、血浆置换，免疫吸附、CVVH 、CVVHDF 等，我国血液净化水平正在向国际先进行列靠近。

第二章　肾脏解剖与生理功能

肾脏是人体重要的排泄器官，其和输尿管、膀胱及尿道组成泌尿系统。主要功能是生成尿液，排泄代谢产物及调节水、电解质和酸碱平衡，维持机体内环境的稳定。肾脏还是重要的内分泌器官，分泌机体所需要的重要激素。本章主要阐述肾脏的基本解剖和生理功能。

第一节　肾脏解剖概要

肾和输尿管、膀胱、尿道组成泌尿系统（图 2－1）。

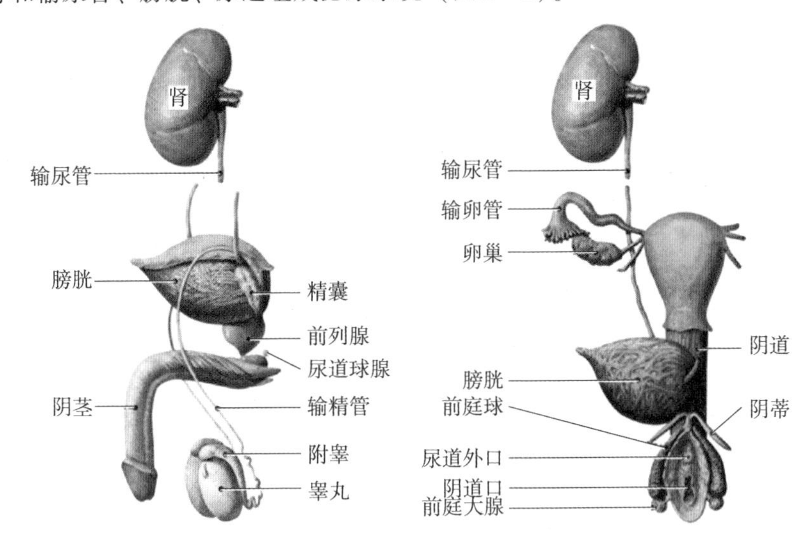

图 2－1　泌尿系统全貌

一、肾的形态

肾（kidney）是实质性器官，左右各一，位于腹后壁脊柱两旁，成人肾脏长约 10cm、宽约 6cm、厚约 4cm，重量为 134～148g。肾脏有上下端、前后面、内外缘；上宽下窄、前凸后平。主要结构有肾门和肾蒂（图 2－2）。

（一）肾的位置

肾位于腹膜后方、脊柱两侧。是腹膜后器官；因受限于肝脏的位置，右肾略低于左肾约 2cm；左肾在第 11 胸椎下缘，至 2～3 腰椎间盘之间，右肾在第 12 胸椎椎体上缘至第 3 腰椎上缘；竖脊肌外侧缘与第 12 肋的夹角处称肾区（图 2－3）。

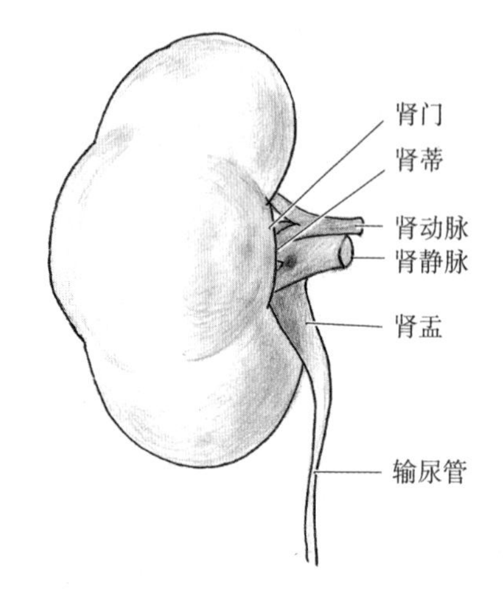

图 2－2　肾的形态

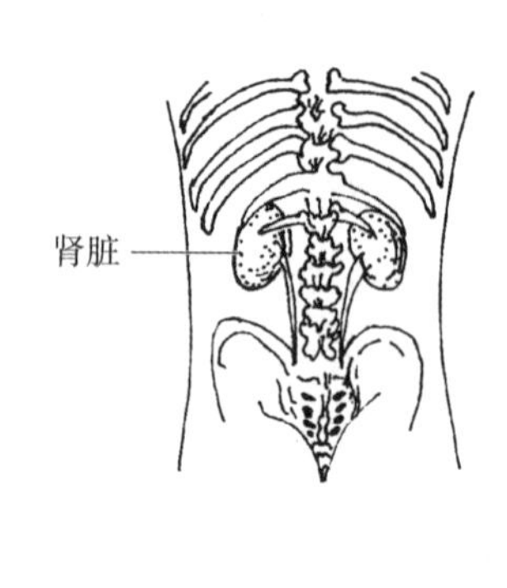

图 2－3　肾脏的体表投影

（二）肾的结构

肾实质分为肾皮质（renal cortex）和肾髓质（renal medulla）（图 2－4）。肾皮质主要位于肾实质的浅层，由肾小体（renal corpuscles）和肾小管（renal tubulus）组成。肾髓质主要位于肾实质的深层，由 15～20 个呈圆锥形的肾锥体（renal pyramid）组成。

（三）肾的被膜

肾表面覆盖着平滑肌纤维和结缔组织构成的肌织膜，它与肾实质紧密相连，不可分离，除肌织膜外，通常将肾脏的被膜分为三层，被膜由内而外依次为纤维囊、脂肪囊和肾筋膜（图 2－5，图 2－6）。

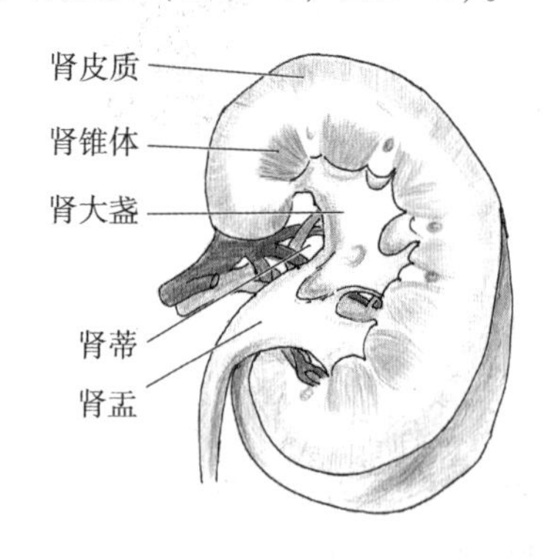

图 2－4　肾的结构

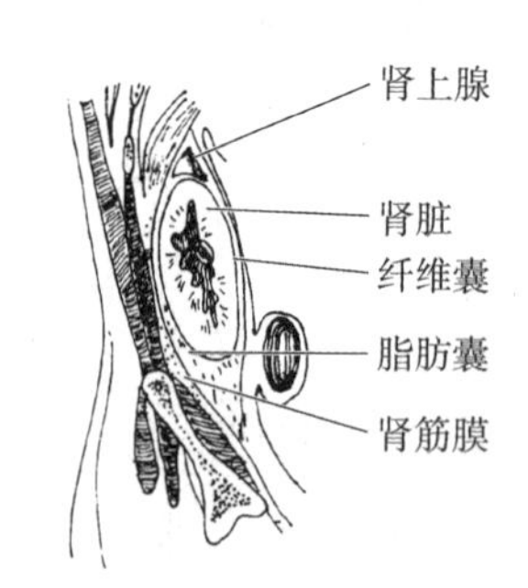

图 2－5　肾的被膜（矢状面）

二、肾的血管

肾的血管由肾动脉（renal artery）和肾静脉（renal vein）组成（图 2－7）。

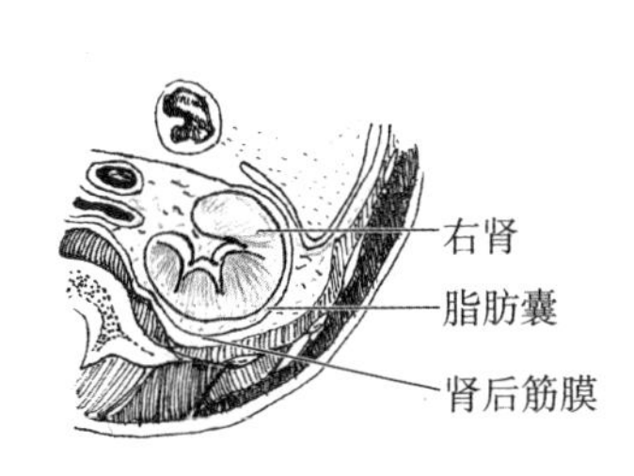

图 2-6　肾的被膜（水平面）

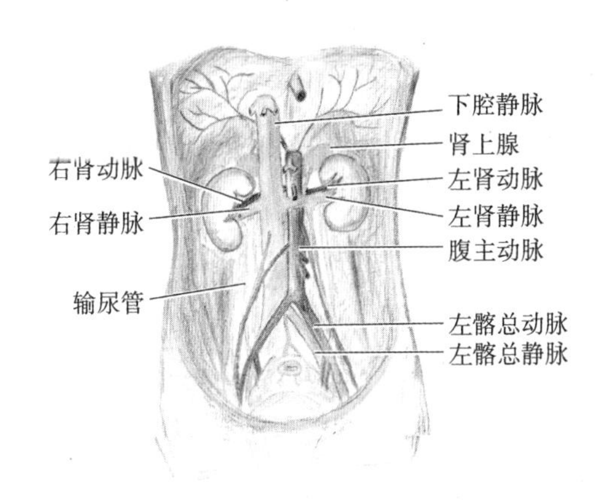

图 2-7　肾脏的血管

（一）肾动脉

肾动脉是来自腹主动脉成对的脏支血管，约平第 1～2 腰椎间盘的高度，横行经肾门入肾。

（二）肾静脉

肾静脉在肾门处合为一干，经肾动脉前面向内行，注入下腔静脉，左肾静脉比右肾静脉长，跨越腹主动脉的前面，左肾静脉接受左睾丸静脉和左肾上腺静脉。

第二节　肾脏生理功能

肾脏是机体最重要的排泄器官，同时也是内分泌器官。肾脏的主要功能是滤过功能、物质转运功能和内分泌功能，其生理功能是否正常直接影响人体的健康。

一、肾脏功能解剖

肾脏是机体的实质性器官，肾实质分为肾皮质和肾髓质。肾皮质主要由肾小体和肾小管组成。肾髓质主要由肾椎体构成。本节主要对肾脏功能解剖进行阐述。

（一）肾单位

人体的每个肾大约有 100 万个肾单位（nephron）（图 2-8），肾单位由肾小体和肾小管组成。肾小体由肾小球和肾小囊组成，肾小管主要由近端小管、髓袢和远端小管组成。肾小球是位于入球小动脉和出球小动脉之间的一团彼此之间分支又再吻合的毛细血管网。肾小囊是脏层和壁层之间的间隙。

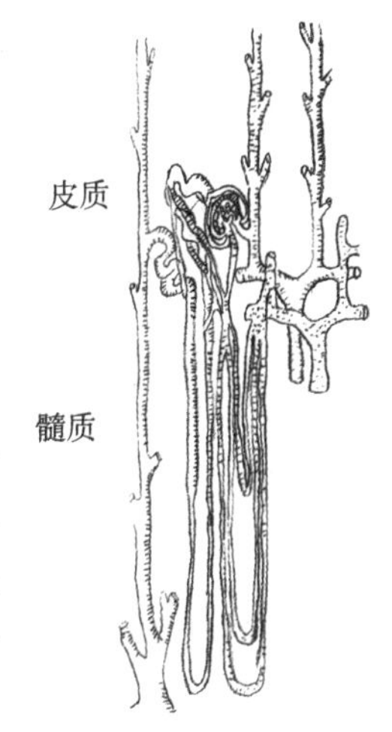

图 2-8　肾单位

肾脏是不能再生新的肾单位，当肾脏受到外部损伤、疾病和正常老化时，肾单位会逐渐减少。肾单位按照部位分为皮质肾单位和近髓肾单位。皮质肾单位占肾单位的80%~90%，皮质肾单位的肾小体相对较小，髓袢较短，入球小动脉相对粗而短，出球小动脉相对细而长，入球小动脉与出球小动脉的口径之比是2:1。近髓肾单位肾小球相对较大，髓袢长，近髓肾单位肾小体占全部肾单位的10%~15%。

（二）球旁器

球旁器（juxtaglomerular apparatus）（图2-9）主要分布在皮质肾单位，主要由颗粒细胞、球外系膜细胞和致密斑组成。

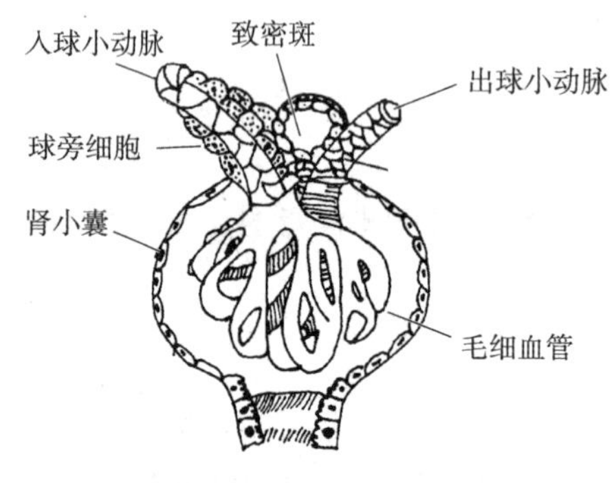

图2-9　肾小球和球旁器示意图

（三）滤过膜

肾小球毛细血管和肾小囊之间的结构称为滤过膜，成年人的双肾全部滤过膜面积为$15m^2$左右。不同物质是否能通过滤过膜取决于其自身有效半径的大小及其所带的电荷。一般情况下，分子有效半径在2.0~4.2nm之间均可通过；但是，即使半径在此之间，而自身所带的电荷不同，也不能通过滤过膜。

二、肾脏生理功能

（一）滤过功能

肾小球的滤过功能是指血液流经肾小球的毛细血管网的滤过，也称超滤。这种超滤的滤过液称为原尿，是血浆中的绝大部分成分，蛋白质除外。原尿是尿液生成的第一步。

单位时间内双肾生成的超滤液的量称为肾小球滤过率（glomerular filtration rate，GFR）。正常情况下成年人的肾小球滤过率的平均值为125ml/min。成年人每天双肾的肾小球滤过的总液体量是180L。有效过滤压是指肾小球毛细血管上的任何一点的滤过动力可用有效滤过压来表示，有效过滤压是促进超滤压与对抗超滤的阻力之间的差值。

影响肾小球滤过的多种因素中主要有肾小球毛细血管压、囊内压、血浆胶体渗透压、肾血浆流量和滤过系数。在肾血流量一样的情况下，肾小球滤过受许多因素的影响，安静状态受自身调节，应急状态下通过神经体液调节。

（二）物质转运功能

肾脏的物质转运功能主要是通过肾小管和集合管进行的，是维持机体内环境平衡和稳定的重要功能之一。超滤液进入肾小管和集合管被上皮细胞转运返回到血液中，同时肌酐、H^+和K^+被分泌和排泄处理，经过这样一系列吸收和分泌等处理后形成终尿。肾小管和集合管的物质转运方式分为主动转运和被动转运。主动转运包括原发性主动转运和继发性主动转运；被动转运包括扩散、渗透和易化扩散。

1. Na^+、Cl^-和水的重吸收

（1）近端小管　肾小球每天滤过的Na^+约有500g，而排出的只有3～5g，这表明99%的Na^+被重吸收了。近端小管是Na^+、Cl^-和水重吸收的主要部位。在近端小管的前半段主要是跨细胞途径被重吸收，后半段主要是经细胞旁途径被重吸收。水的重吸收在近端小管主要通过渗透压进行。

（2）髓袢　在髓袢降支细段钠泵活性较低，Na^+不易通过，但对水的通透性较强。在髓袢的升支细段对水不通透，但对Na^+、Cl^-通透。髓袢的升支粗段是NaCl在髓袢重吸收的主要部位。

（3）远端小管和集合管　远端小管上端对水的通透性不强，主要是重吸收NaCl，属于主动转运。远端小管后端和集合管上皮细胞是主细胞和闰细胞，主要是Na^+的重吸收。集合管对水的重吸收取决于集合管主细胞对水的通透性。Na^+、Cl^-和水的重吸收是根据机体内的水和盐平衡的状况进行调节。Na^+的重吸收主要受醛固酮的调节，水的重吸收主要受血管升压素的调节。

2. HCO_3^-的重吸收与H^+的分泌

肾脏通过重吸收HCO_3^-和分泌H^+以及氨，在排出固定酸和维持机体酸碱平衡方面起重要作用。

正常情况下大部分HCO_3^-被近端小管重吸收，近端小管吸收HCO_3^-是以CO_2形式进行的。近端小管是分泌H^+的主要部位。髓袢在升支粗段对HCO_3^-进行重吸收。远端小管和集合管的闰细胞分泌H^+。

3. NH_3和NH_4^+的分泌与H^+、HCO_3^-的转运的关系

近端小管、髓袢升支粗段和远端小管上皮细胞内的谷氨酰胺在谷氨酰胺酶的作用下脱氨，生成谷氨酸根和NH_4^+，1个分子的谷氨酰胺被代谢时，可生成2个NH_4^+，进入小管液同时吸收2个HCO_3^-。在集合管中氨的分泌就有所不同，尿液中每排出1个NH_4^+可有1个HCO_3^-被重吸收。

4. K^+的重吸收和分泌

K^+的65%～70%在近端小管被重吸收，25%～30%在髓袢被重吸收，远端小管

和集合管可重吸收 K^+ 也可以分泌 K^+，肾对 K^+ 的排泄量取决于 K^+ 的肾小球滤过量、肾小管和集合管的重吸收和分泌量。同时 K^+ 的分泌量和肾小管分泌有关。

（三）内分泌功能

肾脏是机体重要的内分泌器官，参与合成、分泌、降解和激活激素。肾脏所分泌的激素主要是血管活性物质和非血管活性物质。在保持水、电解质和酸碱平衡，促进红细胞成熟和保持钙、磷代谢平衡方面起到重要作用。

1. 肾素

肾素是由肾小球球旁器合成和分泌。机体平均动脉压降低、脱水和交感神经紧张性增高，可以引起肾素分泌过多，会激活肾素－血管紧张素－醛固酮系统，导致平均动脉压升高和水钠潴留。

2. 前列腺素

前列腺素主要由肾髓质间质细胞和髓质集合上皮细胞合成。当肾脏功能障碍时前列腺素合成不足，导致血压升高。

3. 肾激肽释放酶——激肽系统

激钛素释放酶可以催化激钛原生成激肽和刺激前列腺素的释放，当激钛素释放酶分泌障碍时，易引起血压升高。

4. 1，25－二羟维生素 D_3

肾脏是（1，25－$(OH)_2D_3$）在机体内唯一合成的器官，1，25－$(OH)_2D_3$ 是维生素 D_3 的衍生物，肾脏近曲小管 1α－羟化酶进一步羟化，促进对钙和磷的吸收和骨钙的动员，当肾脏受损时生成减少，1，25－$(OH)_2D_3$ 诱发肾性骨营养不良。

5. 促红细胞生成素

促红细胞生成素可促进骨髓内造血细胞分化成熟，促进网织红细胞入血，加速血红蛋白合成。当肾脏受损时，促红细胞生成素减少，可出现肾性贫血。

参考文献

[1] 柏树令，应大君．系统解剖学［M］.8 版．北京：人民卫生出版社，2013.
[2] 朱大年，王庭槐．生理学［M］.8 版．北京：人民卫生出版社，2013.
[3] 尤黎明，吴瑛．内科护理学［M］.6 版．北京：人民卫生出版社，2017.
[4] 李红兵，辛玲芳．血液透析操作技术及护理［M］．北京：人民军医出版社，2015.
[5] 余美芳，沈霞．血液透析护士层级培训教程［M］．北京：科学技术出版社，2019.

第三章 肾功能不全

肾功能不全（renal insufficiency）是由多种原因引起的肾功能受损，导致肾小球滤过功能障碍、肾小管功能障碍和肾脏内分泌功能障碍，使机体代谢产物和毒物无法排泄，无法正常调节水、电解质、酸碱平衡等方面的临床综合症候群。根据发病的急缓，肾功能不全分为急性肾功能不全和慢性肾功能不全两种。大多数急性肾功能衰竭是可逆的；而慢性肾功能衰竭是不可逆的，预后严重，是威胁生命的主要病证之一。

第一节 肾功能不全基本概述

多种原因导致的肾脏功能受损引起的肾小球滤过、肾小管重吸收以及肾脏的内分泌和生物代谢活动异常或损害，根据不同的始发因素引起的任何一个环节发生异常可直接导致肾脏功能不全。

一、滤过功能障碍

肾小球滤过率（glomerular filtration rate，GFR）是指两肾在单位时间内能将一定量的血浆中所含的某种物质完全清除。单位时间内肾脏滤过的血浆量与体重和年龄有关，在测定肾小球滤过率时必须要综合判定。肾小球滤过率是表示肾脏滤过功能的一个重要指标，肾小球滤过率降低则表示肾脏滤过功能的下降。肾小球滤过功能降低主要与肾脏血流量减少、肾小球有效滤过压降低和肾小球滤过面积减少三个因素有关。

当机体的平均动脉压为 80～160mmHg 时，肾脏可以通过自身调节系统调节肾脏的血流量，保持 GFR 的恒定，保持体液的平衡。但是，当机体出现休克或有效循环血容量锐减等原因导致动脉血压下降至 80mmHg 以下时，肾脏动脉收缩，肾脏血流量锐减，GFR 随之降低。肾小球滤过压与肾小球毛细血管、肾小球囊内静水压和胶体渗透压有关，当大量失血时机体动脉压降低，肾小球毛细血管压就会降低。大面积的肾单位被破坏，将导致肾小球滤过面积减少，GFR 也会降低。

二、肾小管功能障碍

肾小球主要参与重吸收和排泄，调节机体水、电解质和酸碱平衡，肾小管不同的区段功能不同，所以损伤后引起的功能障碍也有所不同。

三、内分泌功能障碍

肾脏是机体重要的内分泌器官，参与合成、分泌、降解和激活激素。肾脏所分泌的激素主要是血管活性物质和非血管活性物质。肾脏功能不全时将导致肾素分泌增多、前列腺素合成不足、激钛素释放酶分泌障碍、1,25－$(OH)_2D_3$减少、促红细胞生成素合成减少。

第二节　急性肾功能衰竭

急性肾功能衰竭（acute renal failure，ARF）是指各种原因在短期时间引起的双肾泌尿功能急剧障碍，以致机体内环境出现严重紊乱的病理过程，临床表现为氮质血症、水中毒、高钾血症和代谢性酸中毒。急性肾衰竭是肾脏疾病中比较常见的重症疾病，病情凶险，危重症患者死亡率高达30%～50%，但早期发现、早期诊断，及时治疗还是可以治愈和恢复的。

一、病因

各种原因导致的急性肾功能衰竭，根据始发因素和解剖部位的不同，可以分为肾前性、肾性和肾后性，当然这种划分不是绝对的。

（一）肾前性急性肾功能衰竭

肾前性急性肾功能衰竭（prerenal failure）是指肾脏血液灌注量锐减所引起的急性肾脏功能衰竭。各种原因导致的大量失血、失液和体液重新分布，可造成有效循环血容量的锐减；使用大量的降压药物可导致外周血管扩张；当心脏发生器质性病变时，发生心力衰竭，导致心排出量减少；使用血管活性药物可引起肾脏血管收缩导致肾脏血液灌注的锐减。

肾前性急性肾功能衰竭发生时，一般情况下，肾脏无肾实质病变损伤，当解除始动环节的病变后，肾脏血流灌注恢复，肾功能也会恢复。这种肾前性肾功能衰竭又称为肾前性氮质血症。但是，当始动因素无法缓解，肾脏灌注无法恢复时，亦会引起肾性急性肾功能衰竭。

（二）肾性急性肾功能衰竭

肾性急性肾功能衰竭（intrarenal failure）是指由各种原因引起的肾实质病变而造成的急性肾功能衰竭，又称器质性肾功能衰竭（parenchymal renal failure）。肾性肾功能衰竭主要是由肾小球、肾间质、肾血管和肾小管损伤引起。

急性肾小球肾炎、系统性红斑狼疮等疾病引起的肾小球损伤；肾间质性肾炎等疾病引起的肾间质损伤；肾脏动脉狭窄和粥样硬化引起的肾血管性损伤。在上述造成肾前性肾功能衰竭的各种原因无法解除时导致的肾脏缺血性和再灌注损伤，肾前性肾功能衰竭转变成器质性肾功能衰竭，继而导致肾小管坏死。肾脏在遭受外源性和内源性毒物损害造成的中毒性肾损伤，可导致中毒性肾小管坏死，引发肾性急性肾功能衰竭。

（三）肾后性急性肾功能衰竭

肾后性急性肾功能衰竭主要是指肾脏以下的急性尿路梗阻，主要有泌尿系结石、前列腺增生、肿瘤和腹膜后肿瘤压迫等。肾后性急性肾功能衰竭又称肾后性氮质血症（postrenal azotemia）。及时解除始动因素，肾功能亦可恢复。

二、发病机制

急性肾功能衰竭的发病机制至今尚未完全阐明，其发病机制十分复杂。不同的始动因素导致不同的病理类型，但无论哪种因素都与肾小球和肾小管损伤有关，与肾小球滤过率降低有关。

三、临床表现

急性肾功能衰竭的临床病程可分为三期，即起始期、维持期和恢复期。

（一）起始期

一般情况下起始期无肾实质病变，患者一般情况下无明显症状。如早期发现和诊断并给予及时治疗可以阻止患者的病情蔓延，反之则进入下一期。

（二）维持期

维持期又称少尿期，此期肾实质发生损伤，GFR 处于较低水平，患者一般处于无尿状态。患者有一系列的临床表现。

1. 急性肾功能衰竭全身症状

（1）呼吸系统　患者容量过多，可出现呼吸困难和憋气症状。

（2）循环系统　患者尿量减少和水钠潴留，可有高血压、急性左心衰竭等；当毒素淤积、电解质紊乱时，可出现心律失常等。

（3）消化系统　患者可有恶心、呕吐、腹胀和食欲减退等表现。

（4）血液系统　可有皮肤、黏膜和牙龈出血倾向和轻度贫血。

（5）神经系统　可有意识障碍、躁动和昏迷等表现。

2. 水、电解质和酸碱平衡紊乱

（1）水中毒　患者的尿量减少，水摄入过度以及大量的输液导致患者处于水潴留状态，导致稀释性低钠血症。水分过多会导致全身水肿，水分还会往细胞内转移引起细胞水肿，甚至会出现肺水肿和脑水肿。

（2）高钾血症　是急性肾功能衰竭死亡的主要原因。由于患者处于少尿期，肾脏排钾减少，组织分解代谢和代谢性酸中毒等原因，在短时间内可以出现高钾血症。高钾血症会导致心脏传导阻滞和心律失常，严重时可引起心脏骤停。

（3）代谢性酸中毒　体内酸性代谢产物的堆积，肾小管分泌酸能力下降，代谢性酸中毒可以促使高钾血症的发生。

（4）氮质血症　肾脏的排泄功能障碍，血液中的尿素、肌酐等非蛋白物质的含量上升而引起的氮质血症。

（三）恢复期

经过积极治疗，肾小管的修复和恢复，GFR 维持在正常水平，少尿期患者出现尿量增加，继而恢复正常，经过 3～6 个月的恢复，肾小管功能会逐渐恢复。由于受到不同程度的损害，部分患者会出现不同程度肾脏结构和功能的损害。

四、治疗原则

1. 积极纠正病因

尽可能地早期明确诊断，及时干预，积极治疗，早期解除致病因素。例如早期纠正血容量不足，及时抗休克治疗，及早地解除尿路梗阻等致病因素。

2. 纠正内环境紊乱，维持平衡

及时纠正水和电解质紊乱，积极处理高钾血症，行血液透析治疗，纠正代谢性酸中毒和控制氮质血症。

3. 积极控制感染

根据细菌培养结果，选择无肾毒性或者肾毒性少的合适的抗生素积极治疗。

4. 营养支持

根据机体症状，补充营养，保证机体正常消耗和代谢，有助于损伤的细胞修复。蛋白质的摄入要严格控制，不能口服时给予全静脉营养支持。

第三节　慢性肾功能衰竭

慢性肾功能衰竭（chronic renal failure，CRF）是指各种慢性疾病引起的肾单位慢性进行性、不可逆性破坏，以致残存的肾单位不足以充分排出代谢废物和维持内环境恒定，导致代谢废物和毒物在体内积聚，水、电解质和酸碱平衡紊乱，以及肾内分泌功能障碍，并伴有一系列临床症状的病理过程。美国肾脏病基金会提出慢性肾病的定义，指各种原因引起的慢性肾脏结构和功能异常（肾脏损伤≥3 个月），伴或不伴有肾小球滤过率下降，表现为肾脏病理学检查异常或肾脏损伤或不明原因的 GFR 下降超过三个月。

尿毒症（uremia）是终末期肾功能衰竭（end－stage renal failure，ESRF），是指急性和慢性肾功能衰竭发展到最严重的阶段，由于肾单位大量破坏，除存在水、电解质、酸碱平衡紊乱和肾脏内分泌功能失调外，还有代谢终末产物和毒性物质在体内大量潴留，从而引起的一系列自体中毒症状。

我国慢性肾脏病发生率为 9.4%～12.1%，患病率为 10.8%，患者数为 1.2 亿，慢性肾衰竭的发病率为 100/百万人口，患者数有 100 万，男女发病率分别占 55%、45%，高发年龄为 45～50 岁。同时，我国肾脏替代治疗血液透析患者约为 51 万人，腹膜透析患者为 8.6 万人，且每年以 12%～15% 的速度增长。

一、病因

无论是原发性或继发性的肾脏疾病，凡是引起肾实质的慢性进行性损伤因素都会引起慢性肾功能衰竭，例如慢性肾小球肾炎、糖尿病肾病、高血压肾病等疾病。我国以慢性肾小球肾炎较为多见，但近几年糖尿病肾病和高血压肾病发病率在逐渐增多。

二、分期

分期	特征	CFR[ml/(min·1.73m^2)]	治疗计划
1	肾损害，CFR 正常或稍高	≥90	诊断和治疗；治疗合并疾病；延缓疾病进展；减少心血管患病危险因素
2	肾损害，CFR 轻度降低	60～89	评估、减慢疾病进展
3a	CFR 轻到中度降低	45～59	评估、预防和诊断并发症
3b	CFR 中到重度降低	30～44	治疗并发症
4	CFR 重度降低	15～29	准备肾脏替代治疗
5	终末期肾病	<15（或透析）	肾脏替代治疗

三、临床表现

早期的慢性肾功能衰竭（CKD 1～3期）无明显症状，随着病情的进一步发展，肾脏无法代偿时，会有明显的症状，尿毒症期全身多个系统紊乱。

（一）水、电解质和酸碱平衡紊乱

主要表现为水钠潴留、低钠血症、高磷血症、高钾或低钾血症、低钙血症、高镁血症、代谢性酸中毒。

（二）全身症状

1. 呼吸系统

代谢性酸中毒可有呼吸深长，平常表现为气促、憋气，胸部X线检查出现“蝴蝶翼”征，部分患者会有胸腔积液。

2. 循环系统

（1）心力衰竭　是慢性肾功能衰竭最常见的死亡原因，多数与水钠潴留和高血压有关。

（2）高血压和左心室肥大　多数患者引起的高血压，主要跟水钠潴留有关。同时高血压容易导致左心室肥厚。

（3）心包炎　主要跟电解质紊乱、尿毒症毒素有关，心包炎可分为尿毒症心包炎和透析性心包炎。心包积液多为血性，尿毒症心包炎较少见，主要发生在透析早期，透析性心包炎主要与透析不充分和肝素使用过量有关。

（4）动脉粥样硬化　主要与脂代谢、钙代谢和磷代谢紊乱有关。

3. 消化系统

食欲不振是最常见的表现，还伴有恶心、呕吐、腹泻和腹胀，此外还会出现上消化道出血的表现。

4. 血液系统

贫血几乎是所有患者均有的症状，主要是肾脏促红细胞生成素分泌减少引起的肾性贫血。但部分患者存在出血倾向，主要与血小板功能障碍等因素有关。

5. 皮肤

皮肤瘙痒是慢性肾衰竭的常见症状之一，皮肤干燥，尿毒症患者会有色素沉着呈黄褐色，成为典型的尿毒症面容。

6. 肾性骨病

肾性骨病主要与活性维生素D不足、继发甲状旁腺功能亢进有关，主要表现为骨痛、行走不便和自发性骨折。

7. 神经、肌肉系统

神经系统主要有中枢和周围神经病变，中枢神经系统异常称为尿毒性脑病，早期表现疲乏、注意力不集中，后期表现为性格改变、记忆力下降、幻觉和昏迷等。周围神经病变，主要表现为肢体麻木、疼痛等。尿毒症时可出现肌肉震颤、痉挛和肌肉萎缩。

8. 内分泌系统

女性出现闭经、不孕，男性表现为阳痿和不孕，主要是内分泌功能紊乱。

9. 感染

感染是慢性肾衰竭的主要死亡之一。常见肺部感染、尿路感染等，主要与机体免疫功能低下等原因有关。

（三）糖、脂肪和蛋白质代谢异常

主要表现为低血糖、高胆固醇血症、高三酰甘油血症和蛋白质代谢障碍。

四、治疗原则

1. 积极治疗原发病

积极治疗原发病，纠正加重慢性肾衰竭的原因，延缓肾功能的减退。

2. 饮食控制和营养疗法

要控制蛋白质摄入的量和成分，要求优质、低蛋白、高热量，保证足够的能量供给。

3. 积极消除加重肾损伤的因素

控制感染、高血压、高血糖等致病因素，及时纠正电解质紊乱，延缓疾病进展。

4. 透析治疗

根据患者的病情选择合适的透析治疗，目前透析治疗分为血液透析和腹膜透析。

5. 肾移植

肾移植是目前治疗尿毒症的根本方法，但仍受到供肾来源、移植排斥等问题的影响。

参考文献

[1] 王建枝，殷莲华. 病理生理学［M］. 8 版. 北京：人民卫生出版社，2014.
[2] 朱大年，王庭槐. 生理学［M］. 8 版. 北京：人民卫生出版社，2013.
[3] 尤黎明，吴瑛. 内科护理学［M］. 6 版. 北京：人民卫生出版社，2017.
[4] 李乐之，路潜. 外科护理学［M］. 6 版. 北京：人民卫生出版社，2017.
[5] 李杨. 2016 年中国血液透析市场状况蓝皮书［M］. 广州：华南理工大学出版社，2017.
[6] 李红兵，辛玲芳. 血液透析操作技术及护理［M］. 北京：人民军医出版社，2015.
[7] 陈香美. 血液净化标准操作规程［M］. 北京：人民军医出版社，2010.
[8] 谢良民. 透析患者饮食营养治疗［M］. 上海：上海科学技术文献出版社，2013.
[9] 余美芳，沈霞. 血液透析护士层级培训教程［M］. 北京：科学技术出版社，2019.
[10] 沈霞，杨俊伟. 血液净化中心护士手册［M］. 北京：人民军医出版社，2014.

第四章　体液平衡

人体内的液体总和称为体液，体液是由细胞内液和细胞外液组成。体液的主要成分是水和电解质，是维持机体正常代谢、渗透压、电解质含量、酸碱平衡及各个器官正常生理功能的必要物质。正常成年人的体液总量占其体重的60%左右，其中2/3的液体在细胞内，称为细胞内液；1/3的液体分布在细胞外，称为细胞外液。细胞外液是由组织间液和血浆组成。细胞直接浸润在细胞外液里，是细胞生存的必要场所，细胞所处的细胞外液称为机体的内环境。本章旨在阐述肾功能不全情况下的体液平衡和电解质紊乱。

第一节　水平衡

水是机体重要的组成成分，在促进物质代谢、调节体温、减少组织间的摩擦和结合重要物质等方面起到重要的生理作用。成人每天需要1500～2000ml水来满足机体的需要。机体通过消化道、皮肤、肺和肾四个途径排出，肾脏是主要的排出器官，每天尿排出量为1000～1500ml，成人每天至少排出500ml的尿液才能将体内的代谢废物排出。机体的水平衡是由肾脏浓缩和稀释功能进行调节，主要取决于肾小管和集合管对水和溶质重吸收的比率。尿液稀释发生在远端小管和集合管，主要表现为低渗尿，对自由水的排泄。尿液浓缩也是发生在远端小管和集合管，主要机制是髓质渗透浓度梯度的形成，主要表现为高渗尿。

当肾脏功能进行性减退时，对水的重吸收和排泄就会出现紊乱。当GFR降低至10ml/min时，就会出现水潴留。肾脏衰竭末期，排泄功能异常，极易出现水潴留而导致血容量过多和低钠血症，使血压升高。一般情况下，患者依从性降低，摄入过多的水，致使机体内的水增多、负荷增加而导致心脏负担增加，长时间如此会导致心脏衰竭，严重时可发生脑水肿或最终导致死亡。降低患者因高血压引起的急性肺水肿和充血性心力衰竭等并发症的发生就要控制水的摄入量。

当摄水量较少时，机体的灌注量不足会导致低血压。水平衡对维持机体内环境稳定相当重要，因此必须保持摄入量和排出量相对平衡。血液透析患者由于尿毒症毒素所致的味觉变化以及透析充分性等因素的影响，使患者水钠控制的依从性降低，让患者保持自身机体的水平衡，我们要对维持性血液透析患者进行个性化的健康管理，提高患者水钠控制的依从性，另外要给患者制定一个合适的目标体重即干体重。

干体重是由医生制定，维持性血液透析患者在透析后感觉到舒适，血压平稳，身体外周无水肿，无心悸、气促，胸腔、腹腔无积水，心脏无扩大的体重。

第二节　电解质紊乱

肾脏是排泄代谢产物，调节水、电解质和酸碱平衡，维持机体内环境稳定的重要器官。肾脏通过机体调节，保持肾小球滤过和尿液生成及排出量处于相对稳定，同时保持电解质的稳定和酸碱平衡。

一、钠代谢紊乱

机体对钠的摄入主要是通过食盐，钠的吸收主要在小肠，钠的排泄主要是肾脏，一小部分也将随着汗液排出。临床上一般将水、钠的代谢紊乱一同分析和考虑，因为两者会同时产生或者相继产生。钠代谢紊乱主要表现为高钠血症或低钠血症。

高钠血症的发生主要是由透析不当和脱水过多造成的，肾脏衰竭末期对钠的排出功能几乎丧失，易导致高钠血症的发生。高钠血症导致细胞外液渗透压升高，水由细胞内向细胞外转移，导致细胞内失水，严重时脑细胞因失水而发生功能障碍。

低钠血症的发生主要在透析开始或透析过程中，水分由透析液大量进入血液和细胞内，血浆渗透压快速下降。大量输入低渗液体或者患者出现长期低钠血症饮食、急性腹泻、呕吐等导致大量的钠丢失过多时，都有可能引起低钠血症。

对于透析患者而言，钠的调节主要由透析进行调节，在理想状态下透析清除使钠与患者摄入的钠保持平衡。透析患者机体内的钠平衡可以通过调节透析液内的钠浓度进行调节。

二、钾代谢紊乱

钾是人体重要的无机阳离子，主要分布在细胞内，是细胞内液的主要阳离子。机体主要从食物获取钾，经消化道吸收，经肾脏排出。钾的排出和摄入有关，正常情况下是多吃多排，少吃少排。钾主要是维持细胞新陈代谢，保持细胞的静息电位，调节细胞内液的渗透压和酸碱平衡，增加神经肌肉的应激性等多种重要的生理功能。透析患者主要表现为高钾血症和低钾血症。

因钾离子浓度的变化而导致的心律失常是导致患者猝死的主要原因之一。血液透析患者对钾的排泄能力明显下降，这是高钾血症的主要原因。另外，患者不控制饮食，大量摄入含钾高的食物，也极易导致高钾血症；血液透析的不充分也可以导致高钾血症。低钾血症在血液透析患者中很少出现，与透析患者长期控制钾的摄入量或透析的不充分有关。

患者理想的钾浓度主要跟摄入量、透析时间、透析次数和透析器类型有关。透析患者机体内的钾浓度可以通过透析液内的钾浓度进行调节。另外，透析患者存在代谢性酸中毒，在纠正酸中毒后，血钾浓度也会明显降低。

三、钙磷代谢紊乱

钙磷是人体丰富的无机元素，机体内的钙磷是从食物中获取的。钙必须为游离钙才能被肠道吸收。钙的吸收部位在小肠，磷的吸收部位在空肠。钙主要是经粪便排泄，磷的排泄主要是通过肾脏。尿毒症患者主要发生低钙血症和高磷血症。现有多项研究证实维持性血液透析患者的高磷血症可以引起心血管系统并发症，如冠状动脉、心脏瓣膜及大动脉发生钙化，且病死率增高。慢性肾脏病患者血磷水平每升高 0.3mmol/L（1.0mg/dl），死亡率增加 18%。

高磷血症是尿毒症患者普遍的并发症，高蛋白食物的摄入、透析不充分以及用药的不正确等都可以导致高磷血症。有效的控制高磷血症可以防止肾性骨营养不良。高磷血症也是维持性血液透析患者最常见的并发症，当患者出现高磷血症时，可以通过加强血液透析，也可以使用血液透析滤过治疗，但是细胞外液的磷占整个机体的 1%，血磷在透析后会重新再分布，亦会导致血磷升高。透析只是一过性地降低血磷，减少含磷食物的摄入是比较有效的方法，但减少蛋白质的摄入量又会导致患者营养不良。当患者出现高磷血症时应该给予一些磷结合药物以有效地降低血磷。

低钙血症的发生跟患者的饮食和用药有关系。当患者摄入不足时会加重低钙血症的发生。低钙血症是导致继发性甲状旁腺功能亢进和肾性骨病的重要因素。而近年来由于含钙磷结合剂、活性维生素 D 及其类似物的广泛使用，或同时使用高钙透析液，使部分患者出现高钙血症，加重转移性钙化的发生。血液透析患者的血钙正常水平可以通过透析液钙的浓度来实现调节。

参考文献

[1] Palmer BF. Approach to fluid and electrolyte disorders and acid – base problems [J]. Prim Care, 2008, 35 (2): 195 – 213.

[2] Cheng LT, ChenW, TangW, et al. Residual renal function and volume control in peritoneal dialysis patients [J]. Nephron Clin Pract, 2006, 104: 47 – 54.

[3] 吕利明. 维持性血液透析患者液体摄入依从性管理 [J]. 护理研究, 2008, 22 (7B): 1822 – 1823.

[4] 鲁新红, 王兰, 全蕾, 等. 腹膜透析患者饮食依从的管理 [J]. 中华护理杂志, 2004, 39

(8): 625 -626.

[5] 王晶，刘宬博，周亦伦，等. 个体化健康管理对维持性血液透析患者水钠控制依从性的影响[J]. 中华护理杂志，2014，49 (1): 1188 -1192.

[6] Heer M, Frings - Meuthen P, Titze J, et al. Increasing sodiumintake from a previous low or high intake affects water, elec - trolyte and acid - base balance differently [J]. Br J Nutr, 2009, 101 (9): 1286 -1294.

[7] Kimmel PL, Varela MP, Peterson RA, et al. Interdialytic weightgain and survival in hemodialysis patients: effects of durationof ESRD and diabetes mellitus [J]. Kidney Int, 2000, 57 (3): 1141 -1151.

[8] Parekh RS, Plantinga LC, Kao WHL, et al. The association of sudden cardiac death with inflammation and other traditional risk factors [J]. Kidney Int, 2008, 74: 1335 -1342.

[9] Bleyer AJ, HartmanJ, BrannonPC, et al. Characteristics of sudden death in hemodialysis patients [J]. Kidney Int, 2006, 69: 2268 -2273.

[9] Block, G. A., et al. Mineral metabolism, mortality, andmorbidity in maintenance hemodialysis [J]. J Am Soc Nephrol, 2004, 15 (8): 2208 -2218.

[10] Hruska, K. A., et al. Renal osteodystrophy, phosphatehomeostasis, and vascular calcification [J]. Semin Dial, 2007, 20 (4): 309 -315.

[11] Palmer, S. C., et al. Serum levels of phosphorus, parathyroidhormone, and calcium and risks of death andcardiovascular disease in individuals with chronic kidney disease: a systematic review and meta - analysis [J]. JAMA, 2011, 305 (11): 1119 -1127.

[12] 朱大年，王庭槐. 生理学[M]. 8 版. 北京：人民卫生出版社，2013.

[13] 王建枝，殷莲华. 病理生理学[M]. 8 版. 北京：人民卫生出版社，2014.

[14] 李乐之，路潜. 外科护理学[M]. 6 版. 北京：人民卫生出版社，2017.

[15] 尤黎明，吴瑛. 内科护理学[M]. 6 版. 北京：人民卫生出版社，2017.

[16] 李红兵，辛玲芳. 血液透析操作技术及护理[M]. 北京：人民军医出版社，2015.

[17] 谢良民. 透析患者饮食营养治疗[M]. 上海：上海科学技术文献出版社，2013.

[18] 王质刚. 血液净化学[M]. 4 版. 北京：北京科学技术出版社，2016.

[19] 余美芳，沈霞. 血液透析护士层级培训教程[M]. 北京：科学技术出版社，2019.

[20] 孟建中，周春华，刘子栋，李丹丹. 血液净化技术并发症诊断与治疗学[M]. 天津：天津科学技术出版社，2015.

第五章 血液透析指征

血液透析是治疗急、慢性肾功能衰竭和其他一些严重疾病的重要治疗手段。血液透析治疗是对有可逆性因素的慢性肾损伤急性加重患者，使其度过急性加重期，为尿毒症患者日后进行肾移植提供有力保障，对肾移植前后提供应急措施，维持尿毒症患者生命，使尿毒症患者更好地融入社会。从事血液透析治疗的医护人员应掌握透析指征和诱导透析的基本知识。

第一节 血液透析指征

一、急性肾功能衰竭

急性肾功能衰竭是多种病因引起的急性肾功能损害，是临床常见的危重症之一，是一大类病因各异、预后迥异的疾病，可在数小时至数天内使肾单位调节功能急剧减退，以致不能维持体液电解质平衡和排泄代谢产物，从而导致高血钾、代谢性酸中毒等一系列临床综合征。鉴于急性肾功能衰竭是器官衰竭中少数能够痊愈的疾病之一，因此很多学者主张在诊断明确的前提下及早开始进行透析治疗，开展治疗的时机不局限于所谓的透析指征，积极争取肾功能的恢复。出现下列任何一种情况即可进行透析治疗。以最大限度地争取人、肾均存活。

（一）透析指征

急性肾衰竭合并高分解代谢者指征：

每日血尿素氮（BUN）上升≥10.7mmol/L，血肌酐（SCr）上升>176.8μmol/L，血钾上升1~2mmol/L，HCO_3^-下降≥2mmol/L。

非高分解代谢患者指征：无尿48h以上，BUN≥21.4mmol/L，SCr≥442μmol/L，血钾≥6.5mmol/L，HCO_3^-<15mmol/L，二氧化碳结合力<13.4mmol/L，有明显容量负荷过重、急性肺水肿、消化道症状、精神及意识障碍；误输异型血或者其他原因所致溶血，游离血红蛋白>12.4mmol/L。

（二）紧急透析指征

（1）严重高钾血症，血清钾≥7.0mmol/L或有严重心律失常；

（2）急性肺水肿，对利尿药无反应；

（3）严重代谢性酸中毒，血HCO_3^-<13mmol/L。

二、慢性肾功能衰竭

成年非糖尿病肾病患者的肾小球滤过率（GFR）<10ml/（min·1.73m^2）；糖尿病肾病患者 GFR<15ml/（min·1.73m^2）这个指标并不是绝对的，即使患者指标达到上述标准，但如果患者尿量正常，无明显的水负荷，营养状况良好，机体内环境稳定，不影响日常生活，也可延缓肾脏替代治疗。

（一）早期透析指征

（1）内生肌酐清除率（Ccr）<10ml/min；

（2）尿素氮（BUN）>28.6mmol/L 或 SCr>707.2μmol/L；

（3）血尿酸增高伴痛风者；

（4）高钾血症，$K^+ \geq 6.5$mmol/L；

（5）代谢性酸中毒；

（6）口中有氨气味，食欲丧失和恶心、呕吐等；

（7）慢性充血性心力衰竭、肾性高血压或尿毒症性心包炎，经一般治疗无效者；

（8）出现尿毒症神经系统症状。

（二）紧急透析指征

（1）药物不能控制的血钾浓度>6.5 mmol/L；

（2）水钠潴留、少尿、高度水肿伴有心力衰竭、肺水肿、高血压；

（3）代谢性酸中毒 pH<7.2；

（4）并发尿毒症性心包炎、胸膜炎、中枢神经系统症状，如神志恍惚、嗜睡、抽搐、昏迷、精神障碍等。

三、中毒和药物逾量

临床中遇到中毒和药物逾量时也可采用血液净化的方法进行治疗，一些相对分子质量较小、水溶性、蛋白结合率低的药物或毒物可采用血液透析、腹膜透析、血液灌流和血浆置换清除。有下列情况之一被认为是透析治疗的指征。

（1）用相对分子质量较小、水溶性、蛋白结合率低、危及生命的毒物或药物，如醇类、四环素、异烟肼、丙酮、造影剂等，保守治疗无效，临床症状进行性恶化。

（2）严重的中毒反应，出现生命体征异常。

（3）血药浓度已达到致死剂量。

（4）因中毒严重或患有慢性疾病，药物正常排泄障碍。

（5）药物代谢后产生毒性更大的物质或发生延迟性中毒的物质。

(6) 可能致死的药物存留在消化道而继续被吸收。

(7) 中毒者原患有慢性支气管炎、肺气肿，加重了昏迷的危险。

四、其他

在实际临床工作中，有很多内外科治疗方式不能涉及或治疗难以奏效者，也可采用血液净化的方式治疗；这为血液净化赋予了新的指征。

(1) 溶血　其游离血红蛋白 >80mg/dl。

(2) 代谢紊乱　高钙血症、高尿酸血症、乳酸性酸中毒、高渗性昏迷等病理生理状态，虽然并不是尿毒症所致，仍然可通过血液净化的手段予以纠正。

(3) 严重的水负荷过重　肾病综合征、肾功能正常的糖尿病肾病伴随高度水肿、顽固性心力衰竭、肝硬化腹水回输。

(4) 肝衰竭　肝性脑病、高胆红素血症、严重高热、低体温等。

第二节　诱导透析

临床中慢性肾功能衰竭患者用非肾脏替代治疗方法无法继续维持生命时，即要考虑采纳透析疗法，患者从未经血液透析治疗过渡到规律性透析阶段，其中所涉及的慢性肾衰竭的透析标准以及如何过渡到规律性透析的过程称为诱导期。

大部分患者对透析知识缺乏，首次透析均表现出不同程度的紧张、焦虑甚至恐惧，甚至强烈的情绪反应会刺激机体产生一系列病理反应。诱导透析主要目的是降低透析效率，增加透析频率，从而使血浆渗透压缓慢下降，使患者机体内环境处于相对平衡状态，患者能缓慢适应血液透析治疗，把相关的不良反应降到最低，并且平稳、安全渡过诱导期。

在透析过程中清除溶质的同时也会引起血浆渗透压明显下降，但是细胞内液、脑脊液，包括组织间液渗透压下降过程缓慢，这样就导致在血浆与其他体液之间有渗透梯度的形成，导致体液重新分布，临床上可能出现一系列的症状如恶心、呕吐、头痛、血压增高、抽搐、昏迷等，即所谓“透析失衡综合征”，严重者可危及患者生命，因此诱导透析非常重要。

常规进行血液透析治疗之前首诊医生应充分了解患者的基本病情，如患者年龄、性别、原发病以及患者是否害怕和担心自己愈后情况，还包括患者对疾病的认识和对透析治疗的态度。询问患者有无出血倾向，了解患者有无水肿、肺水肿、腹水、心包积液、视力障碍、运动障碍、感觉异常及意识和精神异常等，还应知道有无其他伴随症状，如冠心病、肝病等。透析前常规进行感染八项的检查、胸部 X 线片及血气分析等。根据对患者的全面了解（病史、症状、体征及各种实验室材料）综合分析，制定出诱导透析方案。

诱导透析原则是在患者能够耐受的条件下进行小剂量、短时间、多次数的透析，逐渐过渡到常规血液透析治疗阶段。目的是最大限度地降低渗透压梯度对血流动力学的影响和导致水的异常分布，这是导致诱导期患者死亡的重要原因。为了减少患者的不适症状以及降低死亡率，常采用以下措施。

1. 使用小面积低效率透析器

首次使用透析器膜面积常为0.7～0.8m^2的空心纤维型透析器，血流量为100～150ml/min，也可适当减少透析液流量，超滤量视患者的病情以及水肿程度决定。

2. 多次短时透析

首次透析治疗时间要根据患者血浆生化指标（如BUN）和血浆渗透压决定，还应考虑患者年龄和心血管功能状况。最好首次透析2个小时，第2天再透析3个小时比较稳妥，肌酐或尿素氮的下降幅度应限制在30%以内。通过2～3次频繁而短暂的透析逐渐过渡到常规透析治疗。

3. 增加血浆渗透压

透析过程中由于尿素氮等溶质的清除导致血浆渗透压下降，如果同时输入一些对人体无害的渗透性物质，即可以补偿由于毒素下降所造成的渗透梯度变化。为了预防失衡综合征等不良反应的发生，比较简单而奏效的方法是可以采用高张氯化钠溶液，必要时也可输注50%的葡萄糖溶液、20%甘露醇等。

4. 选择适当的血液净化方法

当患者病情严重或有明显的氮质血症时，或老年患者合并心血管功能不稳定者，对血液透析治疗难以耐受者，临床治疗中可以考虑采用血液滤过，待患者病情稳定后再转为血液透析。血液滤过很少产生失衡综合征，对心血管功能影响较小。

为了帮助患者能够顺利度过血液透析诱导期，健康宣教和心理护理也同样重要。适当的健康教育和护理能增加患者及家属对血液透析的了解，缓解患者的不良情绪，增强其对抗疾病的信心，医护人员加强对患者诱导期严密监护，建立连续、系统、综合的管理体系，科学指导患者安全、平稳度过诱导期，直至顺利耐受规律性血液透析治疗，进而提高患者的透析质量和生活质量，这对患者后期回归社会起到一定的积极作用。

参 考 文 献

[1] 王质刚．血液净化学［M］．4版．北京：北京科学技术出版社，2016.

[2] 陈香美．血液净化标准操作规程［M］．北京：人民军医出版社，2010.
[3] 余美芳，沈霞．血液透析护士层级培训教程［M］．北京：科学技术出版社，2019.
[4] 孟建中，周春华，刘子栋，李丹丹［M］．血液净化技术并发症诊断与治疗学．天津：天津科学技术出版社，2015.
[5] 王建枝，殷莲华．病理生理学［M］.8 版．北京：人民卫生出版社，2014.
[6] 李寒．透析手册［M］.5 版．北京：人民卫生出版社，2017.

第六章 血液透析中心（室）区域设置与管理要求

血液透析治疗是急、慢性肾功能衰竭的肾脏替代疗法之一。急、慢性肾功能不全已经成为威胁人类健康的一类重大疾病。2016 年全球血液透析患者达到 300 万人，全球每年透析患者的人数正在以 7% 的速度增长。我国终末期肾病患者约有 200 万人，根据我国血液净化病例信息登记系统显示，我国血液透析患者只有 38.5 万人，透析治疗率极其低下。根据我国透析现状，政府出台了一系列政策和保障措施，例如，血液透析治疗纳入大病医保，鼓励民营资本和企业建设透析中心（室）等。目前，我国血液透析中心（室）有四千余家，但现在仍然不能满足我国透析患者的治疗需求，预计我国未来血液透析中心（室）需求量将达到 3 万余家。

医疗机构内设置的血液透析中心（室）是目前我国治疗急、慢性肾衰竭的主要场所。透析中心（室）的建立必须符合一定的条件，例如，必须是二级医院以上，要在肾内科的基础上建立，必须有严格的消毒隔离制度、规范化的操作技术和流程、透析液和水处理质量监测和医疗质量控制和改进管理机构，有相关的辅诊科室的医疗技术支持等。然而，从目前医院发展趋势来看，我国公立医院在血液透析发展和扩张上受到了一定的限制。为了满足我国透析患者治疗需要，一些独立的血液透析中心（室）相应建立。医疗机构的透析中心（室）区别于独立建设的透析中心（室），从质量要求、人员配备以及能力要求、区域设置和区域功能等诸多要求都有所不同。下面主要介绍的是公立医院机构的血液透析中心（室）区域设置要求。

第一节 区域设置

血液透析中心（室）区域设置要按照医院感染控制要求的基本原则，合理布局，具备一定的隔离预防功能，同时布局应符合功能要求和合理流程，宜设在医院安静、污染少的地段，尽量和其他区域分开，通常专用一层楼或者一个区域，进行必要的防水、防震、防尘、隔音等处理，铺设必要的通气、通风和废物收集管道，配备必要的设施和进行严格的室内分区，划分洁污流线，要区分清洁区、半清洁区和污染区，并且有明确的标识，做到隔离、洁污分流，避免交叉感染。不同医院的血液透析中心（室）需根据医院的实际情况建立透析区域和辅助房间，合理利用资源，节约成本，提高效率。

第二节　区域配置要求

一、候诊室

各个医院应该按照医院布局、建筑设计和透析人数，设置透析候诊室的大小。保持候诊区域的干燥、通风和清洁。

二、接诊室

接诊室是患者在透析前测量生命体征，开具患者的治疗方案和各项检查的区域，此区域必须有网络传输等信息设备。

三、透析区域

透析区域是患者进行血液透析治疗的区域，必须达到《医院消毒卫生标准》（GB15982－2012）规定的Ⅲ类环境要求，必须具备空气通风和空气消毒设备，必要时可以采用新风系统，保持光线充足和安静的治疗环境。地面要使用防酸材料铺置，并设有地漏。

透析区域内根据医院感染管理规定和隔离原则要求，在结构布局上要求防尘防污、洁污分区、配件齐全、设置合理，要设置非传染病患者的透析区域和传染病透析区域，凡是没有设置传染病区域的透析中心（室）不得接收传染病患者，对于疑似感染者要固定在一台机器上透析，确诊后可转移至传染病医院进行治疗。

一台透析机和一张透析床（椅）成为一个透析单元，床间距不得少于1米。每一个透析单元要配备单独的氧气和负压吸引的接头，配备单独的电源接头以及反渗水接口。每一个治疗区域都要配备洗手池、非接触式水龙头、洗手液、速干消毒液等设备，手卫生设备数量和位置应该满足感染控制的要求。

有条件的透析中心（室）可以建立数字化、信息化、智能化和自动化控制等系统，以满足患者治疗、培训、教学、训练、参观、记录等多方面的需求。透析中心（室）要具备双电力供应或配置应急储备电源。在透析区域应配备医护工作站，便于医护人员及时观察患者病情并及时处理。

四、水处理间

水处理间的面积是水处理设备装置占地面积的1.5倍，地面承重应符合要求，地面进行防水处理并设置地漏。水处理间有良好的隔音效果和通风条件，避免阳光直射。水处理压力设备应符合要求，供水管路应该采用无毒管路。

五、库房

血液透析中心（室）的库房必须达到《医院消毒卫生标准》（GB15982－2012）规定的Ⅲ类环境要求，按照要求设置干性库房和湿性库房。干性库房应存放透析器、管路、穿刺针、护理包等常规一次性物品。湿性库房应存放浓缩透析液、消毒液、置换液和常规使用的生理盐水等。进入透析区域的物品不得再次放回库房。

六、治疗室

血液透析中心（室）的治疗室必须达到《医院消毒卫生标准》（GB15982－2012）规定的Ⅲ类环境要求，患者在透析过程时需要使用一些药物，如肝素、促红细胞生成素、左卡尼汀和生理盐水等，这些药物都必须在治疗室内配置或储存。

七、污物间

污物间是用来暂时存放医疗垃圾和生活垃圾的场所，医疗垃圾要严格分类，认真执行医疗废弃物处理管理规定。

八、医护人员和患者更衣区

医护人员和患者更衣区是单独分开的。医护人员更衣区在清洁区内，工作人员在更换工作服、戴工作帽和口罩、换工作鞋方可进行透析区域。患者的更衣区设置大小根据其透析患者人数而定，更衣室设置更衣柜和椅子，患者更换病号服和拖鞋进入透析中心（室）。

第三节　区域设置管理要求

一、接诊等候区域管理要求

接诊等候区域是患者称体重、测量生命体征的场所，并且是医生根据患者情况制定当日的治疗方案以及患者更衣的区域。此区域人员较多，应向患者进行宣教，遵守各项规章制度，保持环境的清洁卫生，禁止大声喧哗、谈笑，保持安静；保持此区域干燥，防止因地滑而引起患者的跌倒，物品放置在合理位置，保持宽敞明亮；在等待透析治疗时，合理安排人员排队，按照步行－轮椅的排队方式进入，同时安排专人进行管理。

二、透析区域管理要求

透析区域应该达到《医院消毒卫生标准》（GB15982－2012）规定的Ⅲ类环境要求。透析区域环境要求清洁干燥、宽敞明亮，区域内温度和湿度保持恒定，并且可以调节，同时保持良好的通风。透析区域内不能放置和出现非本班次使用的一次性物品和液体，防止交叉感染，按照清场制度，在上一班患者透析结束后对环境进行终末处理，待清场结束以后方可进行下一班次透析患者的准备操作。在管路安装和预冲期间，禁止患者进入透析区域，每班次人员要对透析机器进行擦拭，不得有血渍、污渍等。

按照感染监控管理要求，医护人员在实施有创操作时要正确佩戴个人防护用具。桶装透析液在开启后要注明开启时间，透析用物和其他无菌用物一经开启，要注明开启时间和失效时间。公用的医疗仪器设备要一人一用一消毒。

三、水处理间和配液间管理要求

水处理间和配液间应该达到《医院消毒卫生标准》（GB15982－2012）规定的Ⅲ类环境要求。水处理和配液间有专业技师进行管理，及时关闭上锁，无关人等不能随意出入。水处理间有良好的隔音效果和通风条件，保持环境清洁干燥，各种检测水质工具要单独存放保存，按时定点对其进行检测，并做好记录。

四、库房管理要求

库房应该达到《医院消毒卫生标准》（GB15982－2012）规定的Ⅲ类环境要求。库房在清洁区设置干、湿库房。库房要保持通风良好，保持温度和湿度的恒定。根据物品的性质和储存要求正确放置在合理的库房内。库房管理应专人负责，严格记录物品的出入库情况。定期检查各类物品的库存量和有效期，对库存量不足的物品及时申领，保证临床正常使用。保持库房整洁，室内定时进行紫外线消毒。物品摆放应离地20～25cm，离墙5～10cm，离天花板50cm。

五、治疗室管理要求

治疗室应该达到《医院消毒卫生标准》（GB15982－2012）规定的Ⅲ类环境要求。感染患者治疗室应单独设置，应该和非感染患者治疗室分开；治疗室一次性无菌物品和药品要明显区分放置；各种高危药品要有高危标识，静脉用药、口服药、外用药分类放置并有明显标识，根据药物的性质要放置在合理位置，冷藏药品需要放在冰箱保存，冰箱内温度要保持恒定，每日进行检测并登记；凡是进入透析区域内的药品不得再次放入治疗室内；治疗室要保持清洁干燥，温度和湿度要恒定；护理人员出入治疗室，要将治疗室的门处于闭合状态。

六、污物间管理要求

污物间是短暂集中处理医疗废弃物的场所，同时也是放置保洁工具的区域，应合理分区。在污物间内准备好医疗废弃物回收桶，将医疗废弃物在透析区域内分开、分类放置，暂放于污物间进行整理后送医疗垃圾集中回收地点专业处理，拔除的穿刺针和使用后的针头直接放置在利器盒内。透析器膜内膜外和管路内的液体要在密闭管道内排放。污物间内各种消毒用物应注明消毒名称、浓度和配置方法，各区域的清洁工具要分开放置，清洁和污染的用具要分开放置，污物间内应设置清洁水池和污物水池。污物间保持清洁整齐，定期检查物品与消毒液的失效期限，每日用含氯消毒剂或一次性消毒纸巾进行表面擦拭。

参考文献

[1] 陈香美. 血液净化标准操作规程［M］. 北京：人民军医出版社，2010.
[2] 王质刚. 血液净化学［M］.4 版. 北京：北京科学技术出版社，2016.
[3] 余美芳，沈霞. 血液透析护士层级培训教程［M］. 北京：科学技术出版社，2019.
[4] 李六亿，刘玉树. 医院感染管理学［M］. 北京：北京大学医学出版社，2014.
[5] 胡必杰，郭燕红，高光明，刘荣辉. 医院感染预防与控制标准操作规程［M］. 上海：上海科学技术文献出版社，2014.
[6] 李小寒，尚少梅. 基础护理学［M］.5 版，北京：人民卫生出版社 2013.
[7] 李清杰，刘运喜. 医院感染防控指南［M］. 北京：人民军医出版社，2010.
[8] 张彩萍. 医院感染预防与控制［M］. 北京：军事医学科学出版社，2014.
[9] GB/15982－2012，《医院消毒卫生标准》. 北京：中华人民共和国国家质量技术监督局 & 中国国家标准化管理委员会，2012.

第七章　血液透析中心（室）人员配置与能力要求

血液透析中心（室）的护理工作与普通临床科室护理工作相比具有特殊性，血液透析治疗是现阶段肾脏代替治疗中应用比较广泛的手段之一，血液透析治疗具有科技含量高、专科性强和风险性大等特点；然而，在血液透析领域中，患者的绝大多数治疗是由护理人员操作完成，透析患者的健康管理也以护理人员为主，所以培养一批优秀的高素质的血液透析护士特别是专科护士极为重要。我国血液透析规模和数量不断扩大，从业技术人员不断增加，从业队伍不断壮大，对护理人员的素质要求也越来越高。根据专业特征的需要和护理人员职责范围要求，促使血液透析护理人员必须有扎实的理论知识和娴熟的操作技能，务必时刻加强专科业务学习和操作，提高专科技能。本章节主要阐述血液透析中心（室）人员配置与能力要求。

第一节　血液透析中心(室)人员配置和岗位职责

血液透析中心（室）应由具有资质的医生、护士、技师和相关辅助人员组成。所有成员必须通过专业培训并且达到符合从事血液透析的条件方可上岗。血液透析中心（室）应明确制定各级人员岗位职责。

一、血液透析中心（室）主任（负责人）职责

（1）血液透析中心（室）负责人具有副高以上职称（含副高职）、具有丰富透析专业知识和工作经验的医师担任。

（2）负责血液透析中心（室）全面管理工作和质量控制工作。

（3）监督及评估透析质量及预防控制医院感染管理工作。

（4）按照透析规范化要求制定并实施血液透析中心（室）的管理制度、常规和操作规程。

（5）负责安排医疗、教学和科研工作。

（6）组织业务学习、技术考核等。

（7）定期查房，解决临床疑难问题。

（8）监督及评估患者的透析质量，做好持续性质量改进工作。

（9）依据血液透析规范化要求制定并实施透析中心（室）的管理规程。

（10）负责新业务、新技术的开展。

二、血液透析中心（室）医生职责

（1）参加院内外有关透析会诊，并作出处理意见。

（2）填写当天透析记录单，根据病情下达透析处方及其他医嘱。

（3）测量患者透析前后体重，做好体格检查，了解患者血压、脉搏、体温、呼吸等情况。

（4）透析过程中记录病情变化，随时做出处理。

（5）透析结束后书写血液透析小结。

（6）做好患者的登记工作。

（7）在行动静脉内瘘术前、静脉插管前，负责与患者及家属谈话并做好记录，嘱其签字。

（8）定期督促患者常规检查，及时做好患者随访复查。

①每月定期检查血常规，透析前后电解质、尿酸、血糖等。

②每季度定期检查肝功能和感染八项。

③每半年定期检查胸片，必要时查心脏彩超、B 超。

④透析前常规检查血型，以备用。

（9）做好医生职责内的各项工作。

三、血液透析中心（室）护士职责

（1）在护士长的领导下进行工作。

（2）认真执行各项护理工作制度及操作流程，准确及时地完成各项护理工作及技术操作。

（3）正确执行医嘱，遵循医师的治疗计划，协助医师做各种诊疗工作。

（4）积极参加医学科研工作。

（5）负责患者的各种标本采集。

（6）熟练掌握血液透析机的操作，掌握各种血液透析通路的操作及护理。

（7）透析中定期巡视患者，观察机器运转情况，认真做好透析记录，发现异常情况及时报告。同时认真实施查对，防止差错。

（8）做好透析患者的整体化护理、加强心理护理与饮食护理，积极进行健康教育。

(9) 维持透析中心（室）的秩序，为患者创造清洁、整齐、安静的治疗环境。

(10) 参加护理教学与科研工作，指导实习学员、护理员、卫生员工作。

(11) 认真做好各种登记及记录。

(12) 负责透析中心（室）的消毒隔离及物品请领、管理，包括药品、器械、消耗品、被服等。注意节约，加强管理，防止丢失。

(13) 参加急诊、加班和值班。

四、技师职责

(1) 负责本中心所有仪器、设备的管理、维修、调试，进行保养、消毒，发现问题及时报告。

(2) 每班透析中巡视设备运转状况，发现故障及时排除，并做好记录。

(3) 严格执行各项规章制度和技术操作规程，准确、及时、规范地完成各项技术操作。

(4) 负责检测透析用水和透析液的质量。同医师核对当日透析液质量，杜绝差错事故的发生。

(5) 协助护士进行各种技术操作并做好技术指导。

(6) 负责制定购买设备零配件计划，保管好设备零配件及维修工具。

(7) 参加急诊、加班、值班。注意节约，加强防火、防盗措施。

(8) 负责培训、指导进修生、实习生的工作。

五、卫生辅助人员

(1) 在护士长领导和护士的指导下进行工作。

(2) 负责所属的全部室内环境卫生，保持其清洁整齐。

(3) 负责医疗垃圾和普通生活垃圾的收集。

(4) 饮用水的供应和管理。

(5) 负责污染衣物及被服的换洗。

第二节　血液透析中心(室)护理人员岗位职责与任职要求

护理人员是在血液透析中心（室）中从事患者透析治疗的主体人员，其人员的专业素养和队伍建设不容小觑，直接关系到科室业务能否正常开展，关系到透析患者生命延长和生存质量等。

一、护理人员岗位职责

（一）护士长岗位职责

（1）在护理部和科主任的指导下工作，全面负责血液透析中心（室）临床护理质量、教学、科研、人员、物资、设备的管理，配合科室主任进行本科室的行政、业务管理工作。

（2）根据护理部工作计划，结合血液透析中心（室）的特点，制定护理工作计划和护理质量控制方案，并组织实施和评价。

（3）建立血液透析中心（室）护理工作质量标准、操作流程，积极组织实施，根据实施效果进行反馈和评价，并进行持续质量改进。

（4）建立血液透析中心（室）护士技术考核和准入制度，制定护士综合绩效考评制度体系，对护士进行科学考评，促进护士综合能力提高，掌握所属护理人员的个人能力和表现，提出考核、晋升、奖惩等意见。

（5）统筹安排护理人力资源，科学合理排班，做到人性化和弹性排班。

（6）掌握血液透析中心（室）护理工作情况，参与疑难透析患者的护理，组织疑难病例的护理查房，指导护士制定护理计划，参与科室间会诊。

（7）组织制定血液透析中心（室）护理培训计划（包括实习生、定科生、进修生等）并评价实施效果。

（8）组织制定科室应急预案、医疗纠纷处置预案和暴力事件处置预案。

（9）严格落实消毒隔离制度和清场制度，定期组织人员检查科室病房环境。

（10）负责成本控制，提高透析中心（室）的营运绩效。

（11）组织开展新业务、新技术和科研工作。

（12）协调科室主任、医生和护士之间的工作关系，处理好本科室医护工作。协调护士、科护士长和护理部之间的工作，解决护理相关问题。

（13）负责血液透析中心（室）护理人员的素质教育和思想教育工作，改进护理态度，提高患者的满意度。

（二）护理组长岗位职责

（1）在科主任和护士长的指导下工作，配合护士长进行本科室的护理管理，指导本科室的相关护理、科研和教学工作。

（2）根据血液透析中心（室）工作计划，能够制定和改进专科护理的质量标准，并能有效地检查、落实、反馈和评价。

（3）掌握血液透析中心（室）的专业业务，能熟练配合解决科室各种疑难问题，有较强的专科业务能力。

（4）解决本科室内的护理疑难问题，并提出建设性意见。负责疑难患者和复杂患者的血液透析治疗，参与疑难和复杂患者的护理，并组织疑难病例的护理查房，指导护士制定护理计划，参与科室间会诊。

（5）参与危重症患者的护理，组织急危重症患者的抢救。

（6）参与护士技术考核和准入考核，并进行评价。

（7）与患者进行沟通交流，征求患者意见、建议和需求。

（8）负责护理实习生、定科人员和进修生的临床带教，并承担理论授课。

（9）积极了解国内外本专业发展新动态，参与开展本专业的相关科学研究。

（10）参与协调医生和护士之间的工作关系，处理好本科室业务工作。参与协助护士与护士长之间的工作，解决护理相关问题。

二、护理人员任职要求

（一）护士长任职要求

（1）三级医院护士长应具有中级以上专业技术职务任职资格，接受过血液净化专科护士培训，具备 1 年以上透析中心（室）护理工作经验。

（2）具有全面的专业知识和护理管理理念。

（3）能够组织协调跨部门、综合性护理活动。

（4）能够有效指导、督导、培训和激励员工工作。

（5）有紧急情况下处置问题的能力。

（6）身体健康，精力充沛，团结协作，有持久的工作干劲。

（二）护理组长任职要求

（1）三级医院护理组长应具有中级以上专业技术职务任职资格，接受过血液净化专科护士培训，具备 1 年以上透析中心（室）护理工作经验。

（2）能够组织本科人员对疑难问题患者进行护理查房和病例讨论。

（3）具有开展本专业的相关科学研究的能力。

（4）有较强的管理能力和学习、沟通、表达以及协调能力。

（5）责任心强，有较强判断、应急能力。

第三节　血液透析中心（室）专科功能组

血液透析中心（室）能够顺利开展日常护理工作，必须有合适的组织框架、人员结构和合理的功能组，科室根据护理人员规模和个人能力、素质，设立若干专科功能组，并按照所属人员专业素质和专业特长进行合理分工。专科功能小组是科室的常规设置组织，是协助护士长开展科室业务和管理的重要组成部分。

各个临床科室按照自身特点设立不同的功能组，功能组的分类和分组的多少是按照各个医院和血液透析中心（室）规模而定的，可自由设立。但是有些必要的功能组是必须建立的，一般情况下血液透析中心（室）应设立教学管理组、血管通路组、感染监控组、健康教育组和后勤保障组等。

专科功能组设组长1名（必要时可增设副组长1名），组员若干名。组员可根据具体情况设立固定组员和轮转组员。专科功能小组实行“护士长－专科组长”二级管理模式下的专科化、规范化管理和运作，专科组长负责各自小组的日常管理工作，护士长则负责各个功能组的统筹管理工作。

一、教学管理组

教学管理组是血液透析中心（室）常设功能组，全面负责科室的教学管理工作，设组长1名（必要时可增设副组长1名），组员若干名。主要负责本科室内的在职人员、新护士、实习生以及进修人员的培训以及相关教学培训工作，也有部分科室将护理研究合并在教学管理组内。

（一）教学管理组职责

（1）根据护理部和科室带教计划安排，制订本科室各类护理人员的带教培训计划，并组织实施和评价。

（2）全面负责科室在职护士分层次培训、院内低年资护士轮岗培训、新入职护士专科培训、实习护士带教、进修人员带教以及专科护士培训。

（3）负责组织和主持本科室内的专科理论授课、教学查房和临床查房，组织主持科室内疑难病例讨论。

（4）负责科室新技术新业务的操作培训工作。

（5）负责科室人员的学分管理。

（二）教学管理组组长岗位职责与任职要求

1. 教学管理组组长岗位职责

（1）在护士长的领导下负责本科室教学工作，协助护士长对教学组内成员工作进行二级管理。

（2）负责本科室各类护理人员的带教培训计划的制定，包括在职护士分层次培训、院内低年资护士轮岗培训、新入职护士专科培训、实习护士带教、进修人员带教以及专科护士培训。

（3）全面督导教学计划的落实和教学进度。制定适合科室的教学方法，理论授课与教案紧密结合，操作训练在教学大纲的基础上体现专科特色。

（4）按照组员能力素质进行组内工作分工，督促所属人员制定责任计划，并检查落实情况。

（5）全面负责新护士、实习生、进修生的日常管理工作，组织人员对其考评和总结，认真填写相关材料或手册等。

（6）定期召开组务会，总结工作，分析存在不足，以达到质量的持续改进。

（7）参加科室护理新业务、新技术的学习和实施，参与护理科研工作。

2. 教学管理组组长任职要求

（1）大专及以上学历，主管护师及以上职称，有 5 年以上血液透析中心（室）工作经验。

（2）熟悉血液透析中心（室）的业务，能熟练护理各类疑难透析患者，有较强的专科业务能力。

（3）工作有计划性、条理性，统筹性强，能够保质保量完成本职任务。

（4）有较高的计算机操作能力。

（5）有较强的管理能力和学习、沟通、表达以及协调能力。

（6）责任心强，有较强判断、应急能力。

（三）教学管理组组员职责

（1）在护士长和教学组长的指导下工作，根据科室带教计划安排和工作要求，协助完成科室的在职护士分层次培训、院内低年资护士轮岗培训、新入职护士专科培训、实习护士带教、进修人员带教以及专科护士培训。

（2）按照责任分工和进度要求，负责教学培训对象专科理论和基础操作等培训，并组织考核。

（3）在教学过程中灵活运用多种教学方法进行科学培训。

（4）全面负责科室业务学习、小讲课、教学查房、技能示范、出科考核、学习鉴定等教学任务。

（5）定期询问和收集对带教工作的意见与建议，更好地完成教学计划。

（6）及时向科室教学组长反馈教学工作中存在的问题与建议。定期接受护理部及科室组织的教学质量督查，听取反馈意见，持续提高个人教学水平。

二、血管通路组

血管通路组是血液透析中心（室）常设功能组，全面负责科室血液血管通路的管理工作，设组长1名（必要时可增设副组长1名），组员若干名。

（一）血管通路组职责

（1）制订血管通路护理组的岗位职责和血管通路管理质控体系，全面负责科室血管通路管理工作。

（2）指导和组织成员对患者内瘘成熟情况进行评估，判断穿刺难易程度和首次穿刺时间，并根据患者内瘘情况和穿刺的难易程度指定人员穿刺。

（3）指导护理人员对疑难内瘘、复杂内瘘和问题内瘘的有效穿刺，并组织疑难病例的护理查房；积极指导护士制定穿刺计划并督导落实穿刺方案。

（4）评估、记录和汇总科室内的疑难复杂内瘘、高危导管和新瘘等血管通路使用情况，对血管通路有异常情况及时向医师汇报；根据评估结果每月召开血管通路护理质量分析会，通报科室患者通路使用情况；在日常工作如遇到特殊情况的内瘘可以即时通报。

（5）与教学管理组合作，制订血管通路培训计划和培训目标，组织全员进行血管通路理论知识和操作技巧的培训，并定期进行考核。

（6）制订血管通路相关并发症的应急处置流程，并督导其实施情况。

（7）指导患者对自身血管通路的保护及功能锻炼，并进行相关教育和血管通路常规监测工作。

（8）登记所有血管通路患者信息，详细记录患者的随访情况和通路相关不良事件，持续追踪通路相关感染问题。

（二）血管通路组组长岗位职责与任职要求

1. 血管通路组组长岗位职责

（1）在护士长的领导下负责本科室血管通路组的工作，协助护士长对血管通路组内成员工作进行二级管理。

（2）负责制订血管通路组的岗位职责和血管通路管理质控体系，全面负责科室血管通路管理工作。

（3）督导护理人员评估患者内瘘情况，对疑难复杂内瘘、高危导管和新瘘患者等进行护理；指导成员制定穿刺方案，并指定人员专人穿刺。

（4）收集汇总科室内的血管通路使用情况，每月主持召开血管通路护理质量分析会，通报科室患者通路使用情况，完成血管通路随访工作。

（5）督导血管通路组各项计划落实和血管通路组质量持续改进情况。

（6）掌握血管通路前沿指南并定期进行培训考核。

2. 血管通路组组长任职要求

（1）大专及以上学历，护师以上职称，有5年以上血液透析中心（室）工作经验，血液净化专科护士。

（2）熟悉血液透析中心（室）的业务，具备血管通路评估、穿刺和分析能力。能够熟练护理各类疑难透析患者，有较强的专科业务能力。

（3）熟练掌握血管通路物理检查方法和监测手段，能正确处理血管通路的并发症及其应急事件的处理。

（4）工作有计划性、条理性，统筹性强，能够保质保量完成本职任务。

（5）有较高的计算机操作能力。

（6）掌握血管通路等相关前沿进展，有较强的管理能力和学习、沟通、表达以及协调能力。

（三）血管通路组组员职责

（1）在护士长和血管通路组组长的指导下工作，根据科室血管通路计划安排和工作要求，协助完成科室血管通路相关工作。

（2）按照责任分工和进度要求，落实血管通路日常工作的交班，参与血管通路护理查房。

（3）及时发现患者血管通路问题，及时通知医生处理。

（4）协助汇总整理患者血管通路的各项资料和使用情况，参与血管通路随访监测工作。

（5）指导患者掌握血管通路相关知识并定期检验教育效果。

三、感染监控组

感染监控组是血液透析中心（室）常设功能组，全面负责科室感染监控组管理工作，设组长1名（必要时可增设副组长1名），组员若干名。

（一）感染监控组职责

（1）负责科室医院感染管理的各项工作，根据科室医院感染的特点，制定管理制度，并组织实施。

（2）负责督促、协助科室临床医生发现和报告感染病例，熟练掌握医院感染诊断标准，参加医院感染病例会诊。医院感染散发病例24小时之内报感染管理科。

（3）监督和检查医护人员的无菌技术操作和消毒隔离技术的应用。

（4）组织和参加有关医院感染的培训学习，不断提高管理水平。宣传医护人员自我防护知识，预防各种传染病及锐器刺伤。如工作中发生锐器刺伤，按规定处理并做好记录。

(5) 每月的空气培养按规定时间进行监测并记录在监测本上，每季度院感染管理组对科室检查。

(6) 发现有医院感染流行趋势或感染暴发流行时，需立即向科主任及医院感染管理科汇报，积极协助专职人员调查发病原因，寻找感染源和途径，控制蔓延，采取有效控制措施，并做好记录。

(二) 感染监控组组长岗位职责与任职要求

1. 感染监控组组长岗位职责

(1) 在护士长的领导和感染管理部门的指导下，负责科室护理感控小组的管理工作，负责科室医院感染监测、预防与控制工作的具体实施。

(2) 根据科室医院感染与传染病管理规章制度，参与制定科室的医院感染监控管理措施。

(3) 协助上级人员对医院感染病例及感染环节进行监测，采取消毒、隔离、防护等有效措施，降低科室医院感染发病率；发现有医院感染流行、暴发趋势时，及时报告上级人员和感染管理部门，并积极协助调查和处理。

(4) 协助科室医生对医院感染病例和法定传染病按有关要求填写报告卡，并按要求登记、报送。

(5) 有权利和义务向上级人员报告科室存在的各种感染预防与控制问题，杜绝隐瞒、虚报现象的发生。

(6) 积极参加院、部组织的感染管理业务培训和院外的感染管理学术活动，并根据科室工作计划协助上级人员组织科室预防、控制医院感染知识的培训。

(7) 在科室开展预防医院感染健康教育，负责对科室的医护技人员、保洁员进行感染预防控制知识的培训和监督。

(8) 监督科室人员严格执行无菌操作技术、消毒隔离制度。

(9) 掌握常用消毒剂和消毒器械的使用方法，掌握本科室的消毒、隔离方法，并能组织实践。对生活、医疗废物处理等工作提供专业性指导，督促相关人员做好相关工作记录。

(10) 掌握职业安全防护原则和方法，督促科室工作人员做好职业安全防护工作。

2. 感染监控组组长任职要求

(1) 大专及以上学历，护师以上职称，有 5 年以上血液透析中心（室）工作经验。

（2）工作有计划性、条理性，统筹性强，能够保质保量完成本职任务。

（3）有较高的计算机操作能力。

（4）有较强的管理能力和学习、沟通、表达以及协调能力。

（三）感染监控组组员职责

（1）在护士长和感染监控组组长的指导下工作，根据科室感染监控组计划安排和工作要求，协助完成科室感染监控相关工作。

（2）按照责任分工和进度要求，落实感染监控组日常工作。

（3）参与制订本科室的医院感染监控管理措施。

（4）协助本科室医生对医院感染病例和法定传染病按有关要求填写报告卡，并按要求登记、报送。

（5）每月的空气培养按规定时间进行监测并记录在监测本上，每季度院感染管理组对科室检查。

（6）监督本科室人员严格执行无菌操作技术、消毒隔离制度。

四、健康教育功能组

健康教育组是血液透析中心（室）常设功能组，全面负责科室健康教育管理工作，设组长 1 名（必要时可增设副组长 1 名），组员若干名。

（一）健康教育组职责

（1）制订科室健康教育的岗位职责和工作计划，全面负责科室健康教育管理工作，主动指导并带动科室人员做好患者健康教育工作。

（2）制订科室健康教育管理手册和相关健康教育知识卡，有针对性地采取多种健康教育方式方法为患者提供最佳的健康教育。

（3）负责组织科室护理人员落实健康教育指导的各项措施。把健康教育工作纳入科室日常工作，保证科室健康教育工作落到实处。

（4）每季度组织召开一次“肾友会”，制定讲解内容和指定讲解人员。

（5）组织各种健康教育咨询，通过各种传播媒介向患者进行健康教育。

（6）配合科室收集患者意见、建议，做好患者的健康教育档案管理工作。

（7）建立健康教育宣传栏，并定期更换内容。

（二）健康教育组组长岗位职责与任职要求

1. 健康教育组组长岗位职责

（1）在护士长的领导下负责科室健康教育组的工作，协助护士长对健康教育组内成员工作进行二级管理。

(2) 负责制订健康教育组的岗位职责和健康教育组管理质控体系，全面负责科室健康教育组管理工作。

(3) 制订科室健康教育管理手册和相关健康教育知识卡。

(4) 组织主持召开“肾友会”，制定讲解内容和指定讲解人员。

(5) 负责指导本科室护理人员落实健康教育。

(6) 负责收集患者相关资料，并做好患者的健康教育档案管理工作。

2. 健康教育组组长任职要求

(1) 大专及以上学历，护师以上职称，有5年以上血液透析中心（室）工作经验。

(2) 熟悉血液透析中心（室）的业务，能够指导患者和护理人员就血管通路维护、用药、膳食营养和相关检查指标的健康教育指导。

(3) 工作有计划性、条理性，统筹性强，能够保质保量完成本职任务。

(4) 有较高的计算机操作能力。

(5) 有较强的管理能力和学习、沟通、表达以及协调能力。

(三) 健康教育组组员职责

(1) 在护士长和健康教育组组长的指导下工作，根据科室健康教育组计划安排和工作要求，协助完成科室健康教育相关工作。

(2) 按照责任分工和进度要求，落实对患者进行健康教育。

(3) 协助组长召开肾友会。

(4) 协助汇总整理患者各项资料，协助组长管理患者的健康档案。

五、后勤保障组

后勤保障组是血液透析中心（室）常设功能组，全面负责科室后勤保障组管理工作，设组长1名（必要时可增设副组长1名），组员若干名。

(一) 后勤保障组职责

(1) 制订科室后勤保障组的岗位职责和工作计划，全面负责科室后勤保障组管理工作。

(2) 负责科室内的药品、器材、设备等其他物资的请领和保管工作。

(3) 负责对科室二级库房的管理。

(4) 负责科室所有物资使用和出入库登记。每月进行一次盘库和登记记录。

(二) 后勤保障组组长岗位职责与任职要求

1. 后勤保障组组长岗位职责

(1) 在护士长的领导下负责本科室后勤保障组的工作，协助护士长对后勤保障组内成员工作进行二级管理。

（2）负责制订后勤保障组的岗位职责和后勤保障组管理质控体系，全面负责科室后勤保障组管理工作。

（3）负责对科室二级库房的管理。

（4）做好入库登记，严格查对数量、有效期、规格、型号，确保入科物资的准确性。按照品名、规格型号分类在实物卡片上记录并按照品名、规格型号分类在电子账册上登记。

（5）出库单留存联作为科室原始数据按月装订成册，填写完的实物卡片留存保管，以备检查，电子账册按年份打印装订成册。

（6）组织成员对库房一一核实，清点实物的同时还要查看物品的有效期和外观质量。

2. 后勤保障组组长任职要求

（1）大专及以上学历，护师以上职称，有5年以上血液透析中心（室）工作经验。

（2）工作有计划性、条理性，统筹性强，能够保质保量完成本职任务。

（3）有较高的计算机操作能力。

（4）有较强的管理能力和学习、沟通、表达以及协调能力。

（三）后勤保障组组员职责

（1）在护士长和后勤保障组组长的指导下工作，根据科室后勤保障组计划安排和工作要求，协助完成科室后勤保障组相关工作。

（2）按照责任分工和进度要求，认真请领物资。请领要符合科室物品使用要求，必须合理，做到不积压、不流失、不浪费。库房内的货物，严格按照“先入先出”原则摆放。

（3）填写出入库单，填写完的实物卡片留存保管，以备检查。

（4）保持库房清洁卫生、防火防盗，严格管控物品的存量、有效期。

（5）杜绝积压、防止断缺，以及物品失效，需分类保管，灭菌、非灭菌物品分类存放，灭菌物品摆放必须离地20～25cm，离墙5～10cm，离天花板50cm。始终保持账物相符，确保系统数据的真实与准确。

（6）每月最后一天（遇节假日提前至节假日前一天）对实物卡片上的物资结余数与实际结余数进行统计。

参考文献

[1] 陈香美. 血液净化标准操作规程［M］. 北京：人民军医出版社，2010.

[2] 沈霞. 血液净化专科护士工作手册 [M]. 北京：科学出版社，2017.
[3] 王质刚. 血液净化学 [M]. 4 版. 北京：北京科学技术出版社，2016.
[4] 肖光辉，王玉柱. 血液净化通路一体化管理手册 [M]. 北京：北京航空航天大学出版社，2018.
[5] 余美芳，沈霞. 血液透析护士层级培训教程 [M]. 北京：科学技术出版社，2019.
[6] 沈霞，杨俊伟. 血液净化中心护士手册 [M]. 北京：人民军医出版社，2014.
[7] 尤黎明，吴瑛. 内科护理学 [M]. 6 版. 北京：人民卫生出版社，2017.
[8] 李六亿，刘玉树. 医院感染管理学 [M]. 北京：北京大学医学出版社，2014.
[9] 李清杰，刘运喜. 医院感染防控指南 [M]. 北京：人民军医出版社，2010.
[10] 张彩萍. 医院感染预防与控制 [M]. 北京：军事医学科学出版社，2014.
[11] 李寒. 透析手册 [M]. 5 版. 北京：人民卫生出版社，2017.

第八章　血液透析中心（室）管理制度

随着透析患者的不断增多，独立透析中心（室）的不断申请建设，从业技术人员不断增加，从业队伍不断壮大，这就要求医疗质量管理部门要认真对待和重新审视血液透析质量管理和规范化治疗。医疗安全质量是医院安全管理的重要核心部分，是医院的建院之根、立院之本，质量管理是在不断完善和持续改进中得以丰富和发展。血液透析治疗是医院安全管理的重要组成部分，透析中心（室）的建立必须符合一定的条件，例如，具有卫生行政部门核准的肾病学专业，必须有严格的消毒隔离制度、规范化的操作技术和流程、透析液和水处理质量监测及医疗质量控制和改进管理机构，有相关的辅诊科室医疗技术支持等。目前国家层面、专业学会层面以及一些地区已经成立了质量控制机构，为我国血液透析技术健康发展奠定了基础。本章主要介绍透析中心（室）相关管理制度。

第一节　血液透析中心(室)常用制度

一、血液透析中心（室）医院感染防控制度

（1）血液透析中心（室）要加强医源性感染的预防与控制工作，建立并落实相关规章制度和工作规范，科学设置工作流程，降低发生医院感染的风险。

（2）血液透析中心（室）的建筑布局应当遵循环境卫生学和感染控制的原则，做到布局合理、分区明确、标识清楚，符合功能流程合理和洁污区域分开的基本要求。

（3）血液透析中心（室）工作区域的要求

①透析治疗区、治疗室等区域应当达到《医院消毒卫生标准》规定的Ⅲ类环境要求。

②患者使用的床单、被套、枕套等物品应当一人一用一更换。

③患者进行血液透析治疗时应当严格限制非工作人员进入透析治疗区。

（4）血液透析中心（室）设有隔离透析治疗间或者独立的隔离透析治疗区，配备专门治疗用品和相对固定的工作人员，用于对需要隔离的患者进行血液透析治疗。

（5）血液透析中心（室）按照《医院感染管理办法》，严格执行医疗器械、器具的消毒工作技术规范，并达到以下要求。

①进入患者组织、无菌器官的医疗器械、器具和物品必须达到灭菌水平。

②接触患者皮肤、黏膜的医疗器械、器具和物品必须达到消毒水平。

③各种用于注射、穿刺、采血等有创操作的医疗器具必须一用一灭菌。

（6）血液透析中心（室）使用的消毒器械、一次性医疗器械和器具符合国家有关规定。一次性使用的医疗器械、器具严禁重复使用。

（7）透析管路预冲后必须在2小时内使用。每次透析结束后，要对透析单元内透析机设备等设施表面、物品表面进行擦拭消毒，对透析机进行有效的水路消毒，对透析单元地面进行清洁，地面有血液、体液及分泌物污染时使用消毒液擦拭，做好相关记录。

（8）血液透析中心（室）根据设备要求定期对水处理系统进行冲洗消毒，并定期进行水质检测。每次冲洗消毒后应当测定管路中消毒液残留量，确保安全，做好相关记录。

（9）医护人员进入透析治疗区要穿工作服、换工作鞋。医护人员对患者进行治疗或者护理操作时应当按照医疗护理常规和诊疗规范进行，在诊疗过程中应当实施标准预防，并严格执行手卫生规范和无菌操作技术。

（10）血液透析中心（室）要建立严格的接诊制度，对所有初次透析的患者进行乙型肝炎病毒、丙型肝炎病毒、梅毒、艾滋病病毒感染的相关检查，每半年复查一次。

（11）乙型肝炎病毒、丙型肝炎病毒、梅毒及艾滋病病毒感染的患者应当分别在各自隔离透析治疗间或者隔离透析治疗区进行专机血液透析，治疗区内的血液透析机禁止混用。

（12）医院对血液透析中心（室）开展环境卫生学监测和感染病例监测。发现问题时，应当及时分析原因并进行改进；存在严重隐患时，应当立即停止透析工作并进行整改。

（13）发生经血液透析导致的医院感染暴发，要及时向院感委员会报告。

二、血液透析中心（室）消毒隔离制度

（1）严格执行手卫生制度，操作前后必须认真洗手，操作或接触血液时必须戴手套，一用一换，禁止交叉使用。

（2）严格执行无菌技术操作，对患者穿刺部位的皮肤应严格消毒注意保护。

（3）梅毒、乙型和丙型肝炎患者必须分区分机进行隔离透析，并配备专用的透析操作车，护理人员相对固定。HIV阳性患者建议到指定的医院透析或转腹膜透析。

（4）感染患者使用的设备和物品如病历、血压计、听诊器、治疗车、机器等应有专用标识。

（5）透析结束后，患者使用的床单、被套、枕套等物品应当一人一用一更换。物品表面进行擦拭消毒，地面进行清洁，地面有血液、体液及分泌物污染时使用消毒液擦拭。

（6）透析机表面的消毒，每次上机后和透析结束后，应用符合医用标准的消毒纸巾擦拭消毒机器外表面。

（7）每次透析结束时应对机器内部管路进行消毒。透析时如发生破膜、传感器渗漏，应在透析结束时立即进行透析机消毒，传感器渗漏至根部时应更换透析机内部传感器，经处理后的透析机方可再次使用。

（8）严格一次性物品管理，禁止混用一次性物品。

（9）定期开展环境卫生学监测和感染病例监测。每月对透析用水、透析液进行细菌监测，每季度进行内毒素监测，疑有污染或发生严重感染病例时，增加采样点，如原水口、软化水口，反渗水口、透析液配液口，贮水罐等，应当及时分析原因并进行改进；存在严重隐患时，应当立即停止透析工作并进行整改。

三、血液透析中心（室）医院感染监测、报告制度

（1）血液透析中心（室）做好血液净化系统的监测：对透析用水和透析液的监测，每月进行 1 次细菌培养，细菌菌落数必须≤100CFU/ml；每季度进行 1 次内毒素检测，内毒素≤0. 25EU/ml；透析用水的化学污染物情况至少每年测定一次；软水硬度及总氯检测每天一次，结果应当符合规定。

（2）血液透析中心（室）对所有初次透析或转院透析患者进行乙型肝炎病毒、丙型肝炎病毒、梅毒、艾滋病病毒感染的相关检查，每半年复查 1 次。

（3）血液透析器使用中监测：应观察并记录患者每次透析时的临床情况，测量体温，体温高于 37. 5℃或出现寒战，应报告医师，查明原因进行相应处理，若疑似是残余消毒剂引起的反应，应重新评估冲洗程序并检测消毒剂残余量。

（4）主管医生发现或疑似有医院感染病例时，要及时向本科负责人报告，并于 24 小时内书面报告医院感染管理科。

（5）确诊为传染病的医院感染病例，按照《传染病疫情诊断、登记、报告制度》执行。

四、血液透析中心（室）护理人员职业防护制度

（1）为保护护理人员的职业安全与身体健康，有效预防和控制医院感染，制定

本制度。

（2）护理人员职业危害包括物理性危害、化学性危害、生物性危害、心理性危害和环境系统性危害。

（3）医院应制定护理人员职业防护培训制度，为护理人员提供必要的职业防护设施、设备。

（4）护理人员在日常工作中应采取最基本的防护措施，穿工作服和工作鞋，戴口罩、帽子，做好手卫生，并视情况根据防护类别穿戴个人防护用品。

（5）护理人员在进行护理操作或进行清洁、消毒工作时，应严格执行护理操作规范和护理工作制度，避免发生职业暴露。

（6）护理人员应根据职业暴露程度和各种疾病的主要传播途径，采取相应的隔离和预防措施。

（7）护理人员应熟练掌握安全使用锐器的操作流程，若发生职业暴露应立即采取紧急处理措施，并及时上报。护理部定期对发生针刺伤后的处理流程执行情况进行检查和质量分析。

（8）护理人员应提高对噪声污染的重视程度，对病区使用的仪器设备合理放置，减少推拉、移动次数。

（9）护士在监测和使用化学消毒剂时，必须戴好口罩、帽子及手套，避免直接接触。室内有良好的通风设备，减少与有害气体的接触。

五、血液透析中心（室）患者接诊制度

（1）以“患者至上”为宗旨，热忱为患者服务，不断提高服务质量。

（2）建立规范、合理的透析接诊流程。实行患者实名制管理，包括有效证件、联系电话、住址、工作单位等。

（3）初诊血液透析患者要认真询问病史，进行乙型肝炎、丙型肝炎及艾滋病、梅毒感染的相关检查。

（4）对于发热患者，首先排除传染性疾病，进行密切观察，必要时隔离透析，并上报医院相关部门。

（5）常规进行血液透析的患者应该每半年进行一次有关乙型肝炎、丙型肝炎、艾滋病、梅毒感染的相关检查。

（6）详细询问病史，根据病情作出详细的透析计划。

（7）建立完整的病历记录，透析病历包括首次病历、透析记录、化验记录、用药记录等。

（8）严格医疗文书管理，严禁任何人涂改、伪造、隐匿、销售、抢夺、窃取病历。

（9）建立良好的医患沟通渠道，对于血液透析相关的有创操作，按照规定对患者履行告知手续，并签署知情同意书。

（10）按照卫生部的相关要求，完成血液净化病历信息登记工作。

六、血液透析中心（室）医护人员职业安全管理制度

（1）建立医护人员健康档案，定期进行健康检查，必要时对有关人员进行免疫接种，并对体检资料进行整理保存，通过个人防护知识的培训，让医护人员建立自我防护意识。

（2）提供必要的防护用品及手卫生设施，合格的防护用品如口罩、帽子、防水衣、防护面罩、防护眼镜。

（3）血液透析中心（室）工作人员在工作中发生被血液污染的锐器刺伤、擦伤等伤害时，应当采取相应的处理措施，并及时报告机构内的相关部门。

（4）定期对工作人员进行职业防护教育，提高职业防护能力和处理水平。

（5）操作中应严格遵守医护人员手卫生规范，穿戴个人防护装置。

①医护人员在接触患者前后应洗手或用快速手消毒剂洗手。

②医护人员在接触患者或透析单元内可能被污染的物体表面时应戴手套，离开透析单元时，应脱下手套，并进行洗手。

③医护人员在进行深静脉置管、静脉穿刺、注射药物、采集和处理血标本、处理插管及通路部位、处理伤口、处理或清洗透析机等操作前后应洗手或用快速手消毒剂洗手，操作时应戴口罩和手套。

④在接触不同患者、进入不同治疗单元、擦拭不同机器时应洗手。

⑤以下情况应强调洗手或用快速手消毒剂擦手：脱去个人保护用品后；开始操作前或结束操作后；从同一患者污染部位移动到清洁部位时；接触患者黏膜、破损皮肤及伤口前后；接触患者血液、体液、分泌物、排泄物、伤口敷料后；接触被污染的物品后。

（6）处理医疗污物或医疗废物时要戴手套，处理以后要洗手。

（7）根据工作区域和操作的不同，医护人员应选择不同的防护用品。

（8）发生职业暴露的处理措施

①被血液、体液等溅洒于皮肤、黏膜表面时，应立即用肥皂液和流动水清洗被污染的皮肤，用生理盐水冲洗被污染的黏膜。

②发生皮肤黏膜针刺伤、切割伤、咬伤等损伤时，应当轻轻由近心端向远心端挤压，避免挤压伤口局部，尽可能挤出损伤处的血液，再用肥皂水和流动水进行冲洗。受伤部位的伤口冲洗后，应当用消毒液（如75%乙醇或者0.5%碘伏）进行消毒，并包扎伤口；被接触的黏膜，应当反复用生理盐水冲洗干净。

（9）发生职业暴露后的报告流程　发生职业暴露后，应在第一时间报告科主任、护士长，同时报告医院感染管理科。处理完后填写《医护人员职业暴露登记表》，交医院感染管理科备案。医院感染管理科根据暴露人员的具体情况指导相应的预防用药。

（10）被HBV或HCV阳性患者血液、体液污染的锐器刺伤，推荐在24小时内注射乙型肝炎免疫高价球蛋白，同时进行血液乙型肝炎标志物检查，阴性者于1~3月后再检查，仍为阴性可予以皮下注射乙型肝炎疫苗。

（11）医务科、护理部、医院感染管理科要随时检查，规范医护人员的技术操作行为，尽量避免发生因违规操作造成人员的健康损害事件。科室负责人要随时检查、督促医护人员的个人防护执行情况。

七、医疗锐器伤的防护措施

（1）加强护理人员的教育，提高对医疗锐器伤的认识及重视，掌握预防医疗锐器伤的防护措施。

（2）护理人员在临床工作中正确处理医疗锐器，避免发生锐器伤，具体防护措施如下所述。

①在进行侵入性操作过程中，要保证充足的光线，并特别注意防止被针头、缝合针、刀片等锐器刺伤或划伤。

②条件允许的情况下，尽量使用有安全保护装置的器材。

③锐器用完后应直接放入防刺破、防渗漏、有警示标识的锐器盒中，以便进行适当处理。

④禁止重复使用一次性医疗用品；禁止徒手接触被污染的针具；禁止用手分离使用过的针具和针管；禁止徒手直接接触污染的针头、刀片、破损玻璃物品等锐器；禁止回套针帽。

⑤处理污物时，严禁徒手直接抓取污物，尤其是不能将手伸入到垃圾容器中向下挤压废物，以免被锐器刺伤。

八、职业暴露后的处理流程

发生职业暴露后，应按照现场处置→书面上报→评估与预防→随访和咨询的流程进行正确处理。

（一）现场处置

（1）立即在伤口处由近心端向远心端轻压伤口，尽可能使损伤处的血液流出，用肥皂水和流动水进行冲洗，禁止进行伤口的局部挤压和吸吮。

（2）受伤部位的伤口冲洗后，应当用消毒液，如0.5%碘伏或者75%的酒精进行消毒。

（3）黏膜被污染时用生理盐水反复冲洗，直至冲洗干净。

（二）报告

（1）报告部门负责人（医生向科主任报告，护士向护士长报告）。

（2）填写《职业暴露登记表》，逐级签字后送交感染管理科。

（三）评估与预防

（1）感染管理科接到报告后应尽快评估职业暴露情况，指导暴露人员尽快采取预防措施。

（2）保健室医生立即给发生职业暴露的医护人员开具HBsAg、抗－HBs、ALT、抗－HCV、抗－HIV、TPHA检查单。

（3）若暴露源HBsAg、抗－HCV、抗－HIV、TPHA检测结果未知，医生应立即给患者开具这些项目的检查单。

（4）HBV暴露后预防

①医护人员抗－HBs＜10mU/ml或抗－HBs水平不详，应立即注射HBIg200～400U，并同时在不同部位接种乙型肝炎疫苗20μg，于1个月和6个月后分别接种第二针和第三针乙型肝炎疫苗（各20μg）；

②医护人员抗－HBs≥10mU/ml者，可不进行特殊处理；

③暴露后3个月、6个月应检查HBsAg、抗－HBs、ALT。

（5）HCV暴露后预防　发生职业暴露的医护人员抗－HCV（－），暴露后3个月、6个月应检查抗－HCV、ALT，并根据复查结果进行相应抗病毒治疗。

（6）HIV暴露后预防　应立即向分管院长及当地疾病预防控制中心报告。由疾病预防控制中心进行评估与防护指导，根据暴露级别和暴露源病毒载量水平决定是否实施预防性用药方案。暴露后1个月、2个月、3个月、6个月应检查抗HIV。

（7）梅毒暴露后预防

①推荐方案：苄星青霉素，24WU，单次肌内注射。

②若青霉素过敏：多西环素（强力霉素）100mg，2次/d，连用14天；或四环素500mg，4次/d，口服，连用14天；头孢曲松最佳剂量和疗程尚未确定，推荐1g/d，肌

内注射，连用8～10天；或阿奇霉素2g，单次口服。

（四）随访和咨询

（1）主管部门负责督促职业暴露当事人按时进行疫苗接种和化验，并负责追踪确认化验结果和服用药物，配合医生进行定期监测随访。

（2）在处理过程中，主管部门应为职业暴露当事人提供咨询，必要时请心理医生帮助减轻其紧张、恐慌心理，稳定情绪。

（3）医院和有关知情人应为职业暴露当事人严格保密，不得向无关人员泄露职业暴露当事人的情况。

九、血液透析中心（室）患者登记和医疗文书管理制度

（1）加强对血液透析患者的管理，并完善登记制度。对初次血液透析患者进行乙型肝炎、丙型肝炎、梅毒及艾滋病标记物检查并登记造册，每半年进行复查。

（2）严格医疗文书管理，严禁任何人涂改、伪造、隐匿、销毁、抢夺、窃取病历。

（3）透析病历定点放置由专人管理，病历统一放置档案袋保存，并设有编号。规律透析患者记录单每季度整理一次，死亡透析患者记录单随时整理，随时封存。短期透析患者出院随时整理。

（4）除特殊说明外，应当使用蓝黑墨水或碳素黑墨水书写。应当使用中文和医学术语。通用的外文（目前主要指英语）缩写或无正式中文译名的症状、体征、疾病名称等可以使用外文。上级医护人员有审查、修改下级医护人员书写的医疗文书的责任。修改和补充时需用红色笔，签名并注明修改日期。

（5）因抢救急、危重症患者未能及时书写文书的，需在抢救结束6小时内据实补记录，并加以注明。

（6）除涉及对患者实施医疗活动的医护人员及医疗服务质量控制人员外，其他任何机构和个人不得擅自查阅该患者的病历。因科研、教学需要查阅病历的，需经医务处同意。阅后应当立即归还，不得泄露患者隐私。

（7）设立住院病历编号制度，住院病历应当标注页码。在患者住院期间，其所有医疗文书由所在病区负责集中、统一保管。病区应当在收到患者的化验单（检验报告）、医学影像检查资料等检查结果后24小时内归入住院病历。住院病历在患者出院后由病案室负责集中、统一保存和管理。

（8）住院病历因医疗活动或复印等需要带离病区时，应当由病区指定专门人员负责携带和保管。公安、司法机关因办理案件，需要查阅、复印病历资料的，病案

室应当在公安、司法机关出具采集证据的法定证明及执行公务人员的有效身份证明后予以协助。

（9）病案室可以为申请人复印病历资料，复印的病历资料经申请人核对无误后，病案室加盖证明印记。病案室可以按照规定收取工本费。

（10）发生医疗事故争议时，医务科应当在患者或其代理人在场的情况下封存死亡病例讨论记录、疑难病例讨论记录、上级医师查房记录、会诊意见、病程记录等。封存的病历由医务科人员保管。封存的病历可以是复印件。

（11）凡需新增病案内表格，必须与病案室联系，经医务科批准后方能装入病历内。

（12）凡出院病历三个工作日、死亡病历五个工作日全部收回病案室，定期对病历进行清查，仔细核对，发现问题及时解决。

十、血液透析中心（室）护理查对制度

（1）血液透析操作——开始程序（上机）查对制度。

①操作前查对——上机前查　在冲洗管路前查对患者姓名、性别、年龄、门诊号或住院号（透析号），透析器和管路的型号；检查一次性透析器和管路外包装是否完好，是否在有效期内，如有异常，严禁使用。

②操作中查对——穿刺前查　穿刺前再次查对患者的姓名、门诊号或住院号（透析号）、各项参数，检查管路的夹子是否处于正常状态。查对后执行者签名进行通路穿刺。

③操作后查对——治疗后查　在治疗开始后再次核对患者姓名、透析号、各项参数以及管路的连接情况，并签名。主治班护士再二次核查签名。

④治疗结束查对——下机前查　检查治疗时间与超滤量的完成情况，以及治疗期间医嘱的执行情况。

（2）临时口服药经医生核对后方可执行签名。

（3）患者自备药物，经医生开具医嘱二人查对无误后方可执行。

十一、血液透析中心（室）危重症患者抢救制度

（1）要求抢救人员保持严肃、认真、积极而有序的工作态度，分秒必争，抢救患者。做到思想、组织、药品、器械、技术五落实。

（2）一切抢救物品、器材必须处于完好备用状态，定人保管，定点放置，定量储存，所有抢救设施处于备用状态，并有明显标记，不准随意挪动或外借。

（3）工作人员必须熟练掌握各种器械、仪器的使用方法和各种抢救操作技术，

严密观察病情，准确及时记录用药剂量、方法及患者的病情变化。

（4）当患者出现严重病情变化时，医生未到场前，护士应根据病情给予力所能及的抢救措施，如及时吸氧、吸痰、测量生命体征、建立静脉通路、行人工呼吸和心脏按压等。

（5）参加抢救人员必须分工明确，紧密配合，听从指挥，坚守岗位，严格执行各项规章制度和各种疾病的抢救规程。

（6）抢救过程中严密观察病情变化，对危重症患者应就地抢救，待病情稳定后方可搬动。

（7）及时、正确执行医嘱。医生下达口头医嘱时，护士应当复述一遍，抢救结束后所用药品的安瓿必须暂时保留，经两人核对记录后方可弃去，并提醒医生及时补记医嘱。

（8）对病情变化、抢救经过、各种用药等，应详细、及时、正确记录，因抢救患者未能及时书写病历的，有关人员应当在抢救结束后6小时内补记，并加以注明。

（9）及时与患者家属或单位联系。

（10）抢救结束后，做好抢救记录小结和药品、器械清理消毒工作，及时补充抢救车药品、物品，并使抢救仪器处于完好备用状态。

十二、血液透析中心（室）交接班制度

（1）当班人员必须坚守岗位，履行职责，保证各项治疗和护理准确、及时地进行。

（2）全体医、技、护人员共同交接班。接班者提前阅读交班记录本。在接班者未接清楚之前，交班者不得离开岗位。

（3）当班者必须在交班前完成本班的各项工作，写好交班记录及各项登记本。遇到特殊情况应详细交待，与接班者共同做好交接班工作方可离去。当班人员应为下一班做好物品准备。

（4）交班中发现患者病情、治疗及护理器械物品等不符时，应立即查问。接班时间发现问题，应由交班者负责。

（5）交班内容及要求

①交清当日新入患者或置管患者及有病情变化患者情况，书面报告、护理记录、留送各种标本完成情况。

②床头交班查看危重症患者、新入患者、置管患者及有病情变化患者情况，如生命体征、输液、皮肤、各种引流管、特殊治疗情况及各专科护理执行情况。

③交接班者共同巡视、检查病房整洁、安静、安全的情况。

④接班者应清点体温表或其他医疗器械，若数量不符应及时与交班者核对。

⑤有其他科室护送前来透析患者，应重点交接班，如患者病情、通路情况、皮肤、神志等情况。

⑥其他科室的危重症患者或病情变化患者透析结束后，由当班护士护送回病房，应主要交接脱水量、病情变化、通路情况及皮肤情况，同时在交班本上签名。

⑦本班未完成的工作应写到交代事项本上，向下一班交接，接班者应每天查看交代事项本，完成工作后打勾签名。

十三、血液透析中心（室）水处理间制度

（一）水处理系统的运行与保养

（1）水处理间应该保持干燥，水、电分开。每半年应对水处理系统进行技术参数校对。

（2）水处理设备应该有国家监管部门颁发的注册证、生产许可证等。每一台水处理设备应建立独立的工作档案，记录水处理设备的运行状态，包括设备使用的工作电压、水质电导度和各工作点的压力范围等。

（3）水处理设备的滤砂、活性炭、阴阳离子树脂、反渗膜等需按照生产厂家要求或根据水质情况进行更换。

（4）石英砂过滤器　根据用水量每周反洗 1~2 次，建议每年更换一次。

（5）活性炭过滤器　反洗周期为 12 周，建议每年更换一次。

（6）树脂软化器　阳离子交换树脂建议每 1~2 年更换一次。

（7）再生装置　其再生周期为每 2 天再生一次。

（8）精密过滤器　过滤精度为 5~10μm，建议每 2 个月更换一次。

（9）反渗透膜　每 2~3 年更换 1 次。

（10）每天应对水处理设备进行维护与保养，包括冲洗、还原和消毒，每次消毒后应该测定消毒剂残余浓度，确保安全范围，保证透析供水。

（11）做好维护保养记录。

（二）透析用水的水质监控

（1）纯水的 pH 值应维持在 5~7 的正常范围。

（2）细菌培养每月一次，要求细菌数 < 100CFU/ml，干预限度为 50CFU/ml，采样部位为反渗水输水管路的末端。每台透析机每年至少检测一次。

（3）内毒素检测至少每 3 个月一次，内毒素 < 0.25EU/ml，干预限度为 0.125EU/ml，采样部位同上，每台透析机每年至少检测 1 次。

(4) 化学污染物情况至少每年测定1次，软水硬度及总氯检测至少每天进行1次，参考国内或国际标准。

(5) 血液透析用水允许的化学污染物的最大浓度符合行业标准。

(6) 目前透析水处理系统分为两类，一类为单级反渗透析水处理系统，另一类为双极反渗透析水处理系统。透析水处理系统的寿命、消毒方法、消毒程序、产水量/小时等与生产厂家及型号有关。

十四、血液透析中心（室）透析液配制室制度

(1) 浓缩液配制室应位于透析中心（室）清洁区内相对的独立区域，周围无污染源，保持环境清洁，每班用紫外线消毒一次。

(2) 浓缩液配制桶需标明容量刻度，应保持配制桶和容器清洁，定期消毒。

(3) 浓缩液配制桶每日用透析用水清洗1次，每周至少用消毒剂消毒1次，并用测试纸确认无残留消毒液，浓缩液配制桶滤芯每周至少更换1次。

(4) 浓缩液容器应符合《中华人民共和国药典》，国家、行业标准中对药用塑料容器的规定。用透析用水将容器内外冲洗干净，并在容器上标明更换日期，每周至少更换1次或消毒1次。

(5) 透析液成分与人体内环境成分相似，主要有钠、钾、钙和镁四种阳离子，氯和碱基两种阴离子，部分透析液含有葡萄糖，具体成分及浓度符合专业标准。

(6) 配制制剂要求：透析液应由浓缩液（或干粉）加符合质控要求的透析用水配制；购买的浓缩液和干粉，应具有国家相关部门颁发的注册证、生产许可证或经营许可证、卫生许可证。医疗机构制剂室生产血液透析浓缩液应取得《医疗器械生产企业许可证》后按国家相关部门制定的标准生产。

(7) 配制人员要求：透析中心（室）用干粉配制浓缩液（A液、B液），应由经过培训的技术员实施，应做好配制记录，并有专人核查登记，符合配制流程。

十五、血液透析中心（室）透析设备管理制度

(1) 关于透析设备管理，科主任是科室设备管理第一责任人，血液透析中心（室）主要的透析设备包括透析机、透析用水。应在医院设备科的要求与指导下定期进行数量以及完好率的评估，包括机器使用率、维修率的统计，设备消毒情况记录。

(2) 爱护设备，认真做好设备的日常维护保养工作，严格执行各项规程制度，保证设备的平稳运行。

(3) 及时向设备科反馈设备的运行故障及维修后运行效果情况，认真做好运行

保养记录，做到内容详实、准确。发现设备损毁，应书面报告情况并分析原因。

（4）未经设备科同意，各科室不得擅自将有关设备外借出院。如设备出现故障需请院外专业人员维修或确需带到院外维修，需经设备科同意或设备科人员在场。

（5）严禁在相关设备上安装一些来历不明的软件和游戏。未经设备科同意严禁将设备与外网和移动存储介质连接。

（6）设备的维护保养工作实行日常维护保养与计划检修相结合，专业管理与群众管理相结合。

（7）设备的维护保养应按照指定的设备维护保养计划并参照随机附带的设备维护手册进行。

（8）设备日常管理与保养由使用科室负责，日常保养在每次使用设备后进行，保养内容包括清洁、调整、紧固等，配套设施摆放整齐。设备拆机保养由设备科维修人员按计划定期进行。

（9）设备在使用中出现故障或损坏，使用科室要及时通知设备科维修人员，维修人员到现场维修调试。如维修人员也无法解决的问题，由设备科与供方联系解决。

十六、血液透析中心（室）一次性物品管理制度

（1）医院感染管理委员会负责对一次性物品的采购管理、临床使用和回收处理等过程进行监督。

（2）一次性医疗用品购进时，必须有省级以上药品监督管理部门颁发的《医疗器械生产企业许可证》《生产企业营业执照》《医疗器械产品注册证》和卫生行政部门颁发的卫生许可批件的生产企业或取得《医疗器械经营企业许可证》的经营企业购进合格产品。进口的一次性导管等无菌医疗用品应具有国务院药品监督部门颁发的《医疗器械产品注册证》。医院感染管理科参与监督、审核，由设备科统一购进。

（3）每次购置，设备科必须进行质量验收，并查验每箱产品的检验合格证、生产日期、消毒或灭菌日期及产品标识和失效期等。进口的一次性导管等无菌医疗用品应具有灭菌日期和失效期等中文标识。

（4）设备科专人负责建立登记账册，记录每次订货与到货的时间、生产厂家、供货单位、产品名称、数量、规格、单价、产品批号、消毒或灭菌日期、失效期、出厂日期、卫生许可证号、供需双方经办人姓名等。

（5）物品存放在阴凉干燥、通风良好的物架上，距地面≥20cm，距墙壁≥5cm；包装破损、失效、霉变的产品禁止使用。

（6）物品使用前应检查小包装有无破损、失效等。

(7) 使用时若发生热源反应、感染或其他异常情况，必须及时留取样本送检，按规定详细记录，报告医院感染管理科、药剂科和设备科。

(8) 发现不合格产品或质量可疑产品时，应立即停止使用，并及时向医院感染办公室和设备科报告，不得自行作退、换货处理。

(9) 一次性使用医疗物品（包括穿刺针、透析管路、透析器等）用后，按照《医院医疗废物处理操作规程》处理。

十七、血液透析中心（室）库房管理制度

(1) 血液透析中心（室）应在清洁区设置干、湿库房。

(2) 工作人员进入库房要衣帽整洁、戴口罩，非本科室人员不得进入库房。

(3) 库房应符合《医院消毒卫生标准》（GB15982－2012）中规定的Ⅲ类环境，湿库房应通风良好，安置空调，保持较低的室温。

(4) 透析器、管路、穿刺针等耗材以及布类、文件存放于干库房，物品应分类存放；透析液或透析干粉储存于湿库房。

(5) 库房的管理由血液透析中心（室）护士长负责。

(6) 库房的负责人应严格各类物品的出入库，对透析器、管路、穿刺针等耗材的出入库应有详细的记录。

(7) 定期检查各类物品的库存量，对库存量不足的物品要及时申领，保证透析中心（室）的临床使用。

(8) 保持库房整洁，室内紫外线消毒，每月做空气培养一次。

(9) 一次性无菌物品（透析材料）存放，应离地20～25cm，离墙5～10cm，离天花板50cm。

第二节　血液透析中心(室)应急预案

一、血液透析中水源中断的应急预案

【适用范围】血液透析中水源中断。

【目的】避免水源中断引起的透析终止。

【应急步骤】

(1) 将透析改为旁路或进行单超程序。

(2) 如在1～2小时内不能排除故障，应终止透析。

【注意事项】及时上报，寻找故障原因。

【流程图】

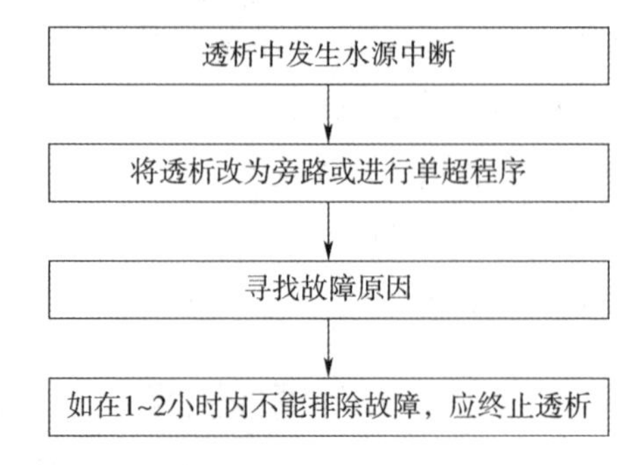

二、血液透析中电源中断的应急预案

【适用范围】血液透析中电源中断。

【目的】保护患者，避免凝血。

【应急步骤】

(1) 如果是供电中断，应立即进入蓄电池状态工作。

(2) 如果是机器故障应采取手动回血。

【注意事项】

(1) 掌握透析机蓄电池的工作步骤。

(2) 手动回血时应避免空气栓塞的发生。

【流程图】

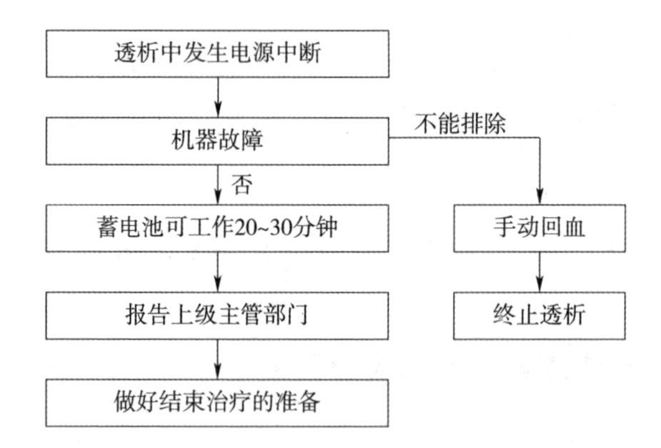

三、血液透析中发生火灾应急预案

【适用范围】血液透析中发生火灾。

【目的】保护患者避免受到伤害。

【应急步骤】

(1) 火势较小，组织现有人力、物力积极扑救。

(2) 火力迅猛立即拨打119，报告上级部门。

(3) 关闭电源和供氧装置，对患者结束治疗，将患者疏散到安全地带。

【注意事项】撤离时使用安全通道，切勿乘坐电梯。

【流程图】

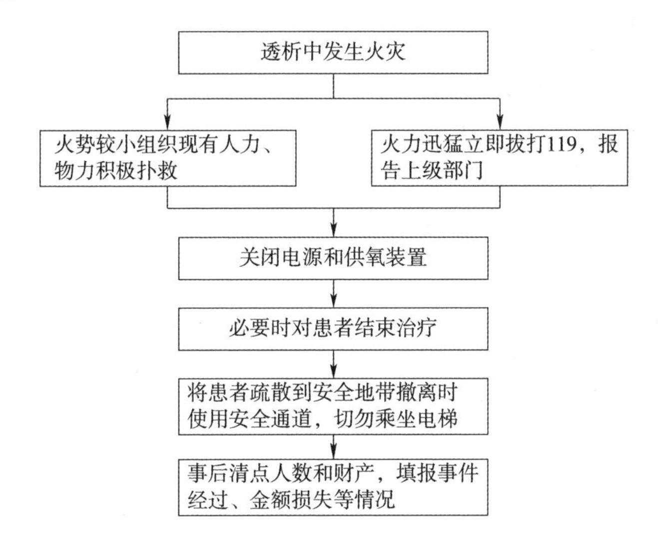

四、血液透析中地震发生后的应急预案

【适用范围】血液透析中发生地震。

【目的】保护患者避免受到伤害。

【应急步骤】

(1) 停血泵，夹闭血管通路。

(2) 分离透析机和患者，撤离。

【注意事项】撤离时使用安全通道，切勿乘坐电梯。

【流程图】

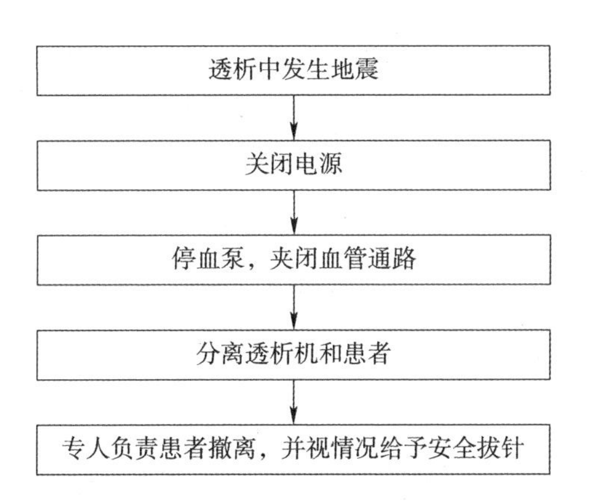

五、血液透析中心（室）发生失窃的应急预案

【适用范围】血液透析室发生失窃事件。

【目的】保护患者财产。

【应急步骤】

（1）一旦发生失窃，做好现场保护，禁止人员随意出入。

（2）报告保卫科或拨打 110。

【注意事项】安抚当事人的情绪，维持好病区秩序，保证患者的治疗及护理工作按常规进行。

【流程图】

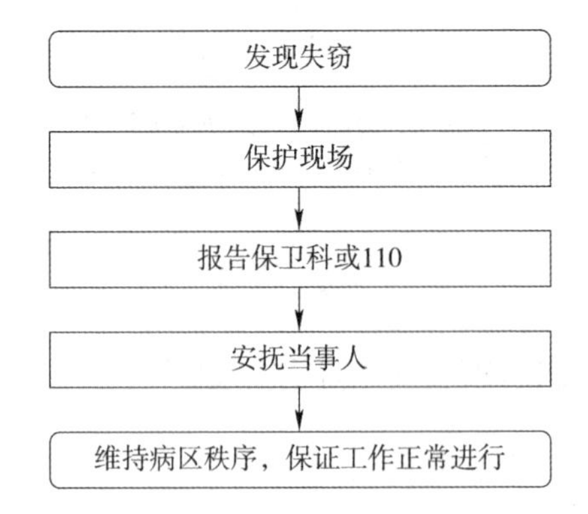

六、患者有自杀倾向的应急预案与处理流程

【适用范围】血液透析患者有自杀倾向。

【应急步骤】

（1）及时报告护士长、经治医生或值班医生，再由护士长逐级上报，建议有关人员会诊，并做好必要的防范措施。

（2）详细登记患者家庭住址及家属联系电话，并要求 24 小时开通。

（3）做好家属的沟通工作，取得家属理解配合，要求家属 24 小时守护患者身边，并请家属在相关告知书上签字。

（4）将患者情况记录在特殊患者交代事项本上，加强巡视，并做好记录。

（5）责任护士应经常与患者和家属沟通，了解患者心理状态并给予疏导。同时将所了解情况报告主管医生，共同协作采取干预措施。

（6）护士长应每日了解、掌握患者情况，指导护士加强护理干预措施。

（7）提供安全环境，仔细检查病房环境、物品，尽可能避免危险的或有潜在危

险的物品（如刀片、玻璃、皮带等）存在，所清除物品应记录并转交家属，所有安全措施应事先告知，以取得患者与家属的配合。

（8）确诊有自杀倾向时，应尽可能将患者转送至精神科医院治疗，病情不允许或无精神科设施的，尽量将患者隔离在单人间，保证专人看护。

【流程图】

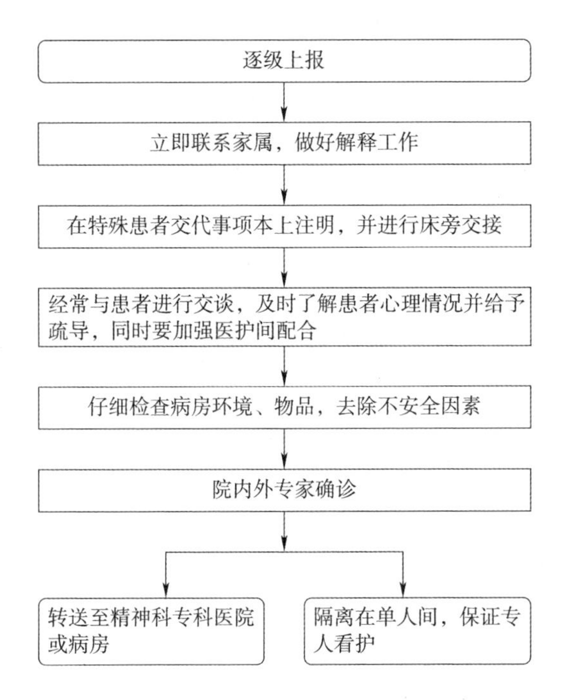

七、遇到暴恐的应急预案

【适用范围】血液透析发生暴恐事件。

【应急步骤】

（1）遇到暴徒行凶时，要保持冷静，切勿激惹暴徒，了解其意图并观察暴徒的特征，保护患者生命财产安全，尽量减少不必要的损失。

（2）设法通知科室的医生及其他可以协助的人员，设法报告院总值班室、保卫科或110，待机寻找帮助。

（3）在僵持过程中冷静观察，保护人员生命安全，等待解救。

（4）若暴徒逃走，注意走向，为破案提供线索和帮助。

（5）主动协助保卫人员的调查工作。

【流程图】

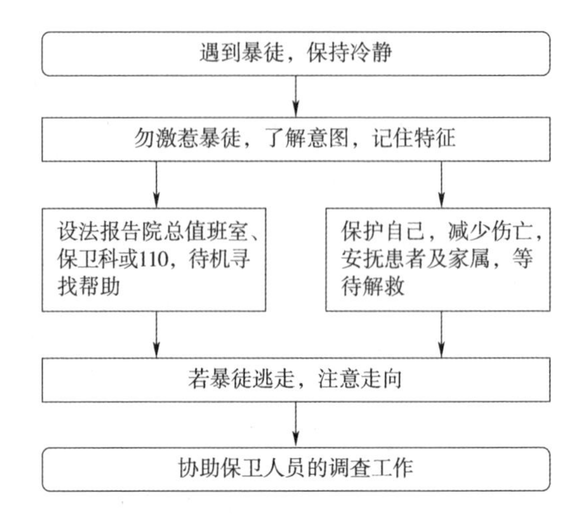

第三节　血液透析中心(室)即刻并发症的处理应急预案

一、血液透析中低血压的应急预案

【适用范围】血液透析中患者发生低血压。

【目的】迅速纠正低血压，防止休克。

【应急步骤】

（1）立即取头低脚高位吸氧，停止超滤，减慢流速，报告医生。

（2）遵医嘱补充扩容药物。

（3）上述处理后，如血压好转，则逐步恢复超滤，期间仍应密切监测血压变化。

（4）如血压无好转，应再次予以扩容治疗，减慢血流速度，并立即寻找原因，对可纠正原因进行干预。血压仍无好转，遵医嘱结束治疗，继续观察病情，做好记录。

【注意事项】对于患者要加强健康教育，限制透析期间钠盐和水的摄入量。

【流程图】

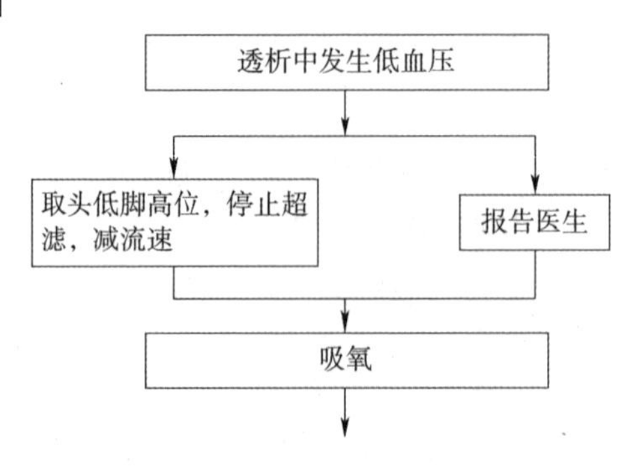

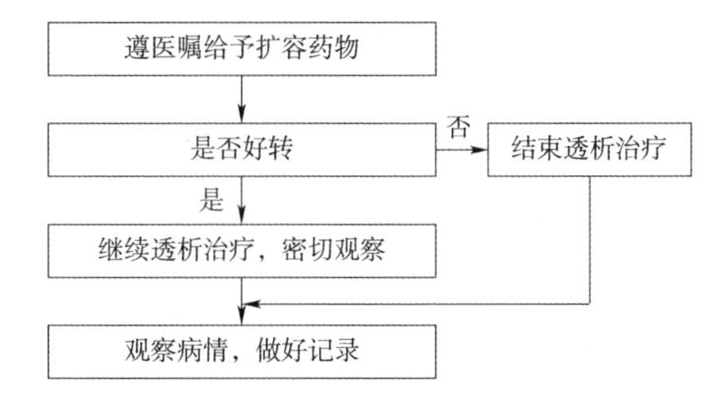

二、血液透析中失衡综合征的应急预案

【适用范围】血液透析中患者发生失衡综合征。

【目的】保护患者，避免神经系统症状的出现。

【应急步骤】

(1) 轻者仅需减慢血流速度，以减少溶质清除，减轻血浆渗透压和 pH 值的过度变化。

(2) 对伴肌肉痉挛者可同时输注高张溶液，并对症处理。

(3) 重者（出现抽搐、意识障碍和昏迷）应终止透析。

【注意事项】

(1) 透析失衡综合征表现严重（出现抽搐、意识障碍和昏迷）者应终止透析。

(2) 作鉴别诊断，排除脑血管意外，同时输注甘露醇。

【流程图】

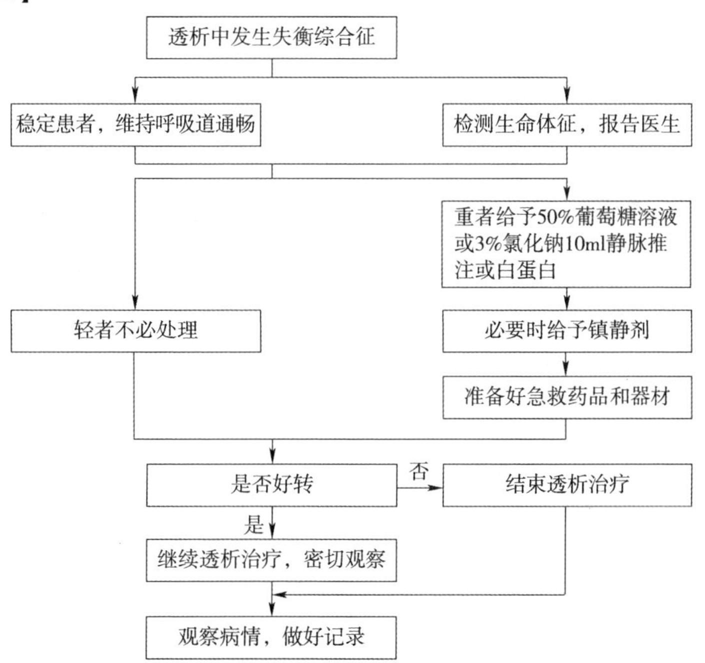

三、血液透析中肌肉痉挛的应急预案

【适用范围】血液透析中患者发生肌肉痉挛。

【目的】保护患者，避免针头脱落引起大出血。

【应急步骤】

（1）稳定患者，减慢超滤速度，监测生命体征，报告医生，遵医嘱处理。

（2）静脉输注生理盐水 100ml 或缓慢静脉推注葡萄糖酸钙注射液。

【注意事项】保护穿刺针，避免脱落引起大出血。

【流程图】

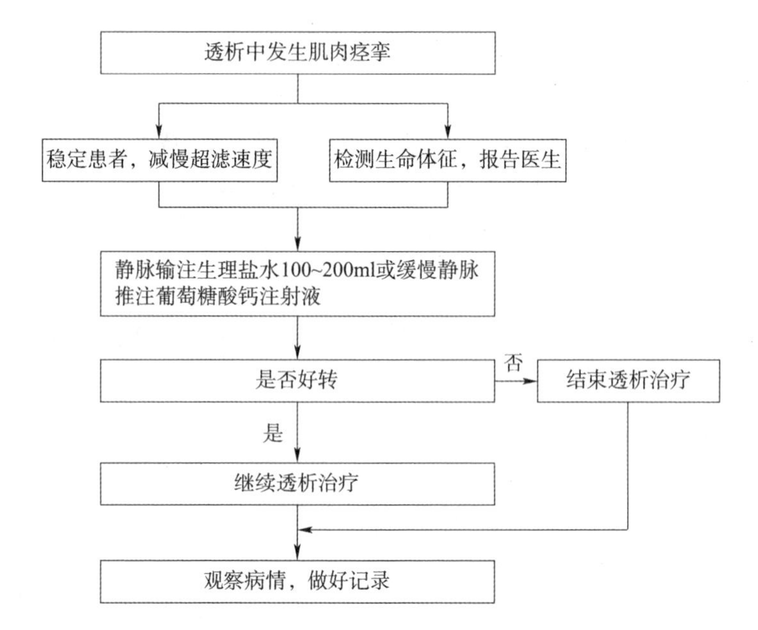

四、血液透析中发生心律失常应急预案

【适用范围】血液透析中患者发生心律失常。

【目的】保护患者避免心脏骤停。

【应急步骤】

（1）立即吸氧，减慢血流量，停止超滤。

（2）监测生命体征，报告医生，遵医嘱处理。

【注意事项】注意生命体征的观察与记录。

【流程图】

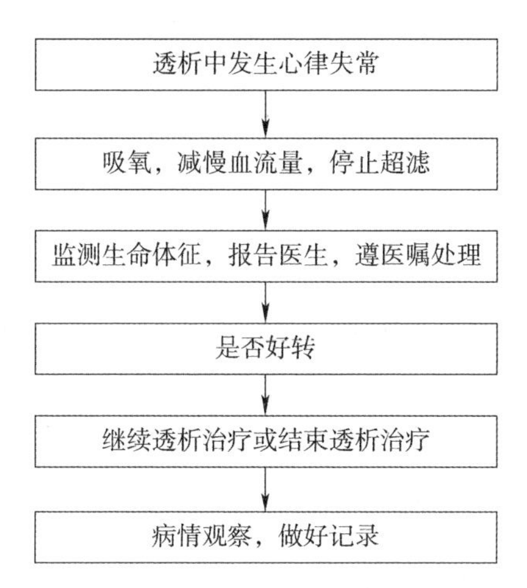

五、血液透析中透析器或管路内凝血的应急预案

【适用范围】血液透析中透析器或管路内凝血。

【目的】避免血栓回输至体内。

【应急步骤】

(1) 如果血块凝住，不可强行回血，夹闭管路丢弃。

(2) 立即打开补液通路回输生理盐水。

【注意事项】如果血块凝住，不可强行回血，避免血栓回输至体内。

【流程图】

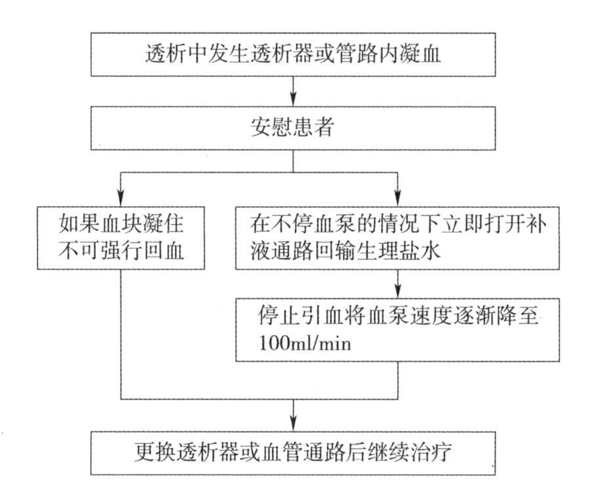

六、血液透析中血液透析管路、穿刺针脱落的应急预案

【适用范围】血液透析中发生血液透析管路、穿刺针脱落。

【目的】避免引起大出血，保护患者。

【应急步骤】

（1）管路脱落应立即停止血泵，夹闭血管通路，更换管路。

（2）穿刺针脱落应立即停止血泵，压迫穿刺部位，更换部位后重新穿刺。

【注意事项】如失血量较大，遵医嘱给予相应处理。

【流程图】

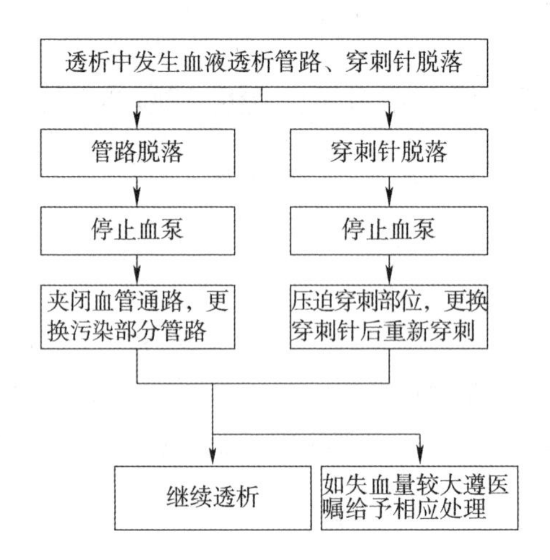

七、血液透析中透析器破膜的应急预案

【适用范围】血液透析中透析器破膜。

【目的】避免引起出血，保护患者。

【应急步骤】

（1）一旦发现透析器破膜应立即夹闭透析器的动静脉端，丢弃体外循环中血液。

（2）更换新的透析器和管路进行透析。

【注意事项】

（1）严密监测患者的生命体征、症状和体征情况。

（2）一旦出现发热、溶血等变化，应采取相应处理措施。

【流程图】

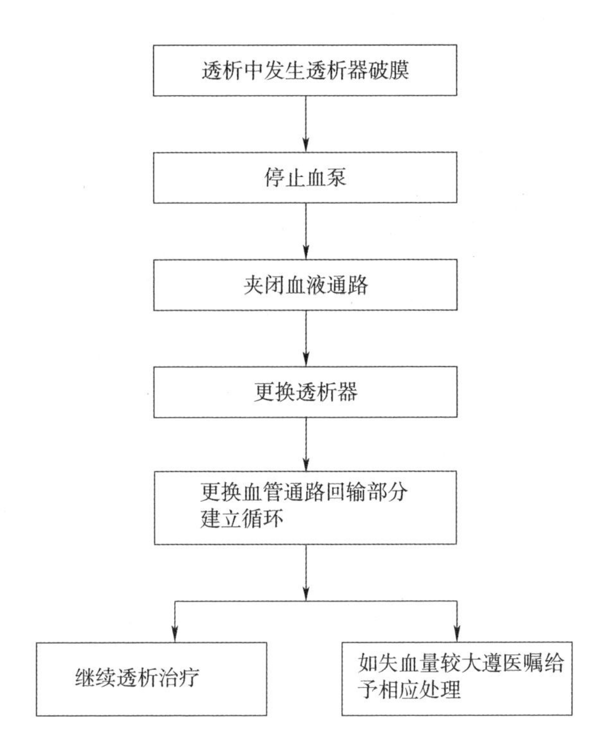

八、血液透析中出现空气栓塞的应急预案

【适用范围】透析过程中出现空气栓塞。

【目的】尽快纠正缺氧状态，保证患者得到有效救治。

【应急步骤】

（1）一旦发生空气栓塞，立即夹住静脉管道，停止血液透析。

（2）患者头低足高，左侧卧位，高流量吸氧，抬高下肢，使空气进入右心房顶端，不进入肺动脉和肺。

（3）当出现严重心脏排出障碍时，应考虑行右心室穿刺抽气。

【注意事项】

（1）急诊处理过程中，切忌心脏按压，以免空气进入肺血管和左心室而引起全身动脉栓塞。

（2）吸氧，有条件可在高压氧舱内加压给氧。

（3）静推地塞米松减轻脑水肿，注入肝素及低分子右旋糖酐改善微循环。

【流程图】

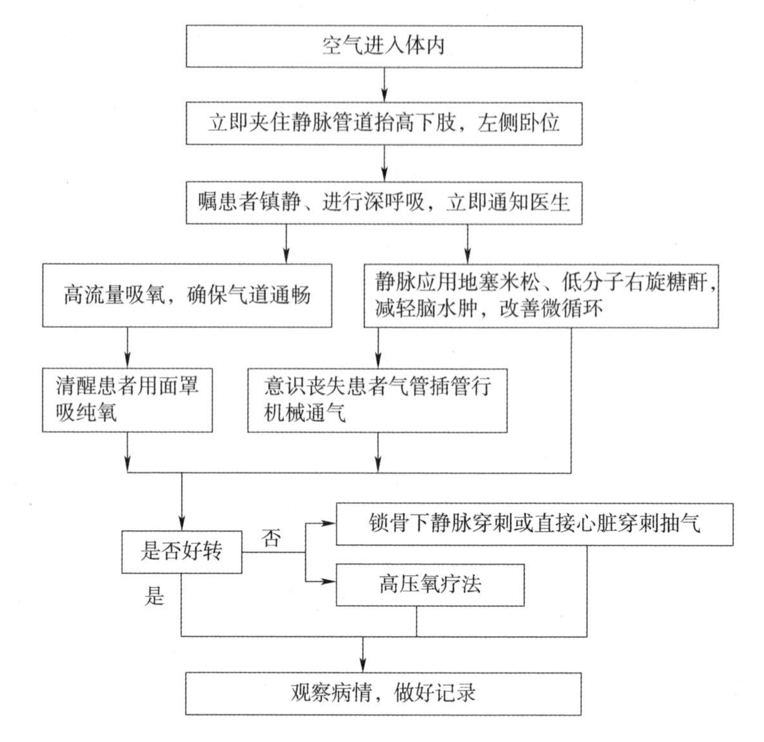

十三、高钾血症的应急预案

【适用范围】透析患者血清钾>5.5mmol/L。

【目的】帮助患者恢复正常血钾范围，即3.5～5.5mmol/L。

【应急步骤】

（1）高钾血症可导致心脏停搏，先进行紧急处理，建立良好的血管通路，输注葡萄糖溶液及胰岛素，使钾离子移入细胞内，10%葡萄糖酸钙溶液缓慢推注，能缓解钾离子对心肌的毒性作用，使钾离子移入细胞内，可使用输注碳酸氢钠溶液（心功能不全者慎用），使血容量增加，血清钾得到稀释，又能使钾离子移入细胞内。

（2）缓慢心律失常时，阿托品0.5mg，每2～4小时静脉推注，必要时行人工心脏起搏。

（3）利尿排钾，如呋塞米，根据具体病情选用。

（4）导泻排钾，口服甘露醇或山梨醇，20%甘露醇溶液100～200ml保留灌肠，或用25%山梨醇150ml保留灌肠。

【流程图】

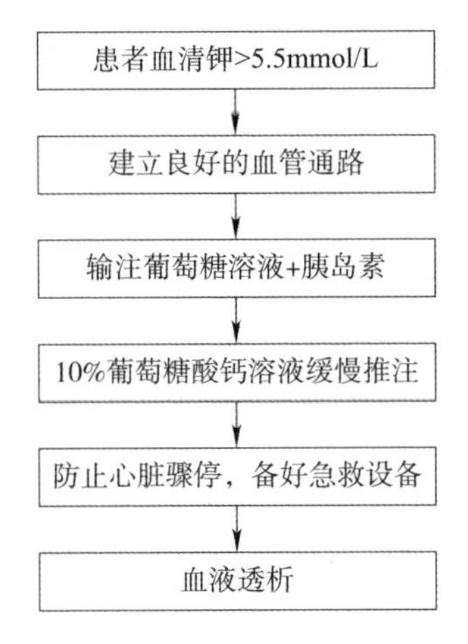

参考文献

[1] 陈香美. 血液净化标准操作规程［M］. 北京：人民军医出版社，2010.
[2] 王质刚. 血液净化学［M］. 4 版. 北京：北京科学技术出版社，2016.
[3] 马志芳、向晶. 血液净化中心医院感染防控护理管理指南［M］. 北京：人民卫生出版社，2016.
[4] 余美芳，沈霞. 血液透析护士层级培训教程［M］. 北京：科学技术出版社，2019.
[5] 沈霞，杨俊伟. 血液净化中心护士手册［M］. 北京：人民军医出版社，2014.
[6] 沈霞. 血液净化专科护士工作手册［M］. 北京：科学出版社，2017.
[7] 李六亿，刘玉树. 医院感染管理学［M］. 北京：北京大学医学出版社，2014.
[8] 李清杰，刘运喜. 医院感染防控指南［M］. 北京：人民军医出版社，2010.
[9] 张彩萍. 医院感染预防与控制［M］. 北京：军事医学科学出版社，2014.
[10] 杨华明，易滨. 现代医院消毒学［M］. 3 版. 北京：人民军医出版社，2013.
[11] 卫生部. 医院感染管理办法［Z］. 2006. 09. 01

第九章　血液透析中心（室）医院感染防控

医院感染是现代各级医疗机构共同面临的较为突出的重点问题之一，正如诸多专家所说的一样，有医院就有感染。医院感染伴随着医院的产生而产生，而又随着医院的发展不断发生新的变化。医院感染的发生直接影响患者的身心健康，也威胁着医护人员的健康，同时也极大地浪费了有限的医疗资源。从近几年来看，医院感染暴发事件，造成了不同程度的社会恐慌和恶劣的影响，引起了卫生行政部门和社会的广泛关注，由此我们可以看出，医院感染的预防与控制是保障医疗质量和医疗安全的底线要求，是医疗机构的最后一道防护堤坝。它保护着患者身心健康，守护着医护人员的安全，维持着医院的正常运行秩序和声誉。各级医疗机构要以高度的责任感和敏感性，提高政治站位，树立底线意识，重视并做好感控工作。如果各医疗机构不加强力量精心维护、认真管理和苦心经营这座堤坝，有朝一日就会分崩离析发生溃堤，一切名利和荣誉都将会淹没在滚滚洪流之中。医院感染的预防与控制涉及到患者从入院到出院的每一个过程和环节中，如果任何一个环节和细节出了问题，就会导致医院感染的发生，就犹如“千里之堤，毁于蚁穴”。但是医院感染并不是没有任何规律可循的，只要我们认真研究认真对待，运用科学的方法，采取科学的预防措施，严格遵循医院管理的制度和规范，掌握正确的预防和控制医院感染的相关知识，认真执行各项操作，就会减少医院感染的发生。

第一节　医院感染管理的基本概念

一、医院感染概述

医院感染是指住院患者在医院内获得的感染，包括在住院期间发生的感染和在医院内获得出院后发生的感染；但不包括入院前已开始或入院时已存在的感染。医院工作人员在医院内获得的感染也属于医院感染。

我们从定义中可以看出，医院感染主要关注的人群是住院患者和医护人员；而探视人员和门诊患者属于流动人员，其感染因素比较复杂，故此类人群很难归属在医院感染预防与控制范围内；另外，此定义还明确了医院感染的发生地点必须是在医院内，才属于医院获得性感染。下列情况属于医院感染：①无明确潜伏期的感染，规定入院48小时后发生的感染为医院感染；有明确潜伏期，自入院时起超过平均潜伏期后发生的感染为医院感染；②本次感染直接与上次住院有关；③在原有感染基础上出现其他部位新的感染（除外脓毒血症迁徙灶），或在原感染已知病原体基础上又分离出新的病原体（排出污染和原来的混合感染）的感染；④新生儿在分娩过程中和产后获得的感染；⑤由诊疗措施激活的潜在性感染，如疱疹病；⑥医护人员在医院工作期间获得的感染。下列情况不属于医院感染：①皮肤黏膜开放性伤口只有细菌定植而无炎症表现；②由于创伤或非生物性因子刺激而产生的炎症表现；③新生儿经胎盘获得（出生后48小时内发病）的感染，如单纯疱疹、弓形体病、水痘等；④患者原有的慢性感染在医院内急性发作。医院感染按临床诊断报告，力求做出病原学诊断。

二、医院感染的分类

1. 根据医院病原体来源分类

医院感染分为内源性感染和外源性感染。内源性感染又称自身感染，外源性感染又称交叉感染。

2. 根据医院病原体种类分类

医院感染按病原体分为细菌感染、真菌感染、病毒感染、支原体感染、衣原体感染和原虫感染，其中最常见的是细菌感染。

3. 根据感染发生的部位分类

感染发生的部位可分为全身各系统感染、各器官感染和各组织感染。

三、医院感染发生的条件

医院感染的发生是有自身特点和规律的，我们可以根据其发生规律和特点进行预防和控制。医院感染发生的过程主要包括三个环节：感染源、传播途径和易感宿主。医院感染的发生是三个环节相互作用，缺一不可，构成了统一的传染链。在预防和控制医院感染过程中，切断其中一个就能阻止医院感染的发生。

（一）感染源

感染源是指病原体自然生存、繁殖并排出的宿主或场所。内源性感染源是寄居在患者自身的某个特定位置。外源性感染源主要包括已感染患者及病原携带者、环境贮藏和动物感染源。

（二）传播途径

传播途径是指病原体从感染源传播到易感宿主的途径。内源性感染主要通过病原体在机体的易位传播，外源性传播可有一种或多种传播途径。主要有接触传播、空气传播和飞沫传播。

（三）易感宿主

易感宿主是指对某种疾病或传染病缺乏免疫力的人。病原体传播到宿主时是否会引起易感宿主的感染，主要取决于病原体的毒力和宿主的易感性。医院感染常见的易感人群主要有：①婴幼儿及老年人；②机体免疫功能严重受损者；③营养不良者；④接受各种免疫抑制剂治疗者；⑤不合理使用抗生素者；⑥接受各种入侵性诊疗操作者；⑦住院时间长者；⑧精神状态差者。

第二节　血液透析中心(室)感染管理

血液透析中心（室）是急、慢性肾功能衰竭患者进行肾脏替代治疗的场所，随着医学科学的发展、医学设备的更新换代以及治疗理念不断创新的现况下，维持性血液透析患者的寿命不断延长，生活和生存质量不断提升。但现阶段患者医院感染仍然有不同程度的发生，医院感染发生后影响患者康复、增加患者的经济负担，造成医疗资源浪费，降低医院床位周转率，还直接威胁着患者的透析安全。有文献报道，血液透析住院患者发生感染的住院天数中位数为41天，未发生感染的住院天数为25天。血液透析住院患者中发生感染与未发生感染者从床位费、诊疗费、检查费、治疗费、化验费、护理费、药物费和其他费用的中位数差值比较大，经济负担最多的住院费用为西药费（占49.31%），其次为治疗费（占33.14%）。有关文献报道，在血液透析患者中，感染已经成为患者致死的主要原因之一，病死率高达12%～38%。现阶段血液透析中心（室）的管理者们对维持性血液透析患者感染管理已经作为一个比较突出的问题进行对待。

一、血液透析中心（室）医院感染现状

（一）病毒感染

病毒感染是血液透析患者血源性病原体感染，主要是乙型肝炎、丙型肝炎、艾滋病病毒感染。根据相关文献报道，近几年乙型肝炎感染率在明显下降，但是丙型肝炎病毒感染仍然是防控的主要风险。世界卫生组织最新统计数据表明，国际上感染丙型肝炎总体人数约1.85亿，每年发生35000例新病例。不同国家的丙型肝炎流行状况有很大差异，一些发达国家感染率普遍较低，如英国、加拿大、法国和澳大利亚的人群感染率分别为0.7%、0.8%、0.8%和0.9%。发展中国家感染率普遍较高，如巴基斯坦的人群感染率为4.8%，感染率最高的是埃及，为14.7%。在不

同亚太国家的血液透析患者中，HCV 的患病率为 0.7% ~ 18.1%，而中国情况最严重。血液透析患者感染 HCV 不仅影响生活质量，而且增加死亡率和并发症，降低肾移植的远期生存率。

据报道 2009 年安徽省安庆市某医院有 39 名患者感染丙型肝炎病毒，另据通报安徽省六安市某医院有 7 名透析患者感染丙型肝炎病毒，2011 年 11 月河南省新安县某医院有 19 名透析患者感染丙型肝炎病毒，2013 年 2 月安徽省淮南市某医院有 22 名透析患者感染丙型肝炎病毒，2015 年 11 月陕西省商洛市有 35 名透析患者感染丙型肝炎病毒，2017 年 5 月山东省青岛市某医院有 8 名透析患者感染乙型肝炎病毒，2017 年 5 月安徽省淮南市某医院有 22 名透析患者感染丙型肝炎病毒。

2019 年 6 月 18 日，国家卫生健康委员会医政医管局网站发布《国家卫生健康委关于江苏省东台市人民医院发生血液透析患者感染丙型肝炎事件有关情况的通报》（国卫医函〔2019〕131 号）：4 月 12 日，东台市人民医院血液净化中心 1 名血液透析治疗患者因出现消化道临床症状，分别于 4 月 15 日、19 日送检丙型肝炎抗体和丙型肝炎病毒核酸检测，检测结果均为阳性。该院遂对血液透析患者进行乙型肝炎、丙型肝炎病原学检查，至 5 月 12 日，接受病原学检查的 38 例患者中有 11 例丙型肝炎抗体检测结果阳性。5 月 13 日，东台市人民医院向东台市卫生健康委员会报告该院疑似发生院内感染。经筛查，在该院接受血液透析治疗的全部 161 例患者中，共确诊新增诊断丙型肝炎病毒感染患者 69 例。此次事件暴露出当事医院“以患者为中心”观念淡薄，盲目追求规模扩张，疏于质量安全管理，重大风险防范意识不强，感染防控措施执行不力，对存在的问题不整改，长期“带病”运行等一系列问题。

此事件是一起医院院内感染管理制度落实不到位等其他一系列原因引起的医院院内感染事件。

（二）细菌感染

相关文献报道患者在治疗过程中出现不同程度医院感染，医院感染以呼吸道为主，其次为泌尿系感染，病原菌的分布以革兰阴性菌为主，其次为革兰阳性菌和真菌。在美国，血液透析患者年死亡率为 23%，其中 15% 患者死于感染，而死于败血症的患者占到 10.9%。另外，多重耐药菌的不断增多，也在严重威胁着患者的生命。

三、血液透析中心（室）医院感染原因

血液透析中心（室）引发医院感染的影响因素很多，医源性因素是导致患者医院感染的主要因素之一。及时找出影响血液透析并发感染的危险因素，降低医疗事故和医院感染的发生，有效保障医院感染工作的顺利进行，是目前医院感染工作的

重点。

(一) 医院感染管理制度不健全

目前，我国大部分血液透析中心（室）已经达到现代化标准，基本功能趋于完善，但是医院感染管理制度未能与时俱进，存在一定的漏洞。这个问题的出现主要是医院对医院感染管理工作重视程度不够，疏于质量安全管理，同时科室主管人员观念淡漠、定位模糊、职责不清；另外医护人员重技术而轻管理的思维较重，对于一些制度的有无和完善，基本上很少在意。

(二) 人力配备不足，岗位培训缺乏

在利益的驱使下，医院盲目追求规模的扩张和效益增加，忽视了质量安全管理，轻视临床一线的人员配比，往往是只增床位不加医护人员，猛收患者，不管不顾科室人员是否有能力完成相应的治疗工作。特别是对于护理人员来说，现有的患者人数早已超过现有的护理人员的床位比，例如，一名护士负责护理四位患者，但现在一名护士要负责十名患者，为了完成工作，护士在操作时会简化操作流程和减少操作时间，在有限的时间内超负荷工作，以致到最后就会走样和变形。当一些问题出现时，主管部门管理层往往又轻而易举地把责任归结在整个护理团队中，他们想当然地认为护理人员是一线执行者或直接接触者，最后一步的操作由护理人员完成，自然而然地把问题全部归结于护理人员身上。管理者不关注医护人员的工作环境和压力，不做深层分析，不追溯深层矛盾，直接地认为原因来源于护理团队，只是因为护理人员是一线操作者、任务执行者、离患者最近的人。

有些医院似乎发现此类问题，通过社会招聘或者院内调剂等方法来补充缺口人员，但这些人员没有经过系统的培训就匆匆上岗，让护士们在实践中总结，在错误中成长，虽说是在短期内锻炼了队伍，历练了个人，但苦了患者。

(三) 布局流程不合理

布局欠合理，主要存在于建筑年限久远的透析中心（室），由于建筑格局的限定和面积大小等因素的制约，很难进行布置区分。通过后期的装修改造进行重新规划，基本要求的布局还是能够区分开来，但是按照现代透析中心（室）的要求进行分区就相对困难些。布局流程的不合理就会存在洁污交叉。

(四) 措施落实和执行不到位

手卫生制度不落实，存在以使用手套代替洗手的现象。共用抗凝剂和其他一些药品，存在用药不规范和不安全注射的风险。消毒隔离制度执行不力，环境及物表清洁不到位，未执行清场制度，患者使用物品未按规定进行分批放置，有潜在污染。需隔离的传染病患者未按要求在隔离透析治疗区进行专机透析。第一次透析的新入

院患者和其他医院转入患者在治疗前均没有进行传染病筛查。

四、标准预防

（一）标准预防的概念

标准预防是适用于所有医疗机构和所有患者的常规感染控制措施。基于所有的血液、体液、分泌物、排泄物和不完整的皮肤、黏膜均可能含有感染性因子的原则，为了最大限度地减少医院感染的发生，防止与上述物质直接接触而采取基本感染防控的措施，即为标准预防。

标准预防的概念是美国疾病控制与预防中心1995年提出的，于1996年在全美实施。我国1999年引入并在2000年原卫生部颁布的《医院感染管理规范（试行）》中明确规定“医院应在实施标准预防的基础上，根据不同情况，对感染患者采取相应隔离措施”。标准预防是本着对患者和医护人员共同负责的原则，不论是否有明显的污染或是否接触非完整的皮肤或黏膜，医护人员接触这些物质时必须采取防护措施；既要防止疾病从患者传至医护人员，又要防止疾病从医护人员传给患者；根据疾病主要传播途径，采取相应的隔离措施，包括接触隔离、空气和呼吸道隔离、飞沫隔离等；医院各类工作人员必须正确掌握各级防护标准、各种防护物品的使用方法。防护措施应适当，防止防护不足和防护过度。

（二）手卫生

随着现代医院的发展和控制医院感染理念的提高，手卫生越来越受到重视。所有的医疗护理服务均离不开手卫生，经手接触传播是导致病原体在医患之间交叉感染的主要传播途径，医护人员的手是引起医院感染的主要危险因素之一。国家原卫生部于2009年4月1日颁布了《医护人员手卫生规范》，现国家卫生健康委会员发布推荐性卫生行业标准，即WS/T313－2019医护人员手卫生规范（代替WS/T 313－2009)。该标准自2020年6月1日起施行（WS/T313－2009同时废止)。医护人员手上携带的病原菌是医院感染的主要致病菌，通过正确洗手，可以显著地减少手上携带的潜在病原菌，有效地切断传播途径，降低医院感染发生率。因此加强管理，增强医护人员洗手意识和行为，有效切断这一传播途径是控制医院感染最经济、方便、可行且重要的措施。

1. 手卫生概述

手卫生是医护人员在从事职业活动过程中的洗手、卫生手消毒和外科手消毒的总称。

（1）洗手　医护人员用流动水和洗手液（肥皂）揉搓冲洗双手，去除手部皮肤污垢、碎屑和部分微生物的过程。

（2）卫生手消毒　医护人员用手消毒剂揉搓双手，以减少手部暂居菌的过程。卫生手消毒解决了医护人员在连续操作中洗手不方便的难题。

（3）外科手消毒　外科手术前医护人员用流动水和洗手液揉搓冲洗双手、前臂至上臂下1/3，再用手消毒剂清除或者杀灭手部、前臂至上臂下1/3暂居菌和减少常居菌的过程。使用的手消毒剂可具有持续抗菌活性。

（4）手消毒剂　用于手部皮肤消毒的化学制剂，以减少手部皮肤细菌的消毒剂，如乙醇、氯己定、碘伏等。速干手消毒剂是含有醇类和护肤成分的手消毒剂如氯己啶醇。免冲洗手消毒剂主要用于外科手部皮肤消毒，使用后不需要水冲洗的手消毒剂。

（5）手卫生设施　用于洗手与手消毒的设施，包括洗手池、水龙头、流动水、清洁剂、干手用品、手消毒剂等。

2. 手部常见细菌

正常人的皮肤上有细菌。手部细菌分为常居菌和暂居菌，医务工作者手上所带的细菌总数为3.9×10^4～4.6×10^6CFU/cm^2。

（1）常居菌　手部正常菌群的种类和数量相对来说是固定的，大部分为非致病菌，是能从大部分人体皮肤上分离出来的微生物，是皮肤上持久的固有的寄居菌，不易被机械的摩擦清除，如凝固酶阴性葡萄球菌、棒状杆菌类、丙酸菌属、不动杆菌属等。一般情况下不致病，需要使用皮肤消毒剂来清除，在一定条件下能引起导管相关感染和手术部位感染等。

（2）暂居菌　是寄居在皮肤表层，常规洗手容易被清除的微生物。直接接触患者或被污染的物体表面时可获得，可随时通过手传播，与医院感染密切相关，是引起医院内感染以及耐药菌传播的主要原因。主要是由环境污染细菌组成，数量和种类变化不定，与接触物品的种类、污染程度和手部清洁习惯密切相关。最常见的有大肠埃希菌、铜绿假单胞菌、葡萄球菌。这些细菌在手部皮肤上的存活时间一般不超过24小时，洗手会随时清除这些细菌。它们在皮肤上的生存期虽短但致病力很强。

常居菌和暂居菌可以相互转化，如果长时间不进行手部皮肤的彻底清洁，暂居菌就会进入毛囊、汗腺和皮脂腺内，成为常居菌。一项研究表明，进行一次手部皮肤的彻底消毒之后，消毒部位的细菌种类和数量大约要一周时间才能恢复到原来的水平。手部卫生（用肥皂和流动水洗手或用手消毒剂）是减少手部皮肤表面细菌（暂居菌）行之有效的方法。

3. 手卫生消毒效果的要求

（1）卫生手消毒，监测的细菌菌落总数应≤10CFU/cm^2。

（2）外科手消毒，监测的细菌菌落总数应≤5CFU/cm^2。

4. 基本原则

（1）医护人员手的基本要求

①手部指甲长度不应超过指尖。

②手部不应佩戴戒指等装饰物，保持指甲和指甲周围组织的清洁。

③手部不应戴人工指甲、涂抹指甲油等指甲装饰物。

（2）选择洗手、卫生手消毒应遵循的基本原则

①当手部有血液或者体液等肉眼可见的污染时用肥皂（皂液）和流动水洗手。

②手部没有肉眼可见的污染时，用速干手消毒剂消毒双手代替洗手。

③手部证实或怀疑被可能形成孢子的微生物污染时，如艰难梭菌、炭疽杆菌等应洗手。

④医护人员在下列情况时要先洗手，然后再进行手卫生消毒：接触患者的血液、体液和分泌物以及被传染性致病微生物污染的物品后，直接为传染病患者进行检查、治疗、护理或处理传染患者污染的物品之后。

（3）外科手消毒应遵循的原则

①先洗手，后外科手消毒。

②不同患者手术之间、手套破损或手被污染时，应重新外科手消毒。

5. 洗手和卫生手消毒的指征

（1）医护人员在下列情况下要选择皂液、流动水或速干手消毒剂洗手。

①进行无菌操作，接触清洁、无菌物品之前，包括进行侵入性操作前。

②直接接触每个患者前后，从同一患者身体的污染部位移动到清洁部位时。

③暴露患者体液风险后，接触患者黏膜、破损皮肤或伤口、血液、体液（不包括汗液）、分泌物、排泄物及伤口敷料前后。

④穿脱隔离衣前后，摘手套后。

⑤接触患者周围环境及物品后，包括接触患者周围的医疗相关器械、用具等。

（2）以下情况应洗手。

①当手部有血液或其他体液等肉眼可见的污染时。

②可能接触艰难梭菌、肠道病毒等对速干手消毒剂不敏感的病原微生物时。

（3）以下情况医护人员应先洗手，然后进行卫生手消毒。

①接触传染病患者的血液、体液和分泌物以及被传染性病原微生物污染的物

品后。

②直接为传染病患者进行检查、治疗、护理或处理传染病患者污物之后。

（4）手部没有肉眼可见的污染时，宜使用手消毒剂进行卫生手消毒。

WHO 提出的手卫生的五个重要时刻是指接触患者前、进行无菌操作前、体液暴露后、接触患者后、接触患者周围环境后。需注意的是：戴手套不能取代手卫生。若符合五个重要时刻且戴手套时，在戴手套前后先进行手卫生。

6. 手卫生的正确方法

（1）洗手方法　正确的洗手方法顺序是“打湿双手、涂抹、揉搓、冲洗、干燥和护肤”这六个环节和步骤。

1）打湿双手：在流动水下，充分淋湿双手。

2）涂抹：取适量洗手液均匀涂抹，确保整个手掌、手臂、手指和指缝充分接触到洗手液。

3）揉搓：按照七步洗手法认真揉搓双手，时间不少于 15 秒，注意清洗双手所有皮肤（步骤不分先后）：

①掌心相对，手指并拢，相互揉搓。

②手心对手背相互揉搓，交换进行。

③掌心相对，双手交叉指缝，相互揉搓。

④弯曲手指使关节在另一手掌心旋转揉搓，交换进行。

⑤右手握住左手拇指旋转揉搓，交换进行。

⑥将五个手指尖并拢放在另一手掌心旋转揉搓，交换进行。

⑦清洗并揉搓手腕、手臂，交换进行。

4）冲洗：在流动水下彻底冲洗双手。

5）干燥：使用一次性干手指巾或其他方法干燥双手。

6）关水：如是手接触式水龙头，要避免用手直接关闭水龙头，可用避污纸或擦手后的一次性干手纸巾关闭水龙头。必要时使用护肤液护肤。

（2）洗手及卫生手消毒设施

1）洗手池

①应专用，不宜与其他用途的水池共用。

②应设置在方便医护人员进行手卫生的区域内。

③数量应足够，一般建议 1 个水池/4 ~6 个透析单元。

2）水龙头

应采用非手触式水龙头，如脚踏式或感应式。有条件的医疗机构在透析区域内也采用非手触式水龙头。

3）洗手液

①重复使用的洗手液容器应定期清洁与消毒。

②宜含有护肤成分，以免对手造成伤害，破坏皮肤屏障。

③储液器宜采用非手接触式，使用方便、定量出液，宜使用一次性包装。

④应直接使用原液，不得添加其他成分稀释以后使用。

⑤肥皂不易保持干燥与清洁，容易孳生微生物，对手造成二次污染，不宜选用。若使用肥皂，应保持肥皂清洁、干燥。

⑥洗手液发生浑浊、变色或变质等情况时应及时更换，并清洁、消毒容器。

（三）医护人员手卫生现状

近年来随着感控意识的提高，手卫生越来越受到重视。手卫生在保证患者安全上有显著作用，同时它不仅简单，而且成本低，能预防许多医院感染相关病原体的传播。尽管手卫生并不是预防医院感染的唯一措施，但只要提高手卫生的依从性就能够显著地增加患者的医疗安全。大量的科学证据表明，医护人员的手就是医院感染相关病原体最常见的传播途径。目前国内手卫生状况难以令人满意，手卫生规范执行能力低下，手卫生依从性差。

手卫生依从性差的主要原因如下所述。

（1）有些医护人员包括管理层对手卫生的重要性及手卫生的意义认识不到位，不重视洗手或手消毒，认为手卫生不重要，手卫生执行力差。

（2）医院手卫生设施不完善或缺乏洗手设施，如病区无洗手池、水龙头、干手纸巾等，造成医护人员洗手不方便，影响了医护人员洗手的依从性。

（3）速干手消毒剂缺乏或者使用受限（由于经济的原因），使手卫生依从性低。

（4）感控专职人员不足，检查力度不够，不能及时督促洗手或用快速手消毒剂擦手。

（5）培训宣教不到位，未掌握洗手时机或认为戴手套可以取代手卫生。

（6）在上下机时段工作量大、时间紧凑，需要洗手次数太多，没有充足的时间进行手卫生或手卫生的正确率下降。

（四）口罩

口罩的使用最早可追溯到古代中国宫廷里，直到19世纪末德国病理学专家莱德奇开始建议医护人员使用纱布罩具以防止细菌感染。随着社会的发展，口罩已经是现代人生活的必需品。在医疗活动中，口罩是医院标准预防的防护用品，一次性医用口罩用于医疗机构工作人员的一般防护，医用外科口罩用于飞沫隔离的防护，应根据不同的操作要求选用不同种类的口罩。

（五）护目镜或防护面罩

在进行诊疗、护理操作中可能发生患者血液、体液、分泌物等喷溅。近距离接触经飞沫传播的传染病患者时，为呼吸道传染病患者进行气管切开、气管插管等近距离操作时，可能发生患者血液、体液、分泌物喷溅，应使用全面型防护面罩。佩戴前应检查有无破损，佩戴装置有无松懈。每次使用后应清洁与消毒。

（六）防护服

可能受到患者血液、体液、分泌物、排泄物喷溅时，应选用隔离衣或防护服。隔离衣应后开口，能遮盖住全部衣服和外露的皮肤。接触经接触传播的感染性疾病如传染病、多重耐药菌感染等患者时，对患者实行保护性隔离，如大面积烧伤、骨髓移植等患者的诊疗、护理时，应穿隔离衣或防护服。

（七）呼吸卫生/咳嗽礼仪

呼吸卫生/咳嗽礼仪是通过源头控制呼吸道病原体传播的一项综合措施，适用于所有具有呼吸道症状和体征的人员，包括医护人员、患者和探视者。

（1）所有具有呼吸道症状和体征的人员包括医护人员、患者和探视者，应该做到以下措施。

①咳嗽或打喷嚏时使用纸巾或手帕遮住口鼻，否则应用臂弯遮掩口鼻。

②若病情许可应戴口罩，否则应尽可能与其他人员保持至少 1 米的间距。

③使用后的纸巾应丢进垃圾桶。

④双手接触呼吸道分泌物后应做手卫生。

（2）医疗机构

①从患者进入医疗机构的最初场所以及人口稠密处或交通要道，采用通俗易懂的方式向有呼吸道症状或体征的人员，包括医护人员、患者及家属宣传呼吸卫生/咳嗽礼仪。

②向医护人员、患者、家属以及探视者，强调限制呼吸道气溶胶和分泌物对预防呼吸道疾病传播的重要性。

③在人口稠密场所提供必要的卫生设施，包括便捷、有效的速干手消毒剂，并随时补充。

参考文献

［1］李小寒，尚少梅．基础护理学［M］．5 版．北京：人民卫生出版社，2013.
［2］李六亿，刘玉树．医院感染管理学［M］．北京：北京大学医学出版社，2014.

[3] 李清杰，刘运喜．医院感染防控指南 [M]．北京：人民军医出版社，2010.
[4] 张彩萍．医院感染预防与控制 [M]．北京：军事医学科学出版社，2014.
[5] 王书会，刘芸宏，王静娜，王海燕，王伟丽．血液透析住院患者医院感染经济负担调查 [J]．中华医院感染学杂志，2013，23（20）：4097－4098.
[6] World Health Organization. Guidelines for the screening care and treatment of persons with chronic hepatitis C infection：updated version [J]．Geneva：World Health Organization，2016.
[7] Johnson DW，Dent H，Yao Q，et al. Frequencies of hepatitis B and C infections among haemodialysis and peritoneal dialysis patients in Asia－Pacific countries：Analysis of registry data [J]．Nephrol Dial Transplant. 2009；24：1598－1603.
[8] 中华人民共和国国家卫生健康委员会医政医管局，国家卫生健康委关于江苏省东台市人民医院发生血液透析患者感染丙型肝炎事件有关情况的通报．http：//www. nhc. gov. cn/yzygj/s3594/201906/2d47e45677fe4ff2b12e5afd3eb04891. shtml.
[9] Laus TS，Barnoya J，Guerrero DR，et al. Dialysis enrollment patterns in Guatemala：evidence of the chronic kidney disease of non－traditional causes epidemic in Mesoamerica [J]．BMC Nephrol，2015（16）：54.
[10] 陶燕娜，张凌燕，俞晓龙，等．维持性血液透析患者医院感染的病原学特点及影响因素研究 [J]．中华医院感染学杂志2018，28（15）：2302－2305.
[11] 刘荣辉．血液透析相关血源性疾病感染的原因分析及预防对策 [J]．中华医院感染学杂志，2010，20（12）：1815－1817.
[12] 邵卫东，章莉．血液透析细菌感染预防与对策 [J]．中华医院感染学杂志，2011，21（4）：714－716.
[13] 赵欣，王影，潘椴，等．黑龙江省三级甲等综合医院血液透析中心（室）感染管理现状及影响因素分析 [J]．中华医院感染学杂志，2012，22（14）：3110－3113.
[14] 陈文虹，唐林娟，徐爱金．预防血液透析患者医院感染预见性护理的应用效果分析 [J]．中华医院感染学杂志，2016，26（12）：2869－2971.
[15] 胡必杰，郭燕红，高光明，等．医院感染预防与控制标准操作规程 [M]．上海：上海科学技术文献出版社，2014.
[16] 杨华明，易滨．现代医院消毒学 [M]．3版．北京：人民军医出版社，2013.
[17] 陈香美．血液净化标准操作规程 [M]．北京：人民军医出版社，2010.
[18] 余美芳，沈霞．血液透析护士层级培训教程 [M]．北京：科学技术出版社，2019.
[19] 沈霞，杨俊伟．血液净化中心护士手册 [M]．北京：人民军医出版社，2014.
[20] 尤黎明，吴瑛．内科护理学 [M]．6版．北京：人民卫生出版社，2017.
[21] WS/T 313－2019，《医护人员手卫生规范》．北京：中华人民共和国国家卫生健康委员会＆中国国家标准化管理委员会，2019.

第十章　血液透析设备

在历经一百多年的历史发展进程后，血液透析无论从技术理论还是到专业设备器材都在经历日新月异的变化，特别是近现代以来，信息化和智能装备制造业的快速发展，越来越多的智能装备不断发明制造出来，血液透析机也是如此。

血液透析仪器设备的正常运行是血液透析中心（室）实施医疗工作的必要前提和运行基础。广义的血液透析仪器设备是指血液透析过程中所需要的各种设备，包括透析机、透析器、透析用水处理系统及供应系统以及其他辅助设备，如透析器复用机、透析浓缩液配备设备、中心供液设备等。

第一节　血液透析机的结构与功能

血液透析机和体外循环管路、透析器、透析液供给和水处理形成一个密闭的血路循环为患者治疗，护理人员根据患者需要的治疗量设置透析机的参数，并根据透析机检测的数据和患者生命体征的变化情况，进行机器参数的调节，确保患者安全、顺利治疗。本章主要阐述血液透析机及其附属装置。

一、血液透析机的基本结构

血液透析机是由体外循环血路和透析液水路以及微电脑集成技术的监测系统组成的一个复杂的机电一体化设备。

（一）体外血液循环通路

体外血液循环通路是将患者的血液安全地引出体外，进入透析器进行血液滤过，并将滤过血液安全地返回患者体内，形成一个循环的血液通路（图 10 – 1）。

1. 血泵

血泵（图 10 – 2）是透析机的重要部件，主要是通过血泵挤压管路以驱动血液流动，为血管通路提供稳定的血流量，一般采用滚动泵，由电机带动。

2. 肝素泵

肝素泵（图 10 – 3）在血泵的后端，持续注射抗凝剂使体外循环通路内血液不凝固。现在多采用注射泵，可以设定其泵速。

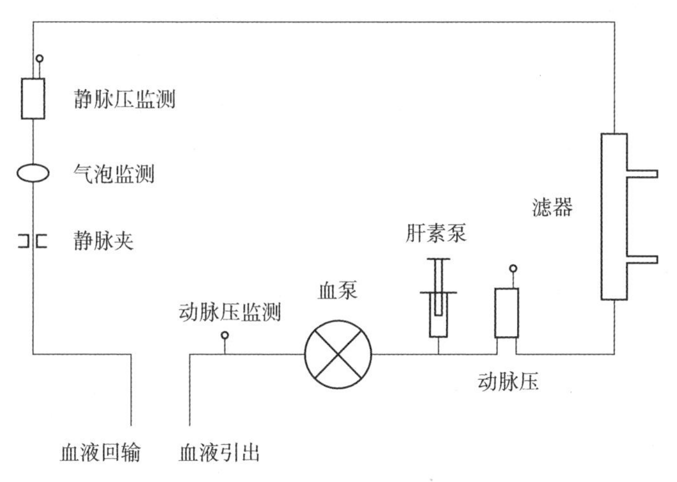

图 10－1　血液透析循环通路

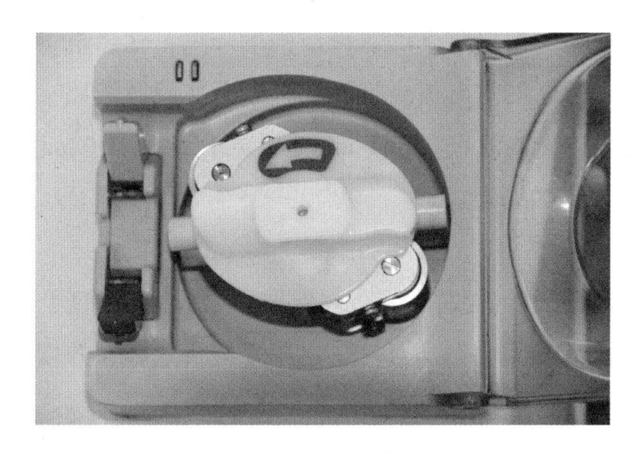

图 10－2　血泵

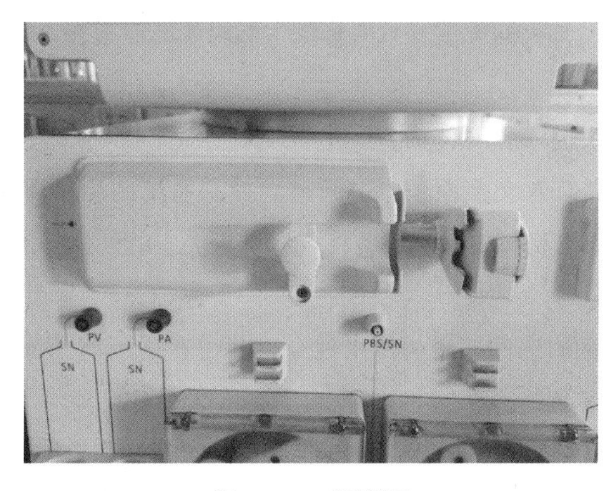

图 10－3　肝素泵

3. 压力监测器

患者在透析时整个循环血液通路会产生一定的压力。压力监测器主要监测的是动脉压、静脉压和透析液压。当血流通路不畅、透析器凝血、管路打折、接头脱落等，会引起通路内压力的异常变化，透析机的检测设备可以敏感地捕捉到压力的变化。当这些压力出现异常变化时，机器会自动报警，护理人员进行及时干预。通过压力监测装置，可以及时发出警报，并采取措施，保证透析安全进行。

4. 气泡监测及静脉血路夹

患者在透析治疗时要保持血液通路有一定的流速（一般情况下泵速 > 200ml/min），在高流速的情况下，为保证患者的安全透析，防止气体沿着静脉回路进入患者体内发生空气栓塞，在静脉回输端设置气泡监测装置。气泡监测器一般采用超声波检测方式，传感器由超声波发射器及接受器组成。患者在透析时刻超声波发射器发射的超声波通过血液传递给血路管对侧的接受器。超声波在液体中传播衰减，当有空气进入血液时，接受器接收到的超声波强度降低，输出电信号发生变化，透析机内置电脑设备感知。电脑发出指令将静脉管夹夹住静脉管路，阻止气泡进入患者体内，同时发出警报。血流量在 250ml/min 时，可以检测 0.02ml 的单个气泡，单位时间内的微小气泡为 0.0003ml。

（二）透析液通路

透析机将一定比例的透析液在旁路内按照适当温度、浓度、压力及流速到进入透析器内，与患者血液发生弥散、对流、超滤等透析过程，并以事先设置的适当的速度移除患者体内多余的水分（图 10－4）。

1. 加热/热交换装置

将水加热至适宜的温度，它和透析液温度达到预先设定的温度。透析液温度范围一般为 35～40℃，如 < 34℃或 > 41℃将发生低温或高温报警。

2. 除气装置

气体通过透析膜进入患者体内，会造成空气栓塞；另外，气体还会附着在透析膜表面，减少透析器有效交换面积，引起超滤控制系统的测量误差。为了防止透析液中气体过多，需要透析机的除气装备将水和透析液中的气体排出。

3. 配比装置

将浓缩液以一定的比例与透析用水混合，获得有适当离子浓度的透析液。

4. 电导率监测装置

电导率监测主要是监测透析液的导电能力，以便控制和监测透析液的总电导度，当总电导度超出电导率监测范围时自动采取保护措施。

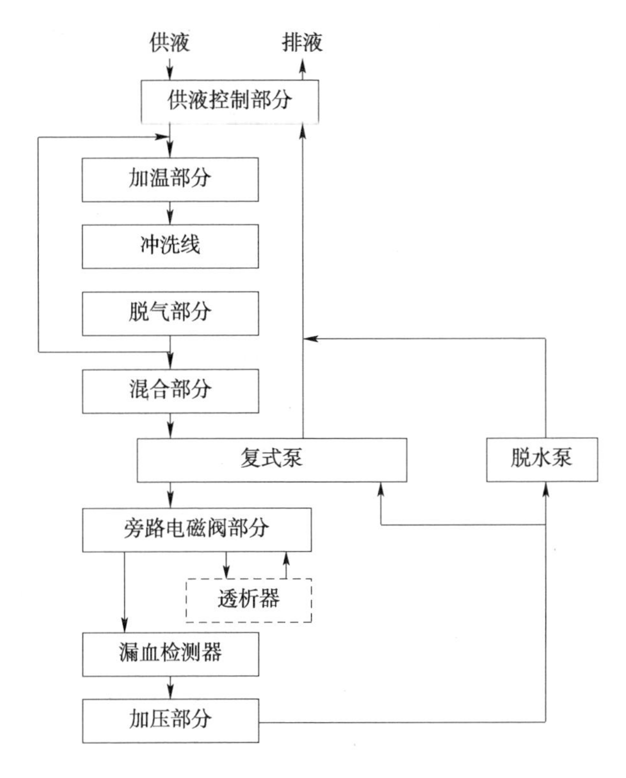

图 10－4　透析液通路

5. 流量控制装置

采用平衡腔装置控制透析液的量，将透析液流量控制在所需的流速上，一般透析时为 500ml/min，部分机器可以在操作面板上调节透析液流量至 800ml/min，以适应高通量透析的需要。

6. 透析液旁路/隔离阀装置

透析液旁路/隔离阀的主要用途是将不合格的透析液直接导向透析器下游，而不流入透析器，是重要的安全装置；另一个用途是当医生下达单纯超滤的指令时，旁路阀将透析液直接导至透析器下游，使透析器中的弥散过程停止。

7. 超滤控制系统

现在的超滤控制系统完全是透析机自动完成，操作者所做的只是设定最终超滤的目标值和透析时间即可。

8. 透析液压力传感器

监测透析液的压力变化。

9. 漏血监测装置

漏血监测装置是用于监测透析器是否发生了破膜。当患者血液中的红细胞穿过破损的膜而进入透析液中，在规定最大透析液流量下，每分钟漏血大于0.5ml时，漏血监测器应能发出报警，同时停转血泵，并阻止透析液进入透析器。漏血监测装置安装在透析器下游。

（三）电脑集成控制监测系统

电脑集成控制监测系统是透析机的“大脑”，主要是根据医护人员的控制操作发出相应指令，按照预先编制的程序并通过机器上的各个传感器反馈信号进行平衡控制，由各个执行元器件（如泵、电磁阀、电热线圈）执行指令，控制透析参数。

随着智能装备制造业的不断发展、医疗健康指标的修订和患者追求较高的生存质量，为确保透析全程的安全，越来越多的生产厂家倾向于采用两套完全独立的电脑系统，一套负责控制功能，另一套负责监测功能，并在透析过程中不断复核两套系统所测得的透析参数使得透析的安全性更高，但是因为需要独立的传感器件、微电脑系统及更复杂的设计，所以造价也会更高。

二、现代透析液供给装置

现代透析液供给主要依赖于预先配置的浓缩液及透析用水处理装置，透析液是由浓缩液和透析用水在透析过程中由机器的配比装置自动按一定比例混合而成并立即用于透析。其优点为准备过程简单、占地面积小、即配即用、减少污染。

现代透析液供给装置可分为三类。

一类是单机独立的供液系统，透析液配比系统在每台血液透析机内。此类透析机的优点是可以根据个人需要改变浓缩液稀释比例或改变透析液成分来控制最终透析液中的离子浓度，有利于实现个体化的透析处方，单台机器的配比系统损坏不会影响整个透析中心（室）的正常治疗；缺点是每台透析机造价较高，还需要在拥有多台机器的大透析中心（室）增加技术人员劳动力。

另一类是多机共享的中央供液系统，透析液与水配比系统与透析机分离，一般在水处理间内。此类透析机的优点是不需要配备配液系统的透析机，可以节省每台透析机造价，还可能节省操作人员的劳动；缺点是透析液处方不利于个体化透析，对配比系统的可靠性及安全性要求高。

还有一类是混合（改良）配液系统，使用具备配液功能的单独透析机，在水处理间分别输送A浓缩液、稀释的B液和净化水到单机单元，由透析机配液系统使三者混合成为一种透析液，可以根据需要改变透析液浓度和比例。优点是节约劳力，只要加强管理，保证优良水质和输送系统无污染，基本不会发生群体不良事件。

三、透析机监测装置

透析机设置的监测装置是监测血液环路内的压力、温度、流量等数据变化，如超出预先设定好的安全范围，机器预警，通知人员进行干预处理。透析机的报警功能是患者在透析过程中顺利安全治疗的重要保障。

（一）透析液监测装置

1. 透析液浓度

透析液浓度是通过对透析液的电导率监测来获得的。电导率代表了被测物的导电能力，表示了透析液中各种离子的总量。为消除温度对同一离子浓度下的液体导电能力的影响，如实反映透析液的离子浓度情况，电导率的测量均有温度补偿。透析液电导率单位为“ms/cm”，报警限为设定值的±5%。

2. 透析液流量监测

透析液流量测量一般有两种方式，一种是采用流量传感器直接测量；另一种是采取间接的方式，如由平衡腔换向的时间长短来控制。透析液流量的测量单位为“ml/min”，常规透析流量为500ml/min，一般透析液流量范围为300～800ml/min，其误差为±（5%～10%）。

3. 透析液温度

一般采用热敏电阻探头，表示值误差不大于±1.5℃。报警下限一般为34℃，上限40℃。为安全、可靠起见，水银温度计开关或热继电器也可用做后备温度监测装置。

4. 透析液压力

一般采用压力传感器。指示精度为±20mmHg，报警限为预置值的±20mmHg。

（二）血液通路的控制与监测

1. 血液流速

血液流速在透析机上实际没有测量装置，其流速显示实际上是用血泵转速换算而来的，单位是“ml/min”。

2. 动静脉压力监测

用于监测体外循环管路内压力是否处于正常状态，其压力大小主要取决于血液流速、血液通路各处的阻力及透析器大小，与患者本身的血压基本无关。在临床使用上，主要需观察其压力值的相对变化。当管路接头脱落、打折，都有可能导致压力的变化，使透析机发出警报，并停止血液泵，等待操作人员处理。

3. 静脉气泡监测及静脉管夹

静脉气泡监测装置可以防止气泡随静脉管路的血液回流进入患者体内。直接监测静脉管路是否有气泡经过，装置在静脉管路上。当静脉气泡监测装置发现管路中有气泡经过时，静脉管路夹自动夹闭，夹住下游静脉管路，血泵停转，发出警报，等待操作人员处理。

（三）其他监测装置

跨膜压是通过计算血液侧与透析液侧的压力差得来的。血液侧的压力计算因各厂家的不同设备有所不同。有采用动静脉压的平均值表示跨膜压的，也有直接采用静脉压的，也有采用静脉压乘以修正系数的。故不同机型间在同样情况下，跨膜压可能不同。跨膜压指示精度为 ±20mmHg，一般最大跨膜压报警限不超过 460mmHg。

四、透析机新添功能

（一）钠曲线及超滤曲线

在钠曲线模式下，透析液中的钠浓度不再是常数，而是随时间变化的，其主要目的是通过维持血浆渗透压在要求的范围内，防止因渗透压突然下降导致透析失衡症状、低血压，减少肌肉痉挛，提高钠水的清除率，增加心血管的稳定性。但是要避免钠的蓄积而引起透析间期口渴、体重增加及高血压。

1. 实现方式

绝大多数透析机均可提供钠变化曲线的功能，实现方式有两种：大多数是通过提升浓缩液的吸入比例，少部分是使用专用的钠注入泵。

2. 钠曲线与超滤曲线的联用

相对钠曲线而言，超滤曲线的应用在减少因血容量不足而引起的透析并发症方面更为成功，并且没有透后高钠的危险。

（二）温度控制

在透析过程中，保持患者体温的稳定或使用低温透析，可以减少外周血管的舒张，保持相对血容量的稳定，减少因血容量不足导致的低血压等常见透析并发症的发生。透析中患者的体温是通过透析器回血温度来控制的，而回血温度的控制又是通过调节透析液温度来实现。由于回血温度还受环境温度、血流速、透析器大小等因素的影响，许多透析中心（室）在换季的时候通常会改变透析液温度，特别是在一些未安装空调的透析中心（室）。温控的临床意义是在透析过程中将患者的体温设定在某一限度，然后设定一个变化幅度输入透析机电脑内。透析过程中，患者的体外循环管路穿过血温监测模块，透析机通过该模块持续监测管路内部血液温度，透析机可通过调节透析液温度来控制静脉回血的温度，从而调节患者血液温度；但是仅改变透析液温度对患者体温的影响仍不确定，需用体温计进一步确认，并反复调节。

（三）血容量监测

现代血透机具有血容量监测功能，可帮助医护人员确定最佳的钠曲线、超滤曲线和理想干体重，防止因血容量过低引起的并发症。

血容量的监测有多种方式，如离心方式、光学方式、超声方式、直接密度测量、电导率测量、密度测量等，但真正血液透析中使用较多的方式为光电方式和超声方式。

1. 光电方式

此模块装在透析机内的电路板上，与血液通路上的光学传感器相连。通过对血细胞比容的监测，计算机自动计算出相对血容量，并以图形方式在屏幕上显示出来。

2. 超声方式

全自动血容量监控系统是监控系统中一个主要组成部分，其工作原理是用超声波穿过体外循环的动脉血，其波的传播速度可以反映血液中有形成分的变化。超声波传递速度受传递介质的密度及温度的影响，可以很精确地、连续地监测以上两项指标。计算机可以实时计算出患者血细胞比容和血红蛋白浓度的变化，从而推算出患者相对血容量变化。它可根据所计算的相对血容量，指令透析机全自动地调节超滤率（超滤速度及时间），以防止低血容量导致副作用的发生。

（四）尿素清除率测量

尿素清除率测量对评估患者透析充分性有很大意义。目前在线尿素清除率测量术能很好地解决这项问题，而且在线技术分为两种，即生化电极法和电导率模拟法。

1. 生化电极法

采用生化电极法制作的在线测量仪可独立于血液透析机进行测量，收集从透析器排出来的废透析液进行尿素浓度检测，可以准确测量透析中清除的尿素浓度，且更加可靠。尿素传感器由铵电极和涂覆尿素酶的薄膜构成，尿素酶将尿素分解成氨和二氧化碳。氨通过透析膜后转换成铵离子，通过铵离子电极，可以实时测量到废透析液中的尿素浓度，已知透析液流量，经过对时间的积分就可以得到真正的尿素清除率。

2. 电导率模拟法

这种模拟技术主要是通过透析液离子（主要是钠离子）在透析器中的清除来推算尿素的清除。这种方式的优点是简单，但在临床上争议较多的是这种方式测量的准确性，有许多意见相反的临床研究报告，如不同膜材料、钠离子与尿素分子的不同特性，血液侧与透析液侧离子浓度梯度等因素对测量准确性存在影响。

（五）血管通路血液再循环的监测

血管通路的再循环会严重影响透析的充分性，在线测量方式有超声、光学、血温等。

1. 超声方式

超声探头可测量血路管中的血液密度。当静脉端推注盐水后，系统比较其动静脉密度变化，如通路狭窄，有回流现象，动脉端将也有血液密度变低的现象。比较动静脉密度变化，计算可得再循环比率。

2. 光学方式

在静脉端注入生理盐水，观察动脉端血液密度变化，但是监测方式改为多光谱测量方式，密度变化由血细胞压积值替代。

3. 血温方式

血温方式是通过改变透析液温度来改变静脉回血的温度，可以自动测定再循环血量。电脑可以监测动静脉血液温度差，产生透析器两侧血液温度差，是由于两个再循环（即心肺再循环和动静脉内瘘再循环）所致。因为心肺再循环量相对固定（约10%），动静脉温度差减去心肺再循环的影响，就是动静脉内瘘导致的温度差，据此可以计算出瘘的再循环量。

（六）个体处方卡

在透析前将患者的透析处方卡插入机器电脑内，使患者在透析过程中一切透析参数按患者个体处方指令进行。主要有个体化的透析液处方、个体化的透析器选择、抗凝、钠曲线、超滤曲线等。处方卡的使用使患者得到最大的透析舒适度，便于透析中心（室）的计算机管理。

（七）在线血液透析滤过

透析机除了可以实现普通透析外，还可以实现在线血液透析滤过治疗，在线系统的置换液由透析液通过多重过滤器直接制备而成，优点是方便，无需特殊的置换液准备工作。但是应该注意的是，该系统对透析液的质量要求较高。透析液的离子成分与人体血浆离子正常浓度有一定差距，在大量置换的情形下，特别要注意患者的临床反应，透析机的配比系统存在误差，离子浓度的准确性就较低。

五、血液透析的其他附属设备

（一）干粉透析液

干粉透析液为浓缩粉状透析液，可用于多人使用或单人使用。多人使用为集中供液，分为A粉和B粉，需科室自行配置；单人使用为B粉筒，因B液容易产生沉淀，成本较高，现选用A液加B粉筒。

（二）透析液过滤器

为获得较为纯净的透析液，可以在透析液进入透析器之前加装透析液过滤器，主要目的是截留内毒素。使用此类装置对透析液自身的纯净度要求较高，必须经常更换，否则滤器寿命缩短，而且过滤可能达不到预期效果。

（三）电脑数据联网

对透析患者的计算机管理中，透析过程的管理是重要一环。目前血液透析机电脑联网功能使得各台机器各个治疗参数可以自动记录在数据库中，配合相应的管理软件，可使患者的透析过程管理、药物、病历、化验、医疗、护理计划一体化。

六、透析机的发展前景

随着透析技术在临床应用的日趋广泛，透析机的发展将更加体现人性化、个体化，功能也将更趋于完善，下面简要介绍透析机在以下三方面的发展前景。

（一）家庭透析

对患者来说，家庭透析相比医院透析展现出更好的临床效果，一般来说患者血压会更稳定，所需的促红素等药物更少，生活质量提高。为适应家庭血液透析的发展，新的血液透析机应运而生，其具有操作简单、便于自我护理、远程联网、方便诊断处理等特点。

（二）在线生物反馈功能

透析的目的就是替代患者丧失功能的肾脏，有效地清除毒素和多余的水分，纠正电解质、酸碱失衡，同时避免透析并发症的发生。实时在线监测以及具有在线生物反馈功能的透析机应用前景很大。

（三）个体化的透析设计

通过更多的在线监测功能，能够发现患者个体对透析治疗的个体差异，也就越需要透析处方的个体化。

个体化的实现由原来的手工调节趋于自动化。自动化目前主要通过患者处方卡实施，可根据在线监测数据实时调整透析参数的透析机软件也已出现，但安全性尚待验证。

第二节　水处理系统

血液透析治疗过程中需要大量的水，每名透析患者一周透析液的使用量为360～600L。如果水内含有有害物质，很容易通过透析膜进入患者的血液中，即使是微量和慢性的化学污染或微生物污染也会导致慢性中毒。如果水质达不到标准要求，将给患者带来一些急、慢性并发症，更严重的是有害物质会通过透析膜扩散进入患者体内，导致败血症、热源反应、硬水综合征、慢性贫血、神经系统损害、矿物质及骨代谢紊乱以及透析性脑病等情况出现，从而严重影响患者治疗和生命质量。

血液透析用水处理设备作为血液透析系统的一个重要组成部分，越来越被重视，它将原水经过专用设备处理，为血液透析提供稳定、安全的高品质用水。目前已有大量的临床证据表明透析液的质量对患者生存率和生存质量存在影响，提升透析用水的纯度和质量已经成为提高血液透析治疗质量的重要手段之一。随着科学技术的不断发展，医疗设备制造工艺的提升，人们对健康和生存质量的追求以及医务群体对医疗事件背后的认知更新，得以使水处理系统在过去的一段时间内得到了多次改良和工艺上的改进，从而大大提升了透析用水的品质，确保患者的透析安全。

一、水处理系统的组成

水处理系统主要由预处理、精处理、后处理和消毒四个部分组成，每部分又可分为多个具体的处理单元。

（一）预处理部分

1. 过滤器

过滤器常可分为普通过滤器和超滤器。

（1）普通过滤器　普通过滤器可分为沉淀式过滤器、精密式过滤器和超精密过滤器，其作用是将水中的颗粒物质阻挡在外。

① 沉淀式过滤器是一种床式过滤器，是水处理的第一步，内部填充各种粗细不同的砂粒，可去除5～500μm的微粒，主要是去除原水中的泥、沙等大颗粒。

② 精密式过滤器又称保安过滤器，其内部过滤芯可去除1～5μm的微粒，通常安装在前处理和反渗透装置中间，保护反渗透装置。

③ 超精密过滤器内部是由一些折叠膜组成，膜的规格为0.1～0.45μm，一般被安装在纯水输出部分，主要过滤管道脱落的微小颗粒或二次污染后产生的细菌。

一般过滤器采用不透明的外壳，防止过滤器内部藻类的生长，另外过滤器一定要定期更换或清洗，保证其始终处于最佳状态。

（2）超滤器又称内毒素过滤器，其主要作用是去除水中的内毒素、有机物和不带电荷污染物，是间接供水模式中制造纯水不可缺少的部分。

2. 活性炭过滤器

活性炭过滤器可吸附水中的可溶性有机物、活性氯和氯胺等物质。吸附能力跟炭种类有关，其吸附效果与炭颗粒的大小、炭容量和活化程度有关。活性炭的吸附量主要取决于水与炭接触的时间长短。当活性炭的吸附饱和后下游水中的活性氯和氯胺含量就会超标，所以要定期监测水中活性氯来判断是否吸附饱和。当水中活性氯含量超标时，需要对此过滤器进行冲洗，此外，进行定期的反冲能冲洗掉吸附的细菌。

3. 软水器

软水器其实是一种离子交换器，是由钠离子包裹在表面的阳离子树脂构成，主要是防止透析治疗过程中患者发生硬水综合征，也防止下游设备有碳酸钙生成而导致反渗膜的堵塞。软水器是通过钠离子与水中的钙、镁离子交换实现清除，当树脂上的钠离子全部交换后，就无法进行钙、镁的交换，此时就需要钠离子的再生，再生时需要使用饱和氯化钠盐水，钠离子再次取代钙、镁离子包裹在树脂上。树脂会降低水流速，易孳生细菌，需要进行定期反冲或采用高浓度次氯酸钠或过氧乙酸冲洗。

（二）精处理部分

1. 反渗透装置

反渗透装置主要是由安装在聚丙烯桶内的一种半透明反渗膜构成，通过反渗膜来实现清除。反渗透装置的工作原理是逆于渗透的原理进行实施的，例如，膜的两侧为高、低浓度的溶液，当我们在高浓度膜的一侧进行加压时，施加的压力超过渗透压，溶剂就会从浓度高的一侧进入浓度低的一侧，这个过程称为反渗透。这种反渗膜按照化学成分可分为纤维素膜和非纤维素膜两大类。反渗透主要是通过分子筛和离子排斥原理进行水的纯化的，水分子可以自由通过反渗膜，水中溶解性无机物及细菌、内毒素、病毒、颗粒等有害物质则予以清除，并且可以去除90%～95%的双价离子和95%～99%的单价离子。反渗膜的性能由不同因素所决定，主要与温度、总固体溶质、不溶性颗粒、碳酸钙、活性氯、细菌和水压等有很大关系，同时这些因素也将决定产水的质量。

2. 离子交换树脂

离子交换树脂装置的主要作用是去除水中溶解的离子类无机物，通过阴阳离子的交换来实现。常用的离子交换树脂装置可分为固态离子交换器和电去离子技术。固态离子交换器是当水经过阴、阳离子树脂时，水中溶解的离子与树脂上的离子进行交换，当离子交换器中的树脂达到饱和后，一定要进行再生，防止结合在树脂上的阳离子和阴离子释放出来。电去离子技术是结合了电渗析与离子交换两项技术的新技术。

（三）后处理

1. 直接供水模式

直接供水模式是将纯水直接供应到用水点，后处理部分是输送管路。输送管路是一个密闭的循环系统，是将水处理系统产生的水输送透析机内。现主要采用高级PVC，其价格低廉且安装方便，现已成为普遍使用的管道材料。为防止管壁上有细菌附着，在选择管道时一般选择内径细一些的管道，以保证管道内的高流速。

2. 间接供水模式

间接供水模式将纯水储存在纯水箱中，再直接供应到用水点。主要的后处理设备分为纯水箱、在线杀菌装置、超滤器和输送管路。

（1）储水箱　储水箱一般采用不锈钢材料，桶壁要光滑，没有死角，其主要作用是提供水的贮存和缓冲作用，也可同时提供配液、冲洗等多功能用水。

（2）紫外线杀菌装置　紫外线杀菌装置主要是通过紫外线辐射达到杀菌的作用，应用在储水箱内部和输送管路中。紫外线产生的电离强度达到一定程度和辐射达到一定时间后能够杀灭多种细菌。紫外线强度由电压、水温和工作时间决定。常用的紫外线杀菌装置为低压汞灯，其发射的紫外线波长为254mm，对杀灭细菌非常有效。

（四）消毒部分

水处理系统常用的消毒方式主要包括化学消毒、臭氧消毒和热消毒。无论采取哪种消毒方式都要使用正确的有效浓度、正确的温度和充足的接触时间，才能实现有效的消毒效果。

1. 化学消毒

我国透析中心（室）水处理系统最常用的消毒方法是化学消毒法，即将消毒剂配制成合适的浓度，在整个循环系统内进行循环消毒。目前常用的消毒剂主要有福尔马林、过氧乙酸等一些专业消毒剂。消毒剂选择要考虑诸多因素的影响，例如消毒剂的杀菌能力、生物相容性和稳定性等。消毒剂的残留量可能对患者和操作者产生危害，在进行消毒后要进行残留物分析和定量，这样可以避免对患者产生危害。

2. 臭氧消毒

透析用水与浓度为0.2～0.5mg/L的臭氧接触10分钟后可以完全杀死细菌、孢子和病毒。另外，在臭氧消毒时要对水中的氧浓度进行监控，同时还要检测周围空气中的氧浓度，其小于0.1ppm才符合标准要求。

3. 热消毒

热消毒是一种采用物理方法进行水处理系统内消毒的方法，操作简单并且是在水处理系统自身配置。热消毒是一种新的杀菌技术，相对于化学消毒，没有化学剂消毒后的残留问题，安全性相对较高，对患者、操作人员以及环境的危害性极小。

二、安装要求

水处理设备安装于室内，避免阳光直射，不能安置在多尘、高温、振动的地方，要求必须具备足够空间以方便对水处理设备的操作和全部部件的检修及水质的取样。水处理的电气线路应该与水路分开布置，同时防止液体进入电器线路内而导致电器短路。各类监测仪表和操作界面的朝向应便于观察。在安装时要减少输送管路的长度，防止一些无效腔的存在，同时设备中的关键部件、阀门、采样口以及水体流向等信息应该进行明显标记，水处理设备安装反渗膜的一侧应留有足够的空间，以满足换膜、检修的要求。

三、水处理设备的标准

随着血液透析治疗技术和水处理技术的发展，透析用水的质量安全越来越受到重视，各国和地区的相关主管部门相继制定了相关的水处理安全标准，用来规范水处理设备，降低相关事故的发生，保证水质符合透析要求。我国水处理设备标准符合中华人民共和国医药业标准《血液透析机和相关治疗用水处理设备技术要求》。水处理系统的产水水质必须符合中华人民共和国医药业标准《血液透析和相关治疗用水》（YY0572－2015）的要求，产水量要满足透析用水的需求（透析机、溶解浓缩粉用水、血液透析器复用用水）。

第三节　透　析　液

当血液与透析液接触时，膜两侧的溶质在浓度梯度的作用下呈双向运动，这种双向运动促使膜两侧的浓度趋向平衡。在透析治疗过程中，为了达到血液净化的效果和电解质酸碱平衡的目的，透析液扮演着关键角色。血液中的水分在压力的作用下由膜内移向膜外，高浓度的毒素经过透析膜进入无毒素的透析液中，使膜两侧溶质浓度达到平衡。本章主要阐述透析液的成分和相关临床意义。

一、透析液的成分及临床意义

经过长期的临床实践和应用，透析液可作为一种标准配置的“药物”在临床上使用。随着临床实践研究的不断深入，透析液的处方也不断地改进与更新。现阶段选用一种透析液配方作为标准，来满足不同透析机机型和临床的需求；同时也可以选用多种透析液配方来满足不同患者的各种病情需求。

（一）钠

钠是细胞外液的主要阳离子，维持晶体渗透压的主要成分，很容易通过透析膜，透析液中钠浓度对稳定血液透析患者的血压起着重要作用。透析液中的钠离子浓度为135～145mmol/L。

1. 低钠透析

低钠透析液中钠离子浓度为<130mmol/L。为了纠正患者的高血压，主要通过弥散方式使透析液中的钠浓度和血浆中的钠浓度趋于平衡。低钠透析液可产生负钠平衡，以致血钠浓度和渗透压降低，使液体转移到细胞内致使血容量减少，可使患者发生透析失衡、低血压和肌肉痉挛。

2. 高钠透析

高钠透析液中钠离子浓度为>145mmol/L。高钠透析液适用于心血管系统不稳定的患者和老年及小儿患者，可减少失衡综合征的发生。其缺点可引起患者口渴、高血压、体重增加等不利因素。

3. 可调节钠透析

可调节钠透析是指患者在整个透析治疗过程中，透析液钠浓度从高到低或从低到高再到低的动态变化，使血钠处于高水平，有利于血容量稳定。可调节钠透析分三种类型：上升型、下降型和间断型。

（二）钾

透析液钾离子浓度通常维持在1.5～2.5mmol/L。在透析时为达到足够清除血钾的目的，透析液钾浓度要低于血浆钾浓度，以便在整个治疗过程中产生弥散梯度。

高钾血症是血液透析患者最危险的并发症，也是导致患者死亡最常见的并发症之一。高钾是患者在透析期最容易集聚的。高钾血症的影响因素除饮食摄入外，还有组织坏死、高分解状态和严重酸中毒等，主要是造成了细胞内钾的转移，受酸碱平衡的影响很大。正常人血钾浓度为3.5～5.5mmol/L，即使超滤2L水，排钾仅为10mmol，可以忽略超滤的排钾作用。

对于急性肾衰竭患者，如呕吐、腹泻或大量利尿丢失钾的患者，建议使用含钾量为4mmol/L的透析液防止低钾血症的发生。

（三）钙

透析液中钙的浓度一般为1.5～1.75mmol/L，对于维持机体钙的动态平衡极为重要，并且可以避免患者体内钙代谢紊乱而导致的不良反应。

1. 血钙的组分

正常人血浆钙包括结合钙、离子钙和络合钙，其中离子钙和络合钙可以自由通过透析膜统称为可扩散钙。结合钙和可扩散钙的比例取决于血浆pH值及血浆白蛋白。

2. 合理的钙平衡

透析液钙和血中离子钙之间要建立足够的浓度梯度，保证患者的正钙平衡，维持足够的钙代谢。维持钙的平衡与患者年龄有一定的关系，如果所有人采用一种钙浓度透析液肯定是不合适的，所以我们要根据患者的年龄、血钙指标来选用合适的钙浓度透析液。

（四）镁

镁是一种细胞内阳离子，主要存在于骨组织中。透析液镁的浓度一般为0.5～0.75mmol/L。高镁血症可引起一些临床并发症，如骨软化、肾性营养不良、瘙痒症等，高镁血症患者和服用含镁药物的患者推荐使用低镁透析液。

二、透析液质量要求

随着研究的不断深入和一些致热源反应的报道以及长期透析副作用机制的探讨，人们越来越意识到透析液质量的重要性。

（一）透析液的化学和微生物污染

在透析治疗时透析液中的微量元素对透析患者存在潜在危险，铝元素超标就是其中之一，其可导致透析相关性脑病、骨软化等。早期人们认为铝的污染主要是因为透析用水的处理不充分，现在认为铝主要来源于浓缩透析液的干粉。所以对维持性血液透析患者来说，很小剂量的微量元素在长期的透析治疗中会慢慢蓄积导致中毒，因此透析中心（室）技术人员应密切监测血清中微量元素水平。

微生物污染的主要来源有水处理功能欠缺和维护不规范。水中的微生物主要有细菌和内毒素，常见细菌是革兰阴性菌和非结核性分枝杆菌，常见内毒素以脂质A为主。内毒素是影响透析用水和透析液质量的关键要素，内毒素可通过透析膜进入血液循环，导致各种急、慢性并发症，直接影响患者的生存。水处理功能欠缺包括系统故障、系统老化、水的滞留、管路布置不合理等；维护不规范包括消毒不够、设备老化等造成透析液污染。除了水处理系统以外，透析器的重复使用及贮存容器、管路、透析机均可能是细菌污染的部位。

（二）透析液的物理特性

透析液受一些物理因素的影响，如压力和温度等。

1. 温度控制

透析液的温度应准确调节，一般透析液的温度控制在36.5～38℃，并且在整个血液透析治疗的过程中温度必须维持在特定范围，以保证患者舒适和中枢体温平衡。

2. 排出气体

气泡可以通过透析膜进入血行，减小透析膜的有效面积，降低透析效率，同时增加滤器的凝血风险。患者在透析时，透析机加热透析液，可产生气泡，因为气体在水中的溶解度依赖于温度和气体/水交界处的气体压力。透析机在装机时会配置除气装置。另外，我们在安装旁路时，可以将透析液入口置于低端，透析液出口置于顶端，便于气泡排出。

第四节　透　析　器

透析器与透析液装置、血液管路和透析机总称为血液透析装置——人工肾，透析器的诞生至今有一百多年的历史，经过不断的发展经历了不同的变化。

一、透析器的类型

透析器是由透析膜和支撑结构组成。透析器种类繁多，基本上可分为三类：平板型、蟠管型、空心纤维型。

1. 平板型透析器

平板型透析器由透析膜和支撑板相隔而重叠组成。此型透析器是血液和透析液逐层分开，血液流入两膜之间，透析液流入膜与分隔板之间。此型透析器有膜内部血流阻力小和透析器内残留血量少等优点；但与空心纤维透析器比较，压力耐受性差、预充量多、破膜率高、清除率和超滤率低等缺点。

2. 蟠管型透析器

蟠管型透析器是最早出现的透析器，透析膜与合成树脂网一起卷成圆桶状，血液从一端进入从另一端流出。此型透析器价格低廉，血液阻力小；但是容易破膜和漏血，预充量多，体外循环血量多，残余血量多。与空心纤维型透析器相比，清除率低。

3. 空心纤维型透析器

空心纤维型透析器由聚碳酸酯材料铸造成型的外壳与空心纤维透析膜构成，纤维直径为200～300μm，壁厚为5～50μm，纤维素膜薄而合成膜厚，由8000～10000根空心纤维捆扎而成。血液由纤维中心通过，增加了血液与透析液的接触面积，大大提高清除效率，空心纤维容积小，体外循环量小，残余血量少，耐压力强，破损率低。该型透析器如今已成为临床使用的主要类型。

近年来国内外出现了高通量透析器和超高通量透析器，其采用高分子合成膜，生物相容性明显改善，通过改变透析器纤维素膜的厚度和孔径大小，增加膜的面积，改变透析器的型态，具有高渗透性和高超滤能力，明显提高了透析效率、减少了治疗时间。

二、透析器的功能评价

目前临床使用最多、效果最好的是空心纤维型透析器，按照膜的通透性不同分为低通量透析器、高通量透析器、血液滤过器和血浆分离器。

1. 透析膜材料

目前透析器材料主要是纤维素及其改良型，纤维素类透析器具有超滤率低、生物相容性差等缺点。近年来出现许多高分子合成材料，如聚砜、聚丙烯腈膜。高分子合成膜具有超滤性能好、生物相容性好等优点，临床应用越来越多。

2. 膜的亲水性

透析膜的亲水性取决于材料化学基团与水的相互作用。膜的亲水性不同对湿度反应也不同，合成膜遇湿膜厚度无变化，改良型纤维素膜遇湿膜厚度增加。

3. 吸附性

合成膜吸附性明显优于纤维素膜，在透析过程中可以吸附血液中的蛋白质和某些治疗药物（如红细胞生成素），因此具有双重的生物学意义和临床作用。

4. 消毒方式

目前透析器消毒方式主要有三种，即环氧乙烷、γ射线和高压蒸汽。高压蒸汽消毒对人体危害小，但有些聚合膜不耐受高压蒸汽，故环氧乙烷仍是广泛应用的消毒剂。

5. 清除率

清除率和超滤率是评价透析器的关键指标。常用清除小分子（相对分子质量＜300）物质、中分子（相对分子质量为300～5000Da）物质和大分子（相对分子质量为8000～25000Da）蛋白作为评价透析器清除率的指标。一般低通量透析器尿素清除率为 180～190ml/min，肌酐清除率为 160～172ml/min，几乎不清除 β_2－微球蛋白。高通量透析器尿素清除率为185～192ml/min，肌酐清除率为 172～180ml/min，β_2－微球蛋白透析后下降率为40%～60%。

6. 超滤率

低通量透析器超滤率为 4.2～8.0ml/(mmHg·h)，高通量滤过器为 20～60ml/(mmHg·h)。

7. 生物相容性

透析膜的生物相容性是透析器质量的重要指标，通常合成膜优于纤维素膜。透析膜与血液反应的主要后果是激活补体，补体活化后释放过敏毒素，可导致平滑肌收缩，血管通透性增加，肥大细胞释放组胺，产生过敏反应。

8. 顺应性

关于空心纤维内顺应性，即血室扩张性不宜过大，以免增加体外循环血容量。

9. 血流阻力

空心纤维型透析器膜内阻力大于平板型，如果阻力过大将增加动脉压。

10. 破膜率

透析膜通常可耐受500mmHg 的压力，有一定的抗压能力，因此在透析治疗过程中不应有破膜现象。如有破膜发生一般为氢氧化钠消毒剂侵蚀透析膜。

11. 残余血量

透析结束后用200ml 盐水回血，透析器内残余血量通常不超过 1.0ml。

12. 预充容量

通常成人透析器容量为 60～80ml。

三、透析膜

透析膜是决定透析治疗效果的关键，患者治疗效果的好坏很大程度上取决于透析膜。所以对于透析膜有一些基本要求：对人体安全无害，灭菌处理后膜性能不改变；容易透过需要清除的分子量较低的和中等分子量的溶质，但不会透过蛋白质；具有适宜的超滤渗水性，有足够的湿态强度与耐压性；具有好的血液相容性，不引起血液凝固、溶血现象发生。

（一）透析膜的分类

1. 根据膜的材料分类

主要分为未修饰的纤维素膜、改良或再生纤维素膜和合成膜。

2. 根据超滤系数分类

（1）高通量透析膜　高通量透析膜的孔径平均为2.9nm，最大直径为3.5nm，具有高弥散和超滤能力。

（2）低通量透析膜　低通量透析膜孔径平均为1.3nm，最大直径为2.5nm，清除小分子毒素能力强。

（二）常用透析膜的特性

透析膜经过一百多年的发展，目前用于血液透析领域的透析膜材质多达几十种，主要分为天然高分子膜材料和合成高分子膜材料。

1. 天然高分子膜材料

天然高分子膜材料主要是纤维素及其衍生物，其原料易得，价格低廉，且其湿态机械强度和尿素等溶质的透过率能满足人工肾临床的初步要求，但是这类膜材料存在的问题主要是血液相容性差、超滤率能力差和中分子通透性差。此类膜材料主要有三种：硝化纤维素、铜氨纤维素和醋酸纤维素。

2. 合成高分子膜材料

随着科技的发展，人们认识到纤维素膜有一系列的不足和缺点，如血液相容性较差、超滤率能力较差和中分子通透性较差等。因此合成高分子膜材料研究非常广泛，在临床实践中得到充分肯定。现有的合成高分子膜材料主要有聚甲基丙烯酸甲酯膜、聚丙烯腈及其共聚物膜、聚碳酸酯膜、聚乙烯醇及其共聚物膜、聚酰胺膜、聚砜膜、聚醚砜膜和高截留相对分子质量透析器。

第五节　血液透析中技术故障及处理

血液透析过程中人体血液经过血泵的带动在循环管路内处于高速流动状态，透析机器在运转过程中有可能发生故障或其他一些意外事件。技师要定期检查机器的运转状态和设备性能，护理人员在为患者上机治疗时要遵守操作规程，并在上机后及时记录和巡视机器显示的参数，密切观察患者生命体征，一旦仪器报警或发生其他异常，要立刻查清原因，采取紧急措施，要保证患者生命安全，将损失降到最低限度。本节主要介绍患者在血液透析治疗过程中透析机一些报警和故障的处理。

一、透析液异常

透析液异常主要包括透析液浓度、成分和温度异常。透析液浓度异常指稀释度异常而成分无变化；透析液成分异常指正常透析液中有异常；透析液温度异常指透析液温度过高或过低。

（一）透析液浓度异常

水处理系统或透析液配比系统故障可引起透析液浓度异常或各种成分比例异常（即出现低钠血症或高钠血症、低钾血症或高钾血症、高钙血症和高镁血症等）。最严重的是低钠血症和高钾血症，其可引起患者心脏骤停、抽搐、昏迷甚至死亡。

1. 低钠血症

由于低钠引起血浆渗透压下降，当血浆渗透压低于120mOsm/（kg · H_2O）时会发生急性溶血，此时血液管道内血浆立刻变成葡萄酒颜色，患者感到头痛、恶心、呕吐、胸闷、呼吸困难、心率加快。确认发生溶血后应立即停止透析，检查溶血原因。如为低钠引起，马上更换正常透析液恢复透析；同时估计和检查溶血程度，检查血钾水平，但不必等待生化结果，要立刻采取必要措施，如输注生理盐水或高钠盐水，输新鲜血等；也可增加血流量和TMP，加速溶质交换和除水速度，纠正高钾血症和预防心力衰竭。

2. 高钠血症

透析液异常也可导致高钠血症。高钠血症引起血浆渗透压增高，使细胞内和组织水向血管内移动，造成细胞内脱水，出现头痛、恶心、呕吐、干渴、痉挛等症状，严重者可导致昏迷或死亡。高钠血症使血循环容量增多，也可引起肺水肿和心力衰竭。

3. 高钾血症和低钾血症

慢性透析患者中高钾血症比急性肾衰少见，除非饮食控制不好。使用单针透析或再循环透析装置容易产生高钾血症。发生溶血或输入大量陈旧血液也易使血钾升高。一般透析液钾浓度为2.0～3.0mmol/L，高于此值特别是少尿者容易发生血钾升高。除非患者有严重高钾血症，否则不用无钾透析液，因为透析后患者血钾低，可产生无力感，尤其是洋地黄化患者易发生洋地黄中毒。频发呕吐、腹泻、进食少，可出现低钾血症，无论高钾血症或低钾血症，都可出现心电图异常。一般来说，高钾血症使心肌受抑制，患者心前区不适，心率减慢，血压下降，四肢麻木。心电图表现为心率慢，QRS波增宽，P波变小，T波高耸，也可有室性早搏，房室传导阻滞，室性心动过速或室颤。低钾血症患者常无明显不适感，有时心率增快。心电图常有窦性心动过速、房性早搏或心房纤颤等。血钾异常时应调整透析液血钾浓度继续透析。

4. 高钙血症和高镁血症

用未经处理的硬水配制透析液容易产生高钙血症、高镁血症。用反渗透水配制透析液，可使钙、镁浓度达到预定含量。硬水综合征是慢性透析中常发生的并发症，是由高钙血症、高镁血症导致。硬水综合征可发生于透析开始后1小时或整个透析过程中，表现为恶心、呕吐、痉挛、全身烧灼感、血压升高。也有报道嗜睡、肌肉无力、头痛等，发生硬水综合征时应该停止透析，更换正常透析液重新透析。透析液的浓度不宜超过1.75mmol/L。软水装置和RO系统应定期再生和检查，经常检测软化水中钙浓度可以防止硬水综合征的发生，透析患者发生单纯高镁血症少见或不足以引起症状，常见患者服用含高镁的药物。

（二）透析液成分异常

用自来水稀释浓透析液或管道材料释出某些成分，使透析液中含有对机体有害的成分，在透析中进入人体，久之就造成中毒或器官损害，如铝、铜等重金属离子进入体内，可导致透析脑病和溶血等损害。另外，自来水中存在消毒剂（如氯胺），进入人体可以引起溶血。

（三）透析液温度异常

透析液温度以调节到37℃～38℃为宜，有时由于热敏电阻和加热器异常而使液温失常。患者有发冷或发热感觉，尤其是高温透析对机体危害极大。高温可以造成急性溶血和高钾血症。透析液温度超过51℃，可立即发生严重溶血，患者可死于高钾血症。如果液温为47℃～50℃，溶血可以延迟48小时发生。为预防透析液高温，需要装有高温监视器，以防止温度超过42℃。发生溶血后立即停止透析，体外循环中血液不应回输给患者。为预防高钾血症，严重者应更换透析机器重新透析。

二、透析器破膜漏血

空心纤维透析器不容易破膜，若非出厂问题、运输和存放损坏或跨膜压超限和使用次数过多，高温和干燥情况下一般很少破膜。透析机器都备有漏血监测装置，一般漏血后仪器发生警报，但也有装置不报警或假报警情况，所以还要具体分析；也可用一种特制的试纸浸蘸透析液，观察颜色变化，或者在透析器出口处取少许透析液离心，看是否有红细胞沉淀。发现破膜时应更换透析器，一般小量漏血可以把透析器内血液回输给患者，因为即使破膜，此时在膜内还存在正压，有的透析器膜外能保持50mmHg负压，以至透析液不会进入膜内。但是发生严重破膜漏血时，宁可废弃血液也不应把血液回输给患者，如果出血过多或休克，应及时输血。

为防止透析治疗过程中透析器发生破膜，应做好透析治疗前检查准备工作。在透析治疗中跨膜压调整适当，不超过膜的承受限度。有时透析开始时忘记开放静脉管道上夹子，使膜内压增高而造成破膜；在透析治疗过程中未正确使用抗凝剂、用量不足、未及时补充追加量等造成凝血引起静脉回路受阻，造成膜内压增加，导致破膜。

三、凝血

患者自身高凝状态，动脉血流量不足，抗凝剂用量不足，静脉管路回流不畅，血流缓慢或血压降低等容易造成透析治疗中凝血。管道内血液呈高凝状态时，静脉压升高，如超过事先限定的范围则会自动报警。另外，血液在管内分层、静脉壶外壳变硬、液面上有泡沫说明要凝血，立刻增加肝素量或找出引起凝血的原因，并加以排出。

四、电源中断

在透析治疗过程中电源突然中断，采用手摇血泵方式，以免凝血，同时寻找断电原因。如暂时不能通电，可回血结束透析；如短时可通电，不必忙于回血。一般配有电脑的透析机器15分钟内电脑程序不消失。

五、水源中断

在透析治疗过程中可能发生意外的水源中断，使透析治疗不能正常进行。常见原因有驱水泵故障、输水管道断裂或水源不足。此时机器产生电导度报警，有的机器可在屏幕上直接显示水源不足。护士应立刻把透析改为旁路或进行超滤除水程序。技术人员应马上寻找故障原因，如在1~2小时不能解除，应中止透析治疗。

参考文献

[1] 王质刚. 血液净化学 [M]. 4版. 北京：北京科学技术出版社，2016.
[2] 李红兵，辛玲芳. 血液透析操作技术及护理 [M]. 北京：人民军医出版社，2015.
[3] 陈香美. 血液净化标准操作规程 [M]. 北京：人民军医出版社，2010.
[4] 余美芳，沈霞. 血液透析护士层级培训教程 [M]. 北京：科学技术出版社，2019.
[5] 沈霞，杨俊伟. 血液净化中心护士手册 [M]. 北京：人民军医出版社，2014.
[6] 孟建中，周春华，刘子栋，李丹丹. 血液净化技术并发症诊断与治疗学 [M]. 天津：天津科学技术出版社，2015.
[7] 国家食品药品监督管理总局. YY0598-2015，血液透析及相关治疗用浓缩物 [S]. 北京：中国标准出版社，2015.
[8] 国家食品药品监督管理总局. YY0575-2015，血液透析及相关治疗用水 [S]. 北京：中国标准出版社，2015.
[9] 日机装（NIKKISO）. 透析装置使用说明书，技术手册.
[10] 费森尤斯（FRESENIUS）. 血液透析设备操作说明书，技术手册.

[11] 贝朗（B/BRAUN）. 血液透析使用说明书，技术手册.
[12] 中华人民共和国医药行业标准. 血液透析及相关治疗用水. YY05722－2015. 北京：中国标准出版社，2015.
[13] Ibrahim M，Behairy M，El－AshryM，et al. Cardiovascular risk of circulating endotoxin level in prevalenthemodialysis patients [J]. Egypt Heart J. 2018，70（1）：27－33.
[14] 田其生，魏新平，柳竹青，等. 多地区多中心透析用水质量控制情况调查分析 [J]. 中国血液净化，2018，17（11）：777－779.
[15] 田茹，田爱辉，左力. 透析用水的细菌培养方法比较 [J]. 中国血液净化，2011，10（11）：583－587.
[16] 管红杰，左力. 全国血液透析中心（室）医护人员对《血液透析及相关治疗用水》YY0572－2015 认知及实践状况调查结果分析 [J]. 中国血液净化，2019，18（1）：65－68.
[17] HoenichNA，RoncoC，LevinR. The importance of water quality and haemodialysis fluid composition [J]. Blood Purif，2006，24（1）：11－18.
[18] 陈晓泓，沈波，邹建洲. 上海市 36 家医院血液透析用水和透析液内毒素水平的调查研究 [J]. 中国血液净化，2015，14（3）：183－185.

第十一章　血液透析技术

我国终末期肾病发病率逐年增高，慢性肾功能不全尿毒症期患者也越来越多。终末期肾病患者肾脏替代治疗有三种模式可供选择，即肾移植、血液透析和腹膜透析。肾移植的不足之处在于供体不足，且长期服用免疫抑制剂容易导致严重感染、肝功能损害等一系列严重的并发症。我国大部分患者还是依赖于透析来维持生命，其中80%的患者选择血液透析治疗。血液净化是各种血液净化技术的统称，是将患者的血液引出体外并通过一种血液净化装置，除去其中某些致病物质，以达到净化血液、治疗疾病的目的。血液净化方式包括血液透析、血液滤过、血液透析滤过、血液灌流、血浆置换及连续性肾脏代替治疗等，血液净化是在血液透析的基础上发展起来的。

第一节　血液透析

一、概述

血液透析（hemodialysis，HD）是终末期肾脏病患者肾脏替代治疗的主要治疗方法之一，能够很好地清除血液中各种内源性和外源性毒素。它是利用半透膜的原理，把患者的血液和透析液同时引入透析器，两者在透析膜两侧呈反向流动，通过弥散、对流、超滤、吸附来清除体内多余的毒素和水分，同时纠正患者体内水、电解质和酸碱平衡，从而达到延长患者生命的目的。

二、血液透析的原理

血液透析的原理有弥散（diffusion）、对流（convection）、超滤（ultrafiltration）、吸附（adsorption）四个方面。

（一）弥散

溶质溶于溶剂形成溶液，是一个溶质均匀分散到溶剂中的过程，溶质依靠浓度梯度从浓度高的区域向浓度低的区域自由扩散的跨膜转运方式叫弥散。透析中溶质的弥散与血液侧的阻力、半透膜的阻力、透析液侧的阻力、透析器膜的面积等因素有关。

（二）对流

对流是在跨膜压的作用下，液体从压力高的一侧通过半透膜向压力低的一侧移动，液体中的溶质也随之通过半透膜移动，这种方式即为对流。溶质的对流传质率与透析器膜的筛系数、膜孔径大小、膜厚度、溶质分子量大小、跨膜压高低等因素有关。

（三）超滤

滤过膜将血液和滤过液分开，膜两侧有一定的压力差，血液中的水分在负压吸引下由血液侧对流至滤过液侧，血液中一定量的溶质也随着水分的传递从血液进入滤过液，这样一个对流传质的过程称为滤过。水分子在静水压和渗透压的驱动下发生跨膜转运，在进行血液透析时，水分从血液侧向透析液侧移动，称为超滤，反之则称为反超。

（四）吸附

通过正负电荷的相互作用使膜表面的基因选择性吸附某些蛋白质、毒物及药物以达到膜的吸附清除作用。透析膜的吸附能力与溶质和膜的化学亲和力及透析膜的表面积有关。

三、血液透析常见种类

血液透析的基本治疗模式可根据透析膜的超滤系数分为两大类：低通量血液透析和高通量血液透析。

（一）低通量血液透析

使用膜的超滤系数≤15ml/（mmHg·h）的透析膜进行血液透析，可称为低通量血液透析，低通量膜的共同特点是以弥散清除小分子物质为主，包括标准血液透析和高效血液透析。

1. 标准血液透析

标准血液透析是目前临床上使用最普遍的一种透析方式。其基本要求：透析膜超滤系数≤15ml/（mmHg·h），膜面积通常为1.2～1.5m^2；一般采用碳酸氢盐透析液，其流速为血液流速的2倍，通常是500ml/min；血液流速为干体重（kg）的4倍，通常在200～300ml/min，成年透析患者血流量>180ml/min；根据残余肾功能（residual kidney）确定一周透析次数。

2. 高效血液透析

高效血液透析方式临床应用于体形较大的透析患者，因其尿素氮分布容积增大，若仍采用标准血液透析治疗，会导致透析不充分。为了提高血液透析的效率，选用膜面

积 > 1.5m^2和尿素氮转运面积系数 > 600ml/min 的透析器，同时提高血液流速 > 300ml/min 和透析液流速 > 700ml/min，以达到小分子尿素氮（BUN）被充分清除的目的。

（二）高通量血液透析

使用透析膜超滤系数≥20ml/(mmHg·h）的血液透析方式，称为高通量血液透析（high flux hemodialysis，HFD)。HFD 与高效率透析的技术要求基本相同。HFD 使用高通量的透析器，膜有较大的孔径，可清除中、大分子的毒素，并在短时间移除大量水分及小分子毒素，既有对流也有弥散清除作用。高效透析使用普通透析液，而 HFD 使用无菌、无致热源的超纯净透析液。高通量膜结构容易发生透析液反渗，高通量透析对透析机要求较高，需用超纯净透析液及水。高通量透析可以是一种高效透析，研究显示，采用高效率透析及高通量透析的患者生存率较采用传统血液透析者死亡的相对危险平均减少 10%。

四、适应证和相对禁忌证

（一）适应证

1. 急性肾衰竭

（1）血液透析治疗的目的　①清除体内过多的水分及毒素；②纠正体内酸碱代谢紊乱；③为临床用药及营养治疗争取时间；④避免 MODS 等并发症的出现。

（2）合并高分解代谢者指征　每日血尿素氮（BUN）上升≥10.7mmol/L，血肌酐（SCr）上升 > 176.8μmol/L，血钾上升 1 ~ 2mmol/L，HCO_3^- 下降≥2mmol/L。

（3）非高分解代谢者指征　无尿 48 小时以上，BUN≥21.4mmol/L，SCr≥442μmol/L，血钾≥6.5mmol/L，HCO_3^- < 15mmol/L，二氧化碳结合力 < 13.4mmol/L，有明显容量负荷过重、急性肺水肿、消化道症状、精神及意识障碍；误输异型血或者其他原因所致溶血，游离血红蛋白 > 12.4mmol/L。

2. 慢性肾衰竭

血液透析治疗的目的是：对有可逆性因素的慢性肾损伤急性加重患者，使其度过急性加重期；为尿毒症患者日后进行肾移植提供有力保障，对肾移植前后提供应急措施；维持尿毒症患者生命，使尿毒症患者更好地融入社会。

现在我国的透析指征如下所述。

（1）内生肌酐清除率（Ccr） < 10ml/min。

（2）尿素氮（BUN） > 28.6mmol/L 或 SCr > 707.2μmol/L。

（3）血尿酸增高伴痛风。

（4）高钾血症，K^+浓度≥6.5mmol/L。

（5）代谢性酸中毒。

（6）口中有氨气味，食欲丧失及恶心、呕吐等。

（7）慢性充血性心力衰竭、肾性高血压或尿毒症性心包炎，经一般治疗无效者。

（8）出现尿毒症神经系统症状。

3. 急性药物或毒物中毒

透析治疗的指征如下所述。

（1）严重的中毒，出现生命体征的异常。

（2）分子量较小，水溶性、蛋白结合率低，危及生命的毒物或者药物，保守治疗无效。

（3）血药浓度达到致死剂量。

（4）因严重中毒或慢性疾病，药物代谢及排泄障碍。

（5）药物代谢后产生毒性更大的物质，或发生延迟中毒物质。

（6）可能致死的药物继续存留在消化道内而被继续吸收，昏迷较长时间者。

（7）中毒者患有慢性支气管炎等加重昏迷的风险。

（二）相对禁忌证

（1）休克或者低血压（收缩压<80mmHg）。

（2）严重心肌病变导致的肺水肿及心力衰竭。

（3）严重心律失常。

（4）有严重出血倾向或脑出血。

（5）晚期恶性肿瘤。

（6）极度衰竭，临终患者。

（7）精神病及不合作者，或患者本人及其家属拒绝透析治疗。

五、注意事项和要点

（1）透析治疗前让患者及家属了解血液透析的相关知识，以缓解患者紧张、焦虑情绪。医护人员要充分认识患者在血液透析治疗中可能发生的情况，给予及时、有效、准确的处理。

（2）治疗环境符合要求，机器准备完好，根据医嘱物品准备齐全，所有无菌物品必须在有效期内，按照标准化操作流程完成透析器及管路的安装与冲洗。

（3）治疗前评估患者一般情况，如神志、生命体征、透析时间、透析次数等，询问并检查患者有无皮肤黏膜及胃肠道出血、便血，女性患者是否在月经期内，患者原发病及有无其他并发症；观察患者有无水肿及体重增长情况。检查患者通路情况，穿刺内瘘肢体皮肤有无红肿、溃烂、感染，内瘘震颤是否良好，深静脉置管患者检查置管缝线有无脱落，固定是否妥善，置管口有无出血、红肿或分泌物，如有问题通知医生处理。

（4）认真检查机器及透析管路是否进入透析前准备状态，管路透析器各连接处是否紧密，动、静脉壶液面设置是否正确，根据医嘱正确设定患者的透析参数。

（5）严格按照血液透析上机操作流程进行操作，严格无菌操作原则，严格执行查对制度，上机后严格执行二人查对，血液透析治疗中严密观察患者病情变化，观察患者通路固定是否完好，通路处有无渗血、脱出，管路、滤器固定是否完好、有无凝血，机器运转情况是否良好，每30分钟巡视一次，如有异常及早发现、及时处理。

（6）血液透析结束时按规范化回血流程进行操作，全程密闭式回血，回血过程中观察患者有无头昏、心慌等不适症状，回血时精力集中。内瘘患者穿刺点用无菌敷料覆盖，棉球或纱球压迫穿刺部位，使用弹力绷带、胶布包扎止血或手指按压穿刺点止血。按压的力度既能止血又能保持内瘘穿刺点上下两端有搏动或震颤，常规20～30分钟后缓慢放松，2小时后取下棉球或纱球，止血贴覆盖在穿刺针眼处12小时后再取下。指导患者如有出血发生，立即用手指按压穿刺部位止血，同时寻求帮助，穿刺处当天保持干燥，勿浸湿。回血后起床速度不能过快，嘱患者做到起床三部曲，即平躺1分钟，坐起1分钟，站立1分钟，无不适后再离开；如回血前伴有低血压症状，通知医师采取相应处理，回血后应再测量，并观察患者的病情变化；生活不能自理及有病情变化的患者离开时，护士应将患者交与患者家属。

（7）超滤量设定是以患者干体重为依据，指导患者正确测量体重的方法，每次测量应使用同一体重秤，并穿同等重量衣物，以方便正确计算当日的超滤量。干体重是动态变化的，与患者的精神状态、食欲改善、食量增加等因素有密切的关系，应该根据具体情况评定。

（8）透析结束后每班护士对机器进行消毒，机器外壳表面及床单位用消毒纸巾清洁维护，避免交叉感染。

（9）熟练掌握血液透析中机器报警原因及处理，掌握血液透析中急性并发症的观察及护理。

第二节　血液滤过

一、概述

血液滤过（hemofiltration，HF）是在治疗原理上不同于血液透析的血液净化技术，是在超滤技术的基础上发展起来的，主要是模拟肾小球的滤过和肾小管重吸收原理，以对流的方式清除血液中的水分、代谢产物与毒素，比血液透析更接近正常肾小球的滤过生理功能的肾脏替代治疗。

二、血液滤过的原理

血液滤过的溶质清除是模拟肾小球的滤过作用，以对流的方式进行。溶质滤过的量与跨膜压（TMP）及溶质在血浆中的浓度有关。水分和重要物质的补充可以在超滤前或后进行。血液滤过中，水分依靠跨膜压被超滤，水分通过膜大量移动时，同时会拖拽溶质移动，以此方式可清除水分及大部分中小分子溶质。血液滤过中溶质的滤过率主要受膜对水的通透性、跨膜压、血流量、膜的几何形状及血浆蛋白浓度的影响。

三、适应证和禁忌证

1. 适应证

血液滤过的主要适应证有肾素依赖性高血压、透析中低血压反应、非容量负荷性心力衰竭、糖尿病肾病肾衰竭及淀粉样变性等疾病，血液滤过对末梢神经病变、顽固性瘙痒、高磷血症、高脂血症、黄疸、难治性水肿以及腔隙积液等均有一定疗效。临床上维持性血液透析患者不常用该治疗方式，因血液滤过使用滤器和置换液，价格比较高；长期血液滤过对小分子物质的清除率低，还有可能丢失部分重要物质。

2. 禁忌证

血液滤过无绝对禁忌证；药物难以纠正的严重休克或低血压、严重心肌病变导致心力衰竭、严重心律失常、精神障碍不能配合者慎用。

四、注意事项及要点

同血液透析注意事项及要点。

第三节　血液透析滤过

一、概述

血液透析滤过（hemodiafiltration，HDF）是血液透析、血液滤过的结合，通过弥散主要清除小分子物质，通过对流主要清除中分子物质，在临床上有着短时、高效的效果。现已广泛应用于临床，仅次于血液透析，居第二位。

二、血液透析滤过的原理

血液透析滤过综合了血液透析和血液滤过的优点，对溶质的清除主要通过弥散、对流及吸附，主要以弥散、对流为主。高分子合成膜有吸附作用，不同膜材料其吸附能力不同。血液透析滤过时置换液前稀释增加血液稀释，可使滤器保持较好的通透性，有利于提高对流（中分子）的清除率，会降低小分子的清除率。有专家认为，在超滤率小于血流量30%的情况下，使用后稀释有助于提高溶质清除率，也节省置换液用量。

三、适应证和禁忌证

1. 适应证

适用于所有维持性血液透析患者，该治疗方法对中、大分子物质有较明显的清除效果；血液透析中因心肌病、自主神经功能紊乱、糖尿病、年老等引起的低血压反应；末梢神经病变、顽固性瘙痒、高磷血症、高脂血症、黄疸、难治性水肿以及腔隙积液等。

2. 禁忌证

血液透析滤过无绝对的禁忌证。与血液滤过类似，出现以下情况慎用：药物难以纠正的严重休克或低血压、严重心肌病变导致心力衰竭、严重心律失常、精神障碍不能配合者。

四、注意事项及要点

（1）与普通血液透析一样，出现的并发症有低血压、出血、破膜、漏血、凝血、空气栓塞等，HDF治疗还可能因置换液污染引起败血症、内毒素休克及溶血等严重并发症。技术方面会出现出入量控制失误，在治疗过程中机体丢失有益成分，置换液组分不当，容量负荷过重等。

（2）治疗前向患者讲解进行该治疗的目的，取得患者的配合；签署治疗同意书。

（3）了解治疗间期体重及血压的波动情况，准确地评估干体重及患者降压药的使用情况，嘱患者治疗前停服降压药，以免血压低而影响治疗；了解是否有出血倾向，及时调整相应的抗凝处方；了解血管通路情况。

（4）熟练完成血液透析滤过机器管路及透析器的准备，根据医嘱准确设置各项参数，严格执行“三查七对”，确保治疗的准确实施。

（5）治疗过程中应加强巡视，密切监测机器的运行情况，观察血管通路有无异常以及患者生命体征的变化。

（6）重视患者治疗中的主诉和要求，做好耐心解释工作，缓解患者的紧张情绪和满足患者合理的需求。

（7）血液透析滤过治疗会丢失大量营养物质，指导患者增加优质蛋白质、维生素、微量元素及矿物质的摄入。

（8）保证在线置换液的使用安全，定期更换外置的置换液细菌滤过器，严格按照厂家规定的使用寿命使用，一般使用100～150次或连续使用900小时后应立即更换；碳酸氢盐浓缩液（B液）现用现配，有条件的透析中心（室）使用干粉筒，减少或避免细菌繁殖。

（9）每班透析结束后对透析机进行消毒，用50%的柠檬酸加热脱钙消毒透析机，每日检测水质，每周化学消毒一次，每月进行反渗水、细菌培养，每月对透析机进行维护，每三个月进行一次内毒素检测。

第四节　单纯超滤

一、概述

单纯超滤是通过对流转运机制，利用容量控制或压力控制，经过透析器半透膜等从全血中除去水分的一种治疗方法。在单纯超滤治疗过程中，不需要使用透析液和置换液。

二、原理

单纯超滤指在跨膜压作用下进行超滤，排出患者体内多余的水分，治疗过程仅有超滤水分，不进行离子交换。单纯超滤脱水效果好，仅有极少量溶质随水分一起被清除，对晶体的渗透压影响小，胶体渗透压随水分的清除而升高，利于组织间隙液渗透到血液而被清除。

三、适应证和禁忌证

1. 适应证

适应证有药物治疗效果不佳的各种原因所致的严重水肿、难治性心力衰竭、急性左心衰竭及急、慢性肺水肿，对血液透析耐受差的透析患者需要大量脱水等。

2. 禁忌证

无绝对禁忌证，但下列情况应慎用。

（1）严重低血压。

（2）致命性心律失常。

（3）存在血栓栓塞疾病高度风险的患者。

四、注意事项及要点

（1）单纯超滤对水分清除较快，超滤速度过快会引起低血压，应加强巡视，密切观察血压等生命体征情况。若血压下降，应减少超滤量或停止超滤。

（2）单纯超滤不清除溶质，没有离子交换可能导致血液浓缩或红细胞破坏，可出现高钾血症或氮质潴留，应严密监测。

（3）单纯超滤时，没有透析液的循环，可能导致体温下降，应注意保暖。

（4）治疗过程中，注意观察血管通路有无异常，单纯超滤时间不宜过长，一般不超过 2 小时。

第五节　血液灌流

一、概述

血液灌流（hemoperfusion，HP）能清除尿毒症患者体内的毒性物质，在治疗肝病、减轻尿毒症症状、降低并发症方面等起到一定作用，是临床抢救危重中毒患者的有效方法，已应用于感染性疾病、脓毒症、多脏器衰竭等，是一种有效、适应性较广、成本较低的血液净化方法。

二、原理

血液灌流是将患者血液从体内引到体外并经过灌流器，通过吸附的方法吸附血液中的毒物、药物及代谢产物，将吸附后的血液回输给患者，达到清除这些物质的一种血液净化治疗方法。它也可以与其他血液净化方式联合使用。

血液灌流需要的主要设备包括灌流器、循环管路、动力装置、加温装置及监测装置等。灌流器是血液灌流的核心，灌流器内填充的理想吸附材料有以下标准。

（1）无毒、无过敏反应。

（2）与血液接触不发生理化反应。

（3）具有良好的机械强度，耐磨损，不发生微粒脱落，不变形。

（4）具有较高的血液相容性。

（5）具有强大的吸附能力。

目前常用灌流器的吸附材料有活性炭、树脂、多糖类吸附材料等。活性炭孔径较小，孔隙率高，孔径分布较宽，吸附速度快、吸附容量高，是一种良好的广谱吸附剂，但吸附选择性低，机械强度差。目前已使用的包裹材料有火胶棉、白蛋白、纤维素丙烯酸水凝胶、聚乙烯醇交联明胶等。树脂是一类具有网状立体结构的高分了聚合物，根据合成的单体及交联剂的不同分类，在其骨架上带有交换基团的称为离子交换树脂，不带有交换基团的称为吸附树脂。离子交换树脂主要用于吸附血液中带有正、负电荷的物质，主要靠化学吸附作用原理；吸附树脂按其骨架上是否带有极性基团，可分为含极性基团、易吸附极性大的水溶性物质的极性吸附树脂和不含极性基团、易吸附脂溶性物质的非极性吸附树脂；不同物理结构的吸附树脂，影响其吸附性能的因素是孔径和表面积的大小。多糖类吸附材料如琼脂糖、壳聚糖和纤维素等，是天然高分子材料。

三、适应证和禁忌证

1. 适应证

（1）急性药物或毒物中毒。

（2）尿毒症心包炎，尿毒症末梢神经病变。

（3）尿毒症患者，尤其是顽固性瘙痒、难治性高血压者。

（4）重症肝炎，特别是暴发性肝衰竭导致的肝性脑病高胆红素血症。

（5）脓毒症或系统性炎症反应综合征。

（6）银屑病或其他自身免疫性疾病。

（7）其他疾病，如精神分裂症、甲状腺危象、肿瘤化疗等。

2. 禁忌证

对灌流器及相关材料过敏者禁用。

四、注意事项及要点

（1）活性炭也可吸附血小板、白细胞和纤维蛋白原，导致血压下降、发热、出血等，治疗中严密观察生命体征及病情变化并及时处理，保持呼吸道通畅。

（2）稳妥固定，保持体外循环通畅。由于血液灌流后，药物被灌流器逐渐吸附，一般在治疗开始后30分钟患者可能会出现躁动不安，应专人守护，约束带进行约束以防坠床，防止咬伤舌头及舌后坠；躁动者遵医嘱予镇静剂，床旁监护，防止穿刺针滑脱。

（3）观察灌流器内血色有无变暗，动脉和静脉壶内有无血凝块，必要时更换灌流器及管路。无抗凝治疗时定时进行灌流器的冲洗，如有异常及时调整。

（4）对于有自杀倾向患者，神志转清醒时进行心理疏导，使患者情绪稳定，树立良好的人生观。

（5）血液灌流能清除很多药物，如抗生素、升压药等，因此药物治疗时应注意剂量。

（6）血液灌流较普通血液透析的抗凝剂用量大，血流速度慢，因此应严密观察，及时调整抗凝剂使用量。

（7）观察有无吸附颗粒脱落、空气栓塞、体温下降及凝血功能紊乱的发生，如出现应作相应的处理，患者在行灌流治疗时出现寒战、发热、胸闷、呼吸困难等反应时可能是灌流器生物相容性差所致，可静脉注射地塞米松，给予吸氧，不要盲目终止灌流。

第六节　血浆置换

一、概述

血浆置换（plasma exchange，PE）是通过血液净化技术清除血浆中的大分子物质，如自身抗体、免疫复合物、免疫球蛋白、脂蛋白、抗体、抗原及毒物等，以治疗患者多种免疫性疾病、毒物中毒等，目前已经很大程度地改变了几乎涉及所有临床各科的难治性疾病的治疗状况。

二、原理

血浆置换（plasma exchange，PE）的基本过程是将患者血液经血泵引出，经过血浆分离器，分离血浆和血细胞成分，去除致病血浆或选择性地去除血浆中的某些致病因子，然后将血细胞成分、净化后血浆及所需补充的置换液回输体内。

血浆置换包括单重血浆置换和双重血浆置换。单重血浆置换是利用离心或膜分离技术，分离和丢弃体内含有高浓度致病因子的血浆，同时补充同等体积的新鲜冰冻血浆或新鲜冰冻血浆加少量白蛋白溶液。双重血浆置换是使血浆分离器分离出来的血浆再通过膜孔径更小的血浆成分分离器，将患者血浆中相对分子质量远远大于白蛋白的致病因子（如免疫球蛋白、免疫复合物、脂蛋白等）丢弃，将含有大量白蛋白的血浆成分回输至体内。它可以利用不同孔径的血浆成分分离器来控制血浆蛋白的除去范围，迅速清除患者血浆中的免疫复合物、抗体、抗原等致病因子，调节免疫系统，清除封闭性抗体，恢复细胞免疫功能及网状内皮细胞吞噬功能，使病情得到缓解。

三、适应证和禁忌证

1. 适应证

（1）风湿免疫性疾病　系统性红斑狼疮、狼疮性脑病、难治性类风湿关节炎、系统性硬化症、抗磷脂抗体综合征等。

（2）免疫性神经系统疾病　重症肌无力、急性炎症性脱髓鞘性多发性神经病、肌无力综合征、多发性硬化病、慢性炎症性脱髓鞘性多发性神经病等。

（3）消化系统疾病　重症肝炎、严重肝衰竭、肝性脑病、胆汁淤积性肝病、高胆红素血症等。

（4）血液系统疾病　多发性骨髓瘤、高γ－球蛋白血症、冷球蛋白血症、高黏滞综合征（巨球蛋白血症）、血栓性微血管病（血栓性血小板减少性紫癜/溶血性尿毒综合征）、新生儿溶血性疾病、白血病、淋巴瘤、重度血型不合的妊娠、自身免疫性血友病等。

（5）肾脏疾病　抗肾小球基底膜病、急进性肾小球肾炎、难治性局灶节段性肾小球硬化症、系统性小血管炎、重症狼疮性肾炎等。

（6）器官移植　器官移植前去除抗体（ABO 血型不兼容移植、免疫高致敏受者移植等）、器官移植后排斥反应。

（7）自身免疫性皮肤疾病　大疱性皮肤病、天疱疮、类天疱疮、中毒性表皮坏死松解症、坏疽性脓皮病等。

（8）代谢性疾病　纯合子或半纯合子型家族性高胆固醇血症等。

（9）药物中毒　药物过量（如洋地黄中毒等）、与蛋白结合率高的毒物中毒。

（10）其他　浸润性突眼等自身免疫性甲状腺疾病、多脏器衰竭等。

2. 相对禁忌证

（1）对血浆、人血白蛋白、肝素等有严重过敏史者。

（2）颅内出血或重度脑水肿伴有脑疝。

（3）非稳定期的心、脑梗死。

（4）药物难以纠正的全身循环衰竭。

（5）存在精神障碍不能配合治疗者。

四、注意事项和要点

血浆置换是在短时间内进行的治疗，需有结构完整、功能良好、方便有效、易于操作的血管通路；治疗过程中相关并发症很多，但通过认真护理患者和严谨的护理操作，可以使并发症减少到最低程度。相关并发症如下所述。

（1）过敏反应　输注的新鲜冷冻血浆中含有各种凝血因子、补体和白蛋白，会导致机体发生过敏反应，严重时出现喉头水肿、过敏性休克等。治疗前应询问患者有无过敏史，严格执行三查十一对，核对血型。可给予地塞米松 5mg 或 10% 葡萄糖酸钙20ml静脉注射预防；输注血浆速度根据患者情况进行，密切观察患者是否有寒战、高热皮疹、低血压、喉头水肿等过敏反应症状，及时通知医师进行相应处理，严重时及时停止治疗，做好相应记录。

（2）低血压　其原因如下：①原发疾病存在低血压，建立体外循环后更明显；②对冷冻血浆、白蛋白等制品过敏，发生透析膜生物不相容反应；③设置超滤速度过快而补充血浆白蛋白速度太慢；④补充晶体液过多；⑤治疗时使用降压药物。因此治疗前应注意观察患者血压、心率等生命体征变化，评估患者营养状态，停服降压药物，适当补液，治疗中保持血浆交换平衡。

（3）出血　因有些患者本身有出血倾向，治疗过程中凝血因子、血小板消耗、血小板破坏、抗凝药物使用剂量过大等因素都有可能导致治疗后加重出血，主要表现为皮肤、牙龈及消化道出血等。因此需要正确地动态评估，治疗前常规检测患者的凝血功能，根据医嘱决定抗凝剂种类、剂量或无肝素治疗；护士操作技能娴熟，避免反复多次穿刺损伤局部皮肤血管；治疗中严密观察皮肤黏膜及其他部位有无出血。

第七节　连续性肾脏替代治疗

一、概述

连续性肾脏替代治疗（continuous renal replacement therapy，CRRT）至今已有30多年，此技术在一定程度上克服了间歇性血液透析的缺陷，减少了并发症的发生，是所有连续、缓慢清除水分和溶质治疗方式的总称。传统CRRT技术每天持续治疗24小时左右，目前临床上根据患者病情治疗时间做适当调整，可缓慢清除水、代谢废物、内毒素、炎性因子及细胞因子等，来维持水、电解质及酸碱平衡，改善机体内环境，保证营养支持，患者能达到长期存活并有较好的生活质量。CRRT的治疗已不仅仅替代功能受损的肾脏，也应用于危重疾病的急救，成为各种危重病救治中最重要的支持措施之一，与机械通气和全胃肠外营养地位同样重要。

目前主要包括以下技术：缓慢连续超滤、连续性静－静脉血液滤过、连续性静－静脉血液透析滤过、连续性静－静脉血液透析、连续性高通量透析、连续性高容量血液滤过、连续性血浆滤过吸附。

二、原理

连续性肾脏替代治疗主要通过弥散、对流及吸附来清除溶质，通过超滤来清除水分。弥散对血液中的小分子溶质清除效果较好，对大分子物质清除效果较差；而对流对中大分子溶质如多肽、白蛋白等清除效果较好。

连续性肾脏替代治疗的优势如下所述。

（1）连续缓慢和等渗性清除水分和溶质，改善多器官功能，血流动力学稳定，重症患者耐受性和安全性好。

（2）溶质清除率高，毒素累积清除量增加，毒素水平控制稳定。

（3）液体清除率高，并有效控制代谢产物的水平，可为重症患者最大限度地提供营养支持。

（4）对颅内压影响较小。

三、适应证和禁忌证

（一）适应证

1. 肾脏疾病

（1）重症急性肾损伤（AKI）　血流动力学不稳定和需要持续清除过多水或毒性物质，如 AKI 合并严重电解质紊乱、酸碱代谢失衡、心力衰竭、肺水肿、脑水肿、急性呼吸窘迫综合征（ARDS）、外科术后、严重感染等。

（2）慢性肾衰竭（CRF）　合并急性肺水肿、尿毒症脑病、心力衰竭、血流动力学不稳定等。

2. 非肾脏疾病

多器官功能障碍综合征（MODS）、全身炎症反应综合征、脓毒血症或败血症性休克、急性呼吸窘迫综合征（ARDS）、挤压综合征、乳酸中毒、急性重症胰腺炎、心肺体外循环手术、慢性心力衰竭、肝性脑病、药物或毒物中毒、严重液体潴留、需要大量补液、严重的电解质和酸碱代谢紊乱、肿瘤溶解综合征等。

（二）禁忌证

连续性肾脏替代治疗无绝对禁忌证，但以下情况应慎用。

（1）无法建立合适的血管通路。

（2）严重的凝血功能障碍。

（3）严重的活动性出血，特别是颅内出血者。

四、注意事项及要点

（1）CVVH、CVVHDF、CHFD 使用高通量血液滤过器，CVVHD、SCUF 使用低通量透析器。

（2）制定相应的护理计划，全面了解患者病情及各项检验指标、治疗医嘱及通路情况；操作中可能出现的报警按照应急预案进行处理；确保透析机的各压力检测系统对体外循环系统进行在线连续动态监测；密切观察病情变化，监测患者生命体征、电解质、pH 值、出血及凝血的变化；保持通路固定完好、通畅，严格无菌操作。

（3）及时发现处理体外循环中出现的故障，治疗中定期检测患者的血气结果和电解质结果，根据病情调节治疗处方，准确记录患者病情变化、处方调整、通路情况及治疗结果，确保治疗的安全性和连续性。

（4）成品置换液使用前检查液体的完整性，药液一次用完，现用现配，配制置换液严格执行查对制度，严格无菌操作原则，配制必须在治疗室进行，配制好的置换液需注明配制日期、时间、加入药品名称和剂量，有效期为 4 小时。

（5）治疗期间保证病房空气流通，各种仪器设备做到一物一用一消毒，严格执行手卫生，做好患者的基础护理，感染患者床旁应有相应的隔离标识。

（6）严密观察病情变化，预防及积极参与治疗中出现的各种并发症。

参考文献

[1] 中国医院协会血液净化中心分会和中关村肾病血液净化创新联盟“血液净化模式选择工作组”. 血液净化模式选择专家共识 [J]. 中国血液净化，2019，18（7）：442－472.

[2] Kassakian CT，Ajmal S，Gohh RY，et al. Immunosuppression in the failing and failed transplant kidney：optimizing outcomes [J]. Nephrol Dial Transplant，2016，31（8）：1261－1269.

[3] 王质刚. 血液净化学 [M]. 4 版. 北京：北京科学技术出版社，2017.

[4] 文艳秋. 实用血液净化护理培训教程 [M]. 北京：人民卫生出版社，2010.

[5] 陈香美. 血液净化标准操作规程 [M]. 北京：人民军医出版社 [M]. 2010.

[6] 孙世澜，余毅，张燕林等. 血液净化新理论新技术 [M]. 郑州：河南科学技术出版社，2017.

[7] 刘章锁，陈江华. 危重急症血液净化治疗学 [M]. 郑州：河南科学技术出版社，2017.

[8] 刘子栋. 临床血液净化学理论与实践 [M]. 北京. 人民军医出版社，2017.

[9] 马小芬，孔维伟，张德琴，等. 肾脏病诊疗及急性肾损伤救治 [M]. 长春：吉林科学技术出版社，2016.

[10] 左力，隋准，何永洁，等. 慢性肾脏病管理手册 [M]. 北京：人民卫生出版社，2018.

[11] 余元勋，任伟，陈命家，等. 中国分子肾脏病学 [M]. 合肥：安徽科学技术出版社，2017.

第十二章　抗凝剂的应用

血液是一种流体组织，在机体的循环系统内流动，主要功能是物质的转运。在正常生理条件下，体内血液凝固系统、抗凝系统和纤维蛋白原降解系统保持一种最佳的平衡状态，这种平衡状态有防止机体组织出血、抑制血栓形成和保持血管内血流畅通的效果。尿毒症发病机制和病理改变导致患者出现高凝状态，同时还存在出血倾向。患者在透析治疗时，选择合理抗凝方案显得尤其重要。本章主要介绍透析患者的抗凝剂使用相关问题。

第一节　生理性止血

生理性止血是一种生理现象，是在正常生理情况下一些小血管破裂出血后在几分钟内自动停止，这种生理现象是机体重要的保护机制。临床上通过刺破耳垂和指尖测得出血时间来反映生理性止血功能状态。正常人的出血时间不得超过 9 分钟，如果时间较长可能存在出血倾向，如果时间较短则存在血栓形成风险。

一、生理性止血的基本过程

生理性止血主要包括血管收缩、血小板血栓形成和血液凝固三个生理过程。主要生理机制是损伤刺激引起血管收缩，减少局部血流，受损处的内皮下胶原暴露，血小板聚集，根据血小板黏附、释放、聚集、收缩和吸附的功能初步达到止血效果。在损伤后的血管启动血液凝固系统，是将可溶性的纤维蛋白原转换为不溶性的纤维蛋白，加固血栓处，起到永久性止血。

在生理性止血过程中，三个过程是相互重叠、相互发生的，它们之间有着密切的关系，其中血小板在生理性止血中起到重要作用。

二、血液凝固

血液凝固是指血液由流动的液体状态转变成不能流动的凝固状态的过程，其过程就是将可溶性的纤维蛋白原转换为不溶性的纤维蛋白，同时需要大量酶的参与。血液凝固也是一系列的凝血因子参与的经蛋白酶水解活化的反应过程。它是通过内源性和外源性途径使一系列的凝血因子按照一定次序被激活，生成凝血酶，使可溶性的纤维蛋白原变得稳定，最终生成纤维蛋白原。

三、纤维蛋白溶解

正常情况下止血栓形成后将逐步溶解，保证血管的通畅。止血栓的溶解主要依靠纤维蛋白原溶解系统。纤维蛋白原溶解主要是纤维溶解酶的激活和纤维蛋白与纤维蛋白原的降解。

第二节　血液透析常用抗凝剂

在透析时，血液经过透析管路和透析器，这些器材的表面都会存在促血栓形成因子，可以激发凝血系统，导致循环管路内凝血。另外，在透析时血管通路的通畅性、血液泵速的调节以及高超滤率等原因也会促使凝血。整个循环管路内一旦发生凝血，管路内形成的血栓就会阻塞管路或透析器，影响透析效果，严重时血栓会全部阻塞管路和透析器，导致治疗中断以及管路和透析器内的血液无法回输到患者体内，致使患者的血液丢失。因此，选择合理的抗凝方式、方法对患者透析极为重要，不仅使血液在循环管路和透析器内正常流动，保证透析效果，防止凝血和因凝血导致的血液丢失，还可以防止因透析而诱发的凝血导致的血栓性疾病。

抗凝血药是一类通过干扰机体生理性凝血过程而阻止血液凝固的药物，临床上主要用于防止血栓形成和阻止已经形成的血栓进一步发展。在临床工作中，医护人员根据患者的状态，选择合适的抗凝方式和抗凝药物，正确而及时地对抗凝效果进行监测和评估，以及适时地调整抗凝药物和剂量等，保证整个循环系统的通畅和较好的透析效果，在既不影响循环管路内血液凝固和充分抗凝的条件下，又要保证机体的凝血功能正常。

一、肝素

肝素最初是因从肝脏中提取而得名，药用肝素多来自于猪的肠黏膜和牛肺中，肝素的平均相对分子质量为12kDa。肝素是带强阴电荷的大分子化合物，不易穿过生物膜，肝素口服不被吸收，肌内注射易产生血肿，因此宜采用静脉给药方式，静脉给药后立即发挥抗凝作用。肝素在肝脏经肝素酶代谢，部分经肾脏排出。肝素主要与血管内皮结合，部分经单核－吞噬细胞系统清除，半衰期（$t_{1/2}$）为1～2小时，可随剂量增加而延长，不能被透析清除。

（一）药理作用

1. 抗凝作用

肝素主要的抗凝机制是激活血浆中的抗凝血酶Ⅲ，能增强AT－Ⅲ与凝血酶、活化型凝血因子和激肽释放酶结合，并抑制其活性，并且在肝素存在下，AT－Ⅲ与Ⅶa结合，抑制组织因子、Ⅶa复合物的形成。肝素可加速AT－Ⅲ与上述凝血因子结合反应达千倍以上，因此肝素在体内具有很强的抗凝活性。

2. 抗动脉粥样硬化

肝素通过降低血脂、保护动脉内皮细胞和抑制血管平滑肌细胞增生三个方面实现抗动脉粥样硬化作用。

肝素是目前国内血液透析中最常见的抗凝剂，除具有抗凝作用外，还具有抗炎、抑制免疫复合物介导疾病、调节细胞增殖、扩张血管与降压作用等。

（二）临床应用

用于防治血栓形成或栓塞性疾病，如心肌梗死、血栓性静脉炎、肺栓塞等，以及各种原因引起的弥漫性血管内凝血（DIC）。也用于血液透析、体外循环、导管术、微血管手术等，操作中及某些血液标本或器械的抗凝处理。

（三）配制与使用

目前，临床使用的肝素为2ml的液体制剂，含肝素12500U，各个血液透析中心（室）按照自己的使用习惯进行配制。一般情况下，每支肝素被视为100mg（1mg＝125U）来计算配制使用量。肝素在配制过程中要严格执行双人核对制度和无菌操作原则，必须确保配制量正确无误，配制后标明配制时间、配制剂量和配制人员姓名。

血液透析、血液滤过或血液透析滤过，一般首剂量为0.3～0.5mg/kg，追加量为5～10mg/h。常用间歇性静脉注射或持续性透析器/滤器前静脉注射，在治疗结束前30～60分钟停止追加。血液灌流和血浆置换，一般首剂量为0.5～1.0mg/kg。常用间歇性静脉注射或持续性透析器/滤器前静脉注射。治疗结束前30分钟停止追加。

（四）护理要点

1. 血液透析治疗前护理

（1）患者透析前护理人员要评估患者的凝血时间，询问患者近期有无牙龈出血、大便出血等情况，查看上几次的和最近一次的穿刺部位情况。询问患者前一次使用抗凝剂和滤器凝血的情况。如患者有出血倾向、摔伤史和手术等，护理人员应及时告知医生调整患者的抗凝剂使用情况。

（2）严格按照医嘱给药，认真核对医嘱给予的剂量。

2. 血液透析中的护理

（1）透析过程中监测患者的生命体征，密切巡视患者的滤器和管路凝血情况，查看透析机静脉压和跨膜压的压力变化，查看穿刺部位有无渗血。严密巡视有出血倾向的患者。

（2）检查核对肝素配制剂量和医嘱是否一致。

（3）检查肝素泵是否正常运行。

（4）患者结束治疗前30分钟停止追加肝素。

3. 血液透析后的护理

（1）回血后评估滤器和管路凝血程度，并做好记录。

（2）告知患者要勤观察穿刺部位是否有渗血。

（3）告知患者在生活中要做好自我防护，避免发生跌倒和磕碰。

（五）不良反应

1. 自发性出血

自发性出血是肝素最常见的不良反应，表现为黏膜和关节腔出血。肝素用量过大可发生严重出血，对于肝素引起的出血可使用鱼精蛋白拮抗。

2. 血小板减少症

肝素能诱发可逆性急性血小板减少症。某些患者并发血小板减少是因为药物的直接影响。另一些患者产生肝素依赖性IgG抗体，致血小板聚集，在肝素诱发血小板减少的同时伴血栓形成，常发生在用药1～20天内。停药即可恢复血小板数。因此肝素抗凝期间应常规监测血小板计数。若发现血小板数<10万/ml，应停用肝素。

3. 骨质疏松

多见于长期使用肝素患者，与肝素积累有关，发生机制尚不明确，可能与肝素在骨组织中蓄积影响骨矿化有关。尽可能减少肝素的使用，优先选择低分子量肝素，给予活性维生素治疗。

（六）临床应用注意事项

（1）肌内注射易引起局部血肿，故禁用。少数患者皮下注射发生注射部位瘙痒及灼热感，应深部皮下（脂肪层）注射，可选择腹壁肌以下脂肪层，脐周2～3cm以内为禁区。

（2）药物互相反应，肝素带强酸性，遇碱性药物则失去抗凝性能。阿司匹林、非类固醇类消炎药、右旋糖酐、双嘧达莫有增加出血并发症的危险。合并应用应小心监测出血情况。

（3）有出血倾向，严重肝肾功能不全，胆囊疾病，溃疡病，溃疡性结肠炎，恶性高血压，内脏肿瘤，脑出血史，血友病，亚急性细菌性心内膜炎，围生期妇女，近期外伤，眼、脑及脊柱手术，胃肠持续导管引流，腰椎留置导管者等均禁用肝素。

二、低分子量肝素

低分子量肝素也是间接凝血酶抑制剂，是由物理过滤、化学解聚或酶法对普通肝素降解得来，相对分子质量低于6.5kDa。低分子量肝素具有选择性抗凝血因子Xa活性，对凝血酶或其他凝血因子影响较小的特点。低分子量肝素抗凝血因子Xa活性的半衰期（$t_{1/2}$）长，因此静脉注射活性可维持12小时。

（一）药理作用

低分子肝素对因子Ⅹa、Ⅻa和舒血管素有抑制作用，但对凝血酶、因子Ⅸ和因子Ⅺ几乎无抑制作用，分子质量越低，抗凝血因子Ⅹa活性越强，这样就使抗血栓作用与出血作用分离，保持了肝素的抗血栓作用而降低了出血的危险。针对不同适应证的推荐剂量，低分子肝素不延长出血时间。

（二）临床应用

用于预防和治疗深部静脉血栓形成，也可用于血液透析时预防血凝块形成。而低分子肝素具有注射吸收好、半衰期长、生物利用度高、出血副作用少且无须实验室监测等优点。其临床应用不断扩大：在外科手术中，用于治疗静脉血栓形成，预防静脉血栓栓塞性疾病，治疗已形成的深静脉血栓；在血液透析中预防体外循环中血凝块的形成。

对于临床上没有活动性出血性疾病，既往无低分子肝素过敏史，无肝素诱导血小板减少症，且血小板数量基本正常；但脂代谢和骨代谢的异常程度较重，或血浆部分凝血活酶时间、凝血酶原时间和国际标准化比值轻度延长具有潜在出血风险的患者，推荐选择低分子肝素作为抗凝药物。

（三）使用方法

一般给予60～80U/kg，静脉注射。血液透析、血液灌流、血浆吸附或血浆置换的患者无须追加。连续性肾脏替代治疗患者可每4～6小时给予30～40U/kg静脉注射。

（四）护理要点

1. 血液透析治疗前护理

（1）患者透析前护理人员要询问患者有无过敏史，有无出血史等。

（2）严格按照医嘱给药。

（3）按照要求正确配制稀释药液。

2. 血液透析中的护理

（1）透析过程中监测患者的生命体征，密切巡视患者的滤器和管路凝血情况，查看透析机静脉压和跨膜压的压力变化，查看穿刺部位有无渗血。严密巡视有出血倾向的患者。

（2）检查核对配制剂量和医嘱是否一致。

（3）定期检测抗Xa因子，根据检验结果及时调整用量。

3. 血液透析后的护理

（1）回血后评估滤器和管路凝血程度，并做好记录。

（2）告知患者要勤观察穿刺部位是否有渗血。

（3）告知患者在生活中要做好自我防护，避免发生跌倒和磕碰。

（五）不良反应

出血是最常见的不良反应，但与肝素相比出血量明显减少，诱导血小板降低的不良反应比普通肝素明显减低。长期使用低分子肝素容易导致骨质疏松或病理性骨折。

三、阿加曲班注射液

阿加曲班是一种凝血酶抑制剂，是人工合成左旋精氨酸衍生物，可逆地与凝血酶活性位点结合。阿加曲班的抗血栓作用不需要辅助因子抗凝血酶。阿加曲班在体内代谢，经静脉注射，主要是肝细胞色素 P_{450} 酶代谢。

（一）药理作用

阿加曲班是一种凝血酶抑制剂，可逆地与凝血酶活性位点结合。阿加曲班通过抑制凝血酶催化或诱导的反应，包括血纤维蛋白的形成，凝血因子Ⅴ、Ⅷ和ⅩⅢ的活化，蛋白酶C的活化及血小板聚集发挥其抗凝血作用。阿加曲班对凝血酶具有高度选择性。治疗浓度时，阿加曲班对相关的丝氨酸蛋白酶（胰蛋白酶、因子Xa、血浆酶和激肽释放酶）几乎没有影响。阿加曲班对游离的及与血凝块相联的凝血酶均具有抑制作用。阿加曲班与肝素诱导的抗体间没有相互作用。

（二）临床应用

阿加曲班注射液用于发病48小时内的缺血性脑梗死急性期患者的神经症状（运动麻痹）、日常活动（步行，起立、坐位保持及饮食）的改善。

（三）使用方法

推荐首剂量为250μg/kg，追加1～2μg/(kg·min)，滤器前泵入，治疗结束前30分钟停止追加。

（四）护理要点

1. 血液透析治疗前护理

（1）患者透析前护理人员要询问患者有无过敏史，有无出血史等。

（2）严格按照医嘱给药。

（3）按照要求正确配制稀释药液。

2. 血液透析中的护理

透析过程中监测患者的生命体征，密切巡视患者的滤器和管路凝血情况，查看透析机静脉压和跨膜压的压力变化，查看穿刺部位有无渗血。严密巡视有出血倾向的患者。

3. 血液透析后的护理

（1）回血后评估滤器和管路凝血程度，并做好记录。

（2）告知患者要勤观察穿刺部位是否有渗血。

（3）告知患者在生活中要做好自我防护，避免发生跌倒和磕碰。

（五）不良反应

1. 出血性脑梗死

会出现出血性脑梗死的症状，密切观察病情，一旦发现异常情况应终止给药，进行适当的处理。

2. 脑出血、消化道出血

进行密切观察，一旦发现异常情况应终止给药，进行适当的处理。

3. 过敏性休克

可能有过敏性休克（荨麻疹、血压降低、呼吸困难等）出现，所以要进行密切观察，一旦发现异常情况应终止给药，并及时对症处理。

四、枸橼酸钠抗凝剂

枸橼酸钠抗凝剂为体外抗凝剂，其酸根与钙离子形成难解离的可溶性络合物，致使血中钙离子浓度降低。仅用于单采原料血浆的体外抗凝血，以枸橼酸的强大弥散清除作为基础，大多学者推荐从动脉端输入枸橼酸钠，从静脉端用葡萄糖酸钙或氧化钙中和，为了避免代谢性碱中毒和高钠血症，需同时使用低钠、无碱基及无钙透析液。该技术具有较高的尿素清除率，透析器滤器有效使用时间长，缺点就是代谢性碱中毒发生率高，需监测血游离钙、pH 值、血气分析等。应用枸橼酸钠抗凝剂进行连续性血液净化前要对患者病情、凝血状态等进行评估，治疗过程中要监测抗凝的有效性和患者的安全性，治疗后也要对患者的病情和安全性进行再次评估。

（一）使用方法

用于血液透析、血液滤过、血液透析滤过或连续性肾脏替代治疗患者。枸橼酸钠浓度为 4%～46.7%，以临床常用的一般给予 4% 枸橼酸钠为例，4% 枸橼酸钠 180ml/h 滤器前持续注入，控制滤器后的游离钙离子浓度为 0.25～0.35mmol/L；在静脉端给予 0.056mmol/L 氯化钙生理盐水（10% 氯化钙 80ml 加入到 1000ml 生理盐水中）40ml/h，控制患者体内游离钙离子浓度为1.0～1.35mmol/L，直至血液净化治疗结束；也可采用枸橼酸置换液实施。重要的是，临床应用局部枸橼酸抗凝时，需要考虑患者实际血流量并应依据游离钙离子的监测相应调整枸橼酸钠（或枸橼酸置换液）和氯化钙生理盐水的输入速度。

（二）注意事项

1. 代谢性酸中毒

严重肝衰竭、低血压休克、严重低氧血症等，均可使枸橼酸钠代谢不充分，导致碳酸氢钠产生不足；枸橼酸的输注与排出速度比例不恰当。

2. 代谢性碱中毒

体内枸橼酸钠负荷量过大，导致碱负荷过多。另外，补充碳酸氢钠过多，易导致代谢性碱中毒。

3. 低钙血症和高钙血症

枸橼酸钠蓄积和（或）静脉端补钙不足。前者表现为低钙血症同时伴有代谢性酸中毒，后者常表现为单纯低钙血症。高钙血症的原因则为枸橼酸钠输注不足和（或）静脉端补钙过量。

4. 高钠血症

忽略枸橼酸钠中钠的影响，没有降低透析液/置换液中钠的浓度。

第三节　抗凝剂的半衰期及使用禁忌

（一）抗凝剂的半衰期

药物名称	半衰期
肝素注射液	30min～3h
低分子肝素钙	2～5h
阿加曲班注射液	18～40min

（二）抗凝剂的禁忌证

1. 肝素或低分子肝素

（1）患者既往存在肝素或低分子肝素过敏史。

（2）患者既往曾诊断过肝素诱发的血小板减少症（HIT）。

（3）合并明显出血性疾病。

（4）有条件的单位推荐检测患者血浆抗凝血酶Ⅲ活性，对于血浆抗凝血酶Ⅲ活性<50%的患者，不宜直接选择肝素或低分子肝素；应适当补充抗凝血酶Ⅲ制剂或新鲜血浆，使患者血浆抗凝血酶Ⅲ活性≥50%后，再使用肝素或低分子肝素。

2. 枸橼酸钠

（1）严重肝功能障碍。

（2）低氧血症（动脉氧分压<60mmHg）和（或）组织灌注不足。

（3）代谢性碱中毒、高钠血症。

3. 阿加曲班

合并明显肝功能障碍不宜选择阿加曲班。

第四节　无抗凝剂使用

对于一些有活动性出血或疑似活动性出血的患者在透析时，不得采用任何抗凝剂，必须采用无抗凝剂治疗。

一、无抗凝剂的适应证

（1）有活动性出血。

（2）近期外科手术，有高危出血风险。

（3）凝血系统疾病。

（4）血小板减少。

（5）因其他原因无法应用肝素的患者。

二、操作方法

（1）血液透析实施前，透析器和透析管路给予4mg/dl的肝素生理盐水预冲，保留20分钟后，在进行引血前再给予生理盐水500ml将肝素盐水冲洗干净。对活动性出血和高危出血倾向患者，应防止肝素进入患者体内。

（2）血液透析治疗过程中每30～60分钟，给予100～200ml生理盐水冲洗管路和滤器。

（3）在患者可耐受的情况下，尽量提高血流量，保证血流量在250ml/min以上。

（4）无肝素透析的透析时间尽量少于4个小时。此方法的缺点是操作复杂，易发生透析器和透析通路凝血而使透析效率下降。

参考文献

［1］邱丽颖，张轩萍．药理学［M］．北京：中国医药科技出版社，2016.

［2］袁秉祥，臧伟进．药理学教程［M］．北京：高等教育出版社，2008.

［3］李红兵，辛玲芳．血液透析操作技术及护理［M］．北京：人民军医出版社，2015.

[4] 叶朝阳. 血液透析血管通路技术与临床应用 [M] .2 版. 上海：复旦大学出版社，2011.
[5] 孙世澜，余毅，张燕林. 血液净化新理论新技术 [M] . 河南：河南科学技术出版社，2017.
[6] 刘章锁，陈江华. 危重急症血液净化治疗学 [M] . 河南：河南科学技术出版社，2017.
[7] 陈香美. 血液净化标准操作规程 [M] . 北京：人民军医出版社，2010.
[8] 王质刚. 血液净化学 [M] .4 版. 北京：北京科学技术出版社，2016.
[9] 余美芳，沈霞. 血液透析护士层级培训教程 [M] . 北京：科学技术出版社，2019.
[10] 朱大年，王庭槐. 生理学 [M] .8 版. 北京：人民卫生出版社，2013.
[11] 沈霞. 血液净化专科护士工作手册 [M] . 北京：科学出版社，2017.
[12] 李寒. 透析手册 [M] .5 版. 北京：人民卫生出版社，2017.

第十三章　血 管 通 路

血液透析治疗是现代慢性肾衰竭终末期替代治疗的主要手段之一。慢性肾衰竭终末期患者需终身依靠血液透析治疗来维持生命，血管通路无疑是患者的生命线。早期人们用注射器采血注入透析器，透析后又用注射器回注患者血管内，到每次透析治疗时都需要切断一根动脉血管，再和一根玻璃管或金属管建立血管通路，治疗后把插管拔掉然后结扎血管，下次透析时再重新置入导管。随着科学技术的发展、血液透析技术的不断创新，这些问题已得以改善。血管通路的发展史经历了直接穿刺、动静脉外瘘、中心静脉置管、动静脉内瘘等过程，使血液透析治疗变得更安全、简单，血管通路变得易行、长期有效。

第一节　血管通路发展史

一、动静脉外瘘

1953 年 Belding Scribner 与他的助手 Wayne Quinton 对许多材料进行了研究，最后确定聚四氟乙烯（polytetrafluoroethylene，PTFE）为最佳材料。他因 PTFE 能防止蛋液粘结在锅上，联想到其也可能会防止血液的粘结，实验结果证实了他们的想法。1960 年 3 月 9 日，Quinton、Scribner、Dilland 等第一次用两根 PTFE 导管插到一位叫 Clyde Shields 的透析患者手臂上相邻动、静脉血管上，并且在体外连接起来，可重复使用。这一手术的成功，使慢性肾衰竭透析患者能够较长期地进行间断治疗，开创了血液透析疗法的新时代，是血管通路历史上的第一个里程碑，被称为动静脉外瘘。

二、动静脉内瘘

慢性肾衰竭透析患者的维持性透析治疗因为动静脉外瘘成为了可能，但严重的并发症及较短的使用寿命仍然难以克服。1962 年 James Cimino 与 Michael Brescia 说明了一种动静脉穿刺技术，联想到了内瘘通路的概念，凭借这些理念与外科医生 Kenneth Appel 合作将患者前臂头静脉与桡动脉吻合起来，创建了第一例动静脉内瘘，此技术称为动静脉内瘘（arterio - venous fistula，AVF）。此后在 Brescia、Aboody、Hurwide 等人的帮助下，动静脉内瘘技术日趋完美。他们发现随着时间的延长，头静脉血管管腔越来越扩张，血管壁越来越厚，穿刺时变得更加容易。此技术的出现使血管通路历史揭开了新的篇章，可以说是血管通路史上的第二个里程碑。

动静脉内瘘的出现使血液透析治疗更加容易、更加方便，治疗效果越来越好，并发症越来越少，成为了维持性透析患者最有效、最安全、使用时间最长的血管通路。目前为止动静脉内瘘是不可替代的永久性血管通路。

三、移植血管内瘘

对于那些因周围血管病使自身血管严重破损或血管纤细无法制作动静脉内瘘的患者，怎样才能解决血管通路问题是困扰科学界的一大难题。20 世纪七八十年代，随着科技的发展，人们不断探索，经历了利用大隐静脉、牛颈动脉、人脐带静脉经过移植形成内瘘，但因耐受重复穿刺效果较差、易出现早期堵塞、长期通畅率低、生物相容性差、取材困难等问题未得到推广。1978 年 Campbell 等报道了聚四氟乙烯（PTFE）在临床中的应用，在很大程度上改善了移植血管内瘘的现状。PTFE 人工血管具有其他血管材料不可比拟的优点，如取材容易、容易穿刺、生物相容性好、对感染与血栓均有一定的抵抗性等。PTFE 人工血管目前已成为应用最广泛的移植血管材料。

四、中心静脉置管的发展

1953 年 Seldinger 等采用了一种通过导丝经皮置入导管的方法，成功地为一名患者进行了动脉造影，后来这种插管方法被称为 Seldinger 技术，并一直沿用至今。1961 年 Stanley Shaldon 采用 Seldinger 技术将导管置入股动脉及股静脉进行了血液透析治疗，透析后将导管拔除。从此，为中心静脉导管在血液透析中的应用开创了先河，此种导管后来统称为 Shaldon 导管。

1963 年 Shaldon 等试图长期保留股动静脉导管以进行维持性血液透析治疗，利用肝素防止血栓形成，但这种措施存在许多并发症。1964 年，Tomoseck 等对股动静脉置管进行改进，在同侧股静脉置入两根导管作为血管通路，从而大大减少了出血等并发症，且留置时间较长。当时由于导管留置引起的肺栓塞等发生率较高，Shaldon 等主张不再将股静脉导管作为永久性血管通路，只作为临时性血管通路。因为当时动静脉内瘘尚未出现，所以继续使用动静脉外瘘作为维持性血管通路。

Uldall 在 1963 年利用 Seldinger 技术完成锁骨下静脉置管技术，故锁骨下静脉导管也称为 Uldall 导管。1969 年 Erben 等首次利用 Uldall 导管进行血液透析。20 世纪 70 年代锁骨下静脉置管技术越来越多地应用于临床，临床研究发现锁骨下静脉置管的感染率低于股静脉置管，不需要长时间住院，而且患者可以戴导管回家。

1979 年 Uldall 等又对导管进行了改进，使导管的保留时间延长到平均 21 天。进入二十世纪八十年代后，随着导管材料技术的改良及血液透析技术的发展，锁骨下静脉导管的临床应用更加广泛，留置时间明显延长，甚至成为一些无法建立动静脉内瘘患者的长期血管通路。锁骨下静脉置管在置管技术上有一定难度，而且并发症相对较多，如静脉狭窄、易损伤动脉、止血困难、血气胸等；而颈内静脉置管操作更简单、安全、成功率高。Lawin 及 Bambauer 等发现颈内静脉置管比锁骨下静脉置管具有明显优越性。目前颈内静脉已成为血液透析首选的中心静脉置管途径。

二十世纪八十年代初期，带涤纶套的硅胶置管的出现延长了置管使用寿命，但置管的感染率、血栓形成率、血流量不足发生率仍较高，其重复循环率也高达 4%～12% 和平均使用寿命也仅为 18～24 个月。对于动静脉内瘘成熟时间较长的患者，可以用带涤纶套置管作为血管通路的过渡。

五、无针透析通路

动静脉内瘘在透析时都需要静脉穿刺，所以不可避免地伴有损伤或疼痛。二十世纪八十年代研制出了一种新型的血管通路，称 Hemasite 及 Bentley Dia TAP 通路，又叫纽扣型无针移植物血管通路（NNAVG）。该通路把动静脉外瘘与移植血管内瘘的特点结合起来，呈倒“T”圆柱形，其纵枝穿出皮肤连接透析管路，横枝与 PTFE 移植血管搭桥连接，治疗结束时用硅胶帽封闭。

由于 Hemasite 装置连接头暴露于皮肤外，所存在的并发症发生率会很高，局部及全身感染一旦发生，抗生素很难控制时就必须拆除装置。血栓一旦形成会影响到 Hemasite 装置通畅率，降低 Hemasite 装置使用寿命。Hemasite 装置常发生与 PTFE 血管连接处损伤，可引起严重出血。因此该装置未能普及。

第二节　动静脉内瘘血管通路

透析用血管通路是透析患者的“生命线”，而透析患者寿命的长短往往依赖于透析的充分性，透析的充分性又依赖于血管通路，所以如何保护患者的血管通路至关重要。动静脉内瘘在透析用血管通路中占有绝对优势，主要包含两种，分别为自体动静脉内瘘和移植动静脉内瘘。

一、自体动静脉内瘘

自体动静脉内瘘术（autogenous arteriovenousfistula，AVF）是一种表浅的静脉血

管和相邻的动脉血管吻合的手术，使动脉血流入静脉血管中，静脉血管动脉化，便于血管穿刺，从而形成自体动静脉内瘘。

（一）建立自体动静脉内瘘的时机

根据《中国血液透析用血管通路专家共识（第二版）》，AVF 建立时机如下：当预计半年内需进行血液透析治疗；估算的肾小球滤过率（estimated glomerularfiltration rate，eGFR）$<15ml/(min \cdot 1.73m^2)$和（或）血清肌酐（serum creatinine，SCr）$>528\mu mol/L$；对于糖尿病患者 eGFR $<25ml/(min \cdot 1.73m^2)$和（或）SCr $>352\mu mol/L$；再根据患者的相关症状、体格检查、实验室检验结果等做出判断。如果尿毒症症状明显的患者，保守治疗难以控制应尽早建立 AVF，残余肾功能可不作为评定指标。

各国指南对于 AVF 建立的时间有所不同，AVF 最主要是通过肾小球滤过率的估值或预计进行透析的时间进行评定，同时也指出合并糖尿病等高风险患者可适当提前。

（二）适应证与禁忌证

1. 适应证

（1）慢性肾衰竭需长期行血液透析治疗的患者。

（2）糖尿病肾病患者少尿或无尿，需长期单纯超滤治疗的患者。

（3）顽固性心力衰竭，需长期单纯超滤治疗的患者。

（4）腹膜透析失败，需改为血液透析的患者；移植肾失功，需行血液透析治疗的患者。

2. 禁忌证

（1）预期患者存活时间短于 3 个月。

（2）心血管状态不稳，心力衰竭未控制或低血糖患者。

（3）手术部位存在感染。

（4）同侧锁骨下静脉安装心脏起搏器导管。

（5）四肢近端大静脉或中心静脉存在严重狭窄、明显血栓或临近病变影响静脉回流。

（6）患者前臂 ALLEN 实验阳性，禁止行前臂动静脉造瘘术。

（三）自体动静脉内瘘术

医生术前对患者的血管条件进行充分评估以及设计精细的手术方案，是建立动静脉内瘘成功的先决条件。医生对患者手术部位、血管的通畅性、血流速度和血管的直径等进行充分评估，观察动脉的搏动、静脉的走形和侧支循环情况，充分了解患者的病史和相关并发症，并根据一些物理学检查手段对患者的血管情况充分评估。

1. 满足血管的条件

（1）前臂 ALLEN 实验：①患者面对医生，伸出手掌，掌心向上；②医生双手拇指同时按压患者手腕处的桡动脉和尺动脉；③在压紧血管的同时让患者反复握拳，使手掌呈现苍白色；④此时医生先松开尺动脉的压迫，观察患者的手掌与手指是否变回粉红色，然后松开所有的压迫。重复以上步骤再观察桡动脉的通畅性。

（2）当放松对动脉的压迫后，苍白的手掌恢复粉红色，表示动脉通畅，反映血流量充足，如释放后手掌苍白持续时间≥5 秒，表示试验阳性（图 13－1）。另外一种方法可以快速检查患者的动脉情况，用一台心电监护仪来完成操作，步骤、方法和 ALLEN 实验相似。首先将指夹式血氧仪夹在手指端，查看监护屏上血氧数值，医生双手拇指同时按压患者手腕处的桡动脉和尺动脉，此时血氧指数迅速下降，医生先松开一端的压迫，血氧指数上升则表示阴性，反之则表示阳性。

2. 手术部位选择原则

临床中行 AVF 手术选择部位按先非惯用侧，后惯用侧；先前臂，后上臂；先远心端后近心端。可首先选择血管手术部位为前臂腕部时选择桡动脉－头静脉；其次为尺动脉－贵要静脉、桡动脉－贵要静脉、尺动脉－头静脉。肘部血管为头静脉、贵要静脉或肘正中静脉－肱动脉或其分支的桡动脉或尺动脉。选择弹性好、动脉直径≥1.5mm、静脉直径≥2.0mm 的血管。

3. 血管吻合的方式

端端吻合（图 13－2）、端侧吻合（图 13－3）、侧侧吻合（图 13－4）。

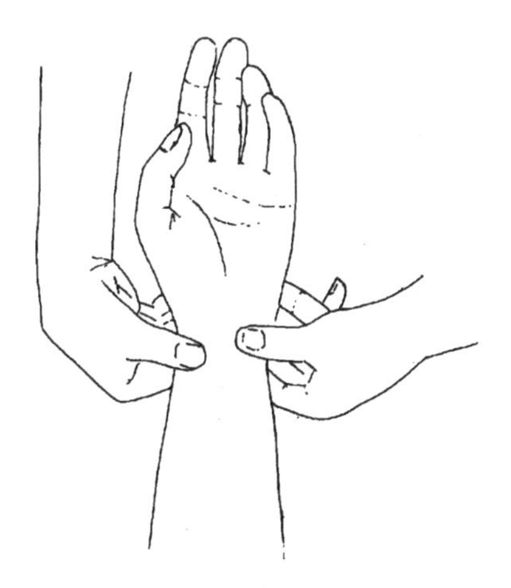

图 13－1 前臂 ALLEN 实验

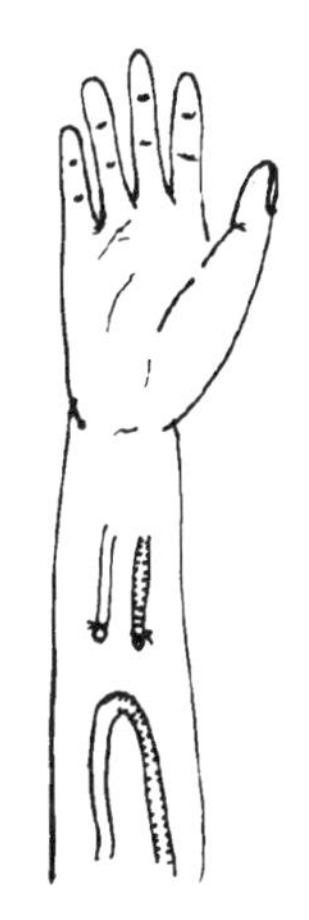

图 13－2 端端吻合

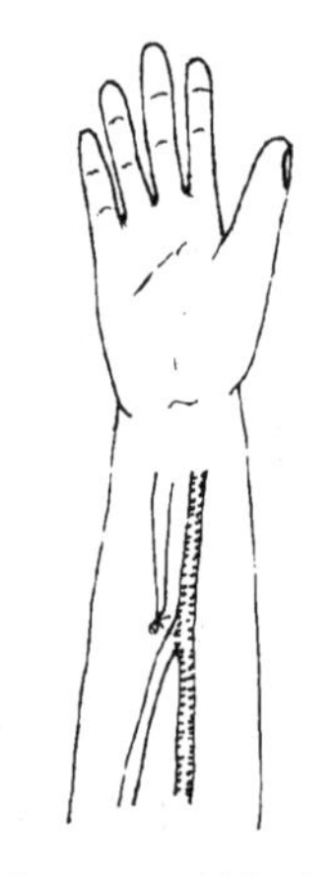

图 13－3　端侧吻合

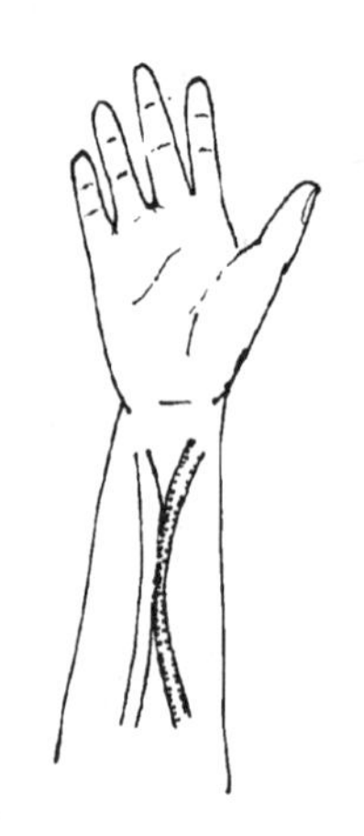

图 13－4　侧侧吻合

4. 麻醉方式

局部浸润麻醉或臂丛麻醉。

5. 手术体位

仰卧位。

6. 用物准备

辅助物品：听诊器、绷带。

消毒物品：碘伏、酒精。

无菌包：内瘘敷料包、内瘘器械包、内瘘显微器械包。

药品：盐酸利多卡因、盐酸布比利多卡因、肝素、0.9%氯化钠注射液100ml。

无菌物品：手术刀11#、无菌手套、10ml注射器、5ml注射器、手术缝线。

7. 内瘘术

消毒：同外科消毒。

局部麻醉（图13－5）、手术切口（图13－6）、血管剥离（图13－7）、血管缝合（图13－8）、瘘口缝合（图13－9）。

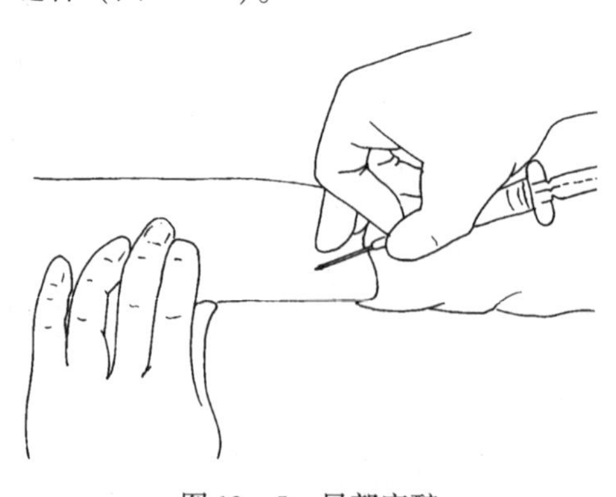

图 13－5　局部麻醉

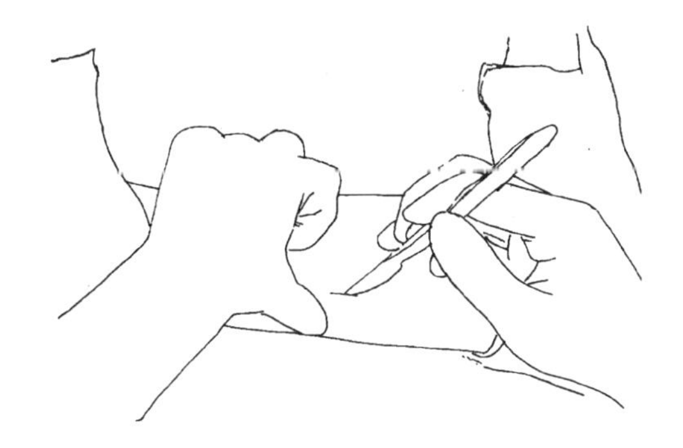

图 13－6　手术切口

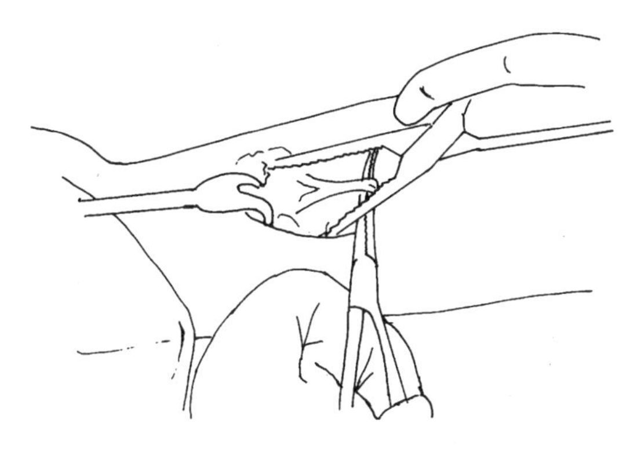

图 13－7　血管剥离

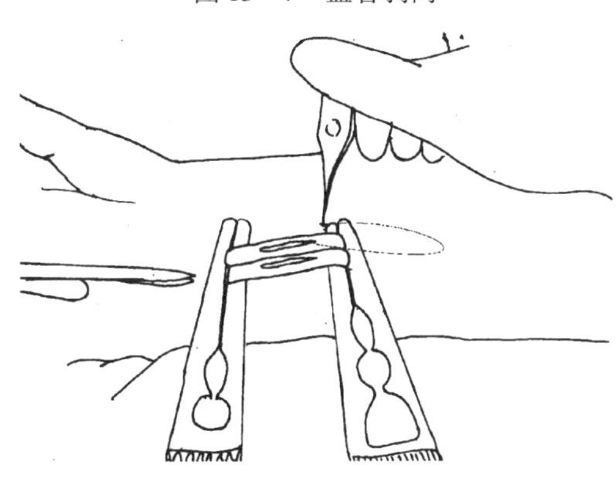

图 13－8　血管缝合

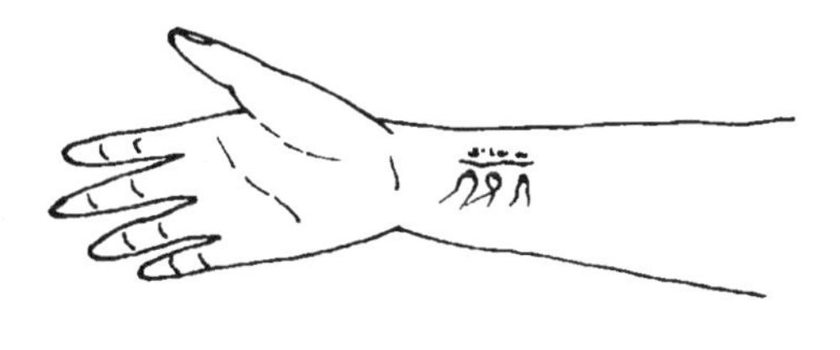

图 13－9　瘘口缝合

8. 术后护理

（1）手术结束后，略抬高术肢，促进静脉回流，减轻自体动静脉内瘘肢体的水肿。避免绷带或衣物过紧而影响肢体血液循环。

（2）入睡时不可偏向或压迫内瘘侧，避免 AVF 血液淤滞而发生栓塞，禁止在该侧肢体输液、输血和测量血压等。

（3）手术麻药过后，伤口会有不同程度上的疼痛，建议术后卧床休息，如疼痛难忍可告知医生，给予适当的止痛措施。

（4）术后观察伤口渗血及肢端有无苍白、发凉、皮温升高等情况，每 3 天换药一次，视愈合情况拆线常规为 10 ~ 14 天，注意包扎敷料时不要加压，如伤口敷料有渗血，及时换药处理。

9. 术后健康宣教

AVF 是尿毒症患者的“生命线”，注意以下问题，以维护好 AVF。

（1）自我观察，一般每天至少 4 ~ 5 次观察内瘘的通畅情况，如发现震颤和杂音减弱或消失，应立即和医生联系。

（2）避免在 AVF 侧肢体抽血化验、输液、输血、测量血压。

（3）AVF 肢体避免暴露于过热或过冷环境中。在日常生活中应注意内瘘侧肢体不可长时间上举，避免穿衣袖过紧的衣服以免受压，不能提重物、戴手表、手镯和过紧的护腕等。

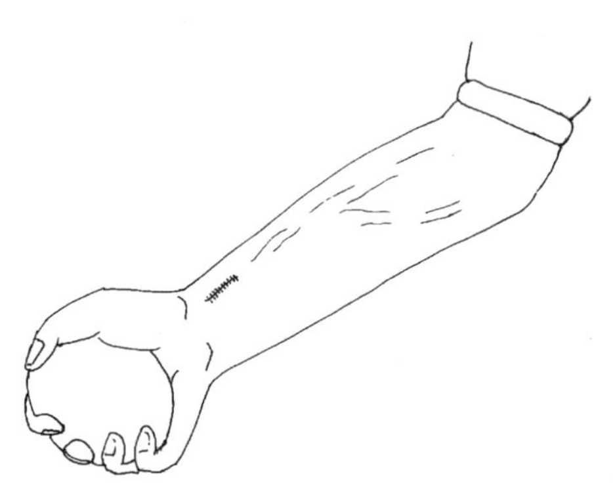

图 13 – 10　绑带加压锻炼

（4）睡眠时不要压迫 AVF 侧肢体。为避免 AVF 受到碰撞，可佩戴合适的护腕。

（5）AVF 术后 7 天可以进行握球等肌肉锻炼，以促进 AVF 早期成熟。可每日捏橡皮球 3 ~ 4 次，每次持续 10 ~ 15 分钟，握力次数适量而止；血管条件较差者，为了可促进 AVF 的成熟，可用止血带加压 AVF 手臂的上臂，使血管适度充盈扩张，每日 2 ~ 3 次，每次 5 ~ 10 分钟，握力次数适可而止(图 13 – 10)。可配合药物（喜疗妥软膏）涂擦血管表面皮肤，软化血管，或用热毛巾热敷；也可用远红外线照射促使 AVF 的成熟，同时在血液净化中心护士或医生指导下进行功能锻炼。

第三节　自体动静脉内瘘临床应用

自体动静脉内瘘（autogenous arteriovenousfistula，AVF）如何在临床当中长久使

用，需医、护、患共同维护，根据自体动静脉内瘘的特点做出相应的规划，使其能够在患者生命过程中起到必要的作用。

一、自体动静脉内瘘成熟标准

自体动静脉内瘘成熟指自体动静脉内瘘在透析治疗时易于穿刺，穿刺时成功率达到最高，在整个治疗过程中提供充足稳定的血液流量，满足每周3次以上的透析治疗。在透析时血泵实际血流量不能达到200ml/min时为血流量不足。

1. AVF成熟判断

判断AVF成熟主要借助于物理检查和多普勒超声检查。

首先观察AVF吻合口震颤是否良好，有无异常增强、削弱或消失；AVF静脉走行平缓、直、表浅、粗细均匀、弹性良好，可触及到震颤，没有异常增强、削弱或消失，能满足足够的穿刺区域。

多普勒超声下观察内瘘情况，AVF瘘口自然血流量>500ml/min，血管内径≥5mm，血管距皮深度<6mm。

2. AVF成熟不良

AVF成熟不良指AVF术后12周发育不成熟，达不到血液透析治疗的需求，主要包括内瘘穿刺困难和（或）动脉血流量不足。

3. 处理方法

应当在手术后6周内开始做AVF成熟情况评估。如不成熟应加强功能锻炼；有静脉属支，结扎静脉属支；有狭窄，处理血管狭窄（流出道或流入道）。出现以上情况可改为近端内瘘。

二、自体动静脉内瘘使用

（一）AVF穿刺时机

《中国血液透析用血管通路专家共识（第二版）》建议AVF最好在术后8~12周开始使用，特殊情况至少1个月后再根据AVF血管成熟情况使用。适当延长首次穿刺时间对AVF的整体使用年限有益，可延长AVF的整体寿命。

（二）血管穿刺规划

1. 血管满足条件

血管由静脉动脉化，血管走形平缓、表浅、直、粗；弹性良好可触及震颤；皮肤无瘢痕、硬结、红肿等皮肤问题。可以做以下穿刺规划：①结合穿刺点特点、血管特点、AVF特点做穿刺规划；②根据患者自身情况做规划，如病情、治疗模式、治疗规律等；③充分利用 AVF 整体血管及未动脉化的静脉血管；④选择合适的穿刺方法。

2. 穿刺顺序与方法

（1）穿刺顺序　从远心端到近心端，进行绳梯式穿刺法或扣眼式穿刺法，不推荐定点穿刺法（不包括纽扣穿刺法），避免在 AVF 吻合口附近进行穿刺，内瘘穿刺针与皮肤的角度为 20°～30°。推荐动脉穿刺针呈向近心方向，尤其是动脉穿刺针接近 AVF 瘘口时，建议使用 17～18G 穿刺针，血流量以 180～200ml/min 为宜（图 13－11）。

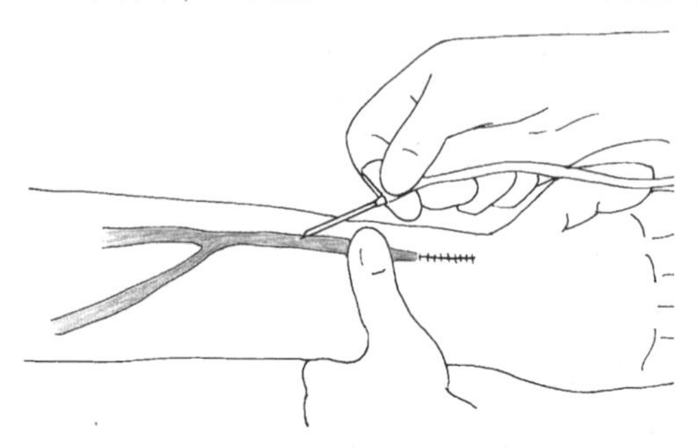

图 13－11　穿刺示意图

（2）穿刺方法　常见的穿刺方法有绳梯穿刺法和扣眼穿刺法，血液透析治疗穿刺点为两个穿刺点，即引血点和回血点（简称 A 穿刺点和 V 穿刺点）。根据两针不同特点可选择不同血管，A 穿刺点要满足治疗时所需要的血流量，V 穿刺点为回血点满足回血需要。

（三）具体穿刺方法

1. 绳梯穿刺法

绳梯式穿刺方法是指穿刺点有规划有计划地进行穿刺，有一定的时间间隔、有距离地均匀分布在内瘘血管上，避免局部反复穿刺导致的血管损伤，出现血管狭窄和瘤样扩张、瘢痕等并发症。

（1）绳梯穿刺的必备条件

①动静脉内瘘体长＞10cm，血管走形流畅，穿刺部位距离动静脉内瘘口＞3cm，两针相距＞5cm，呈阶梯式循环穿刺（图 13－12）。

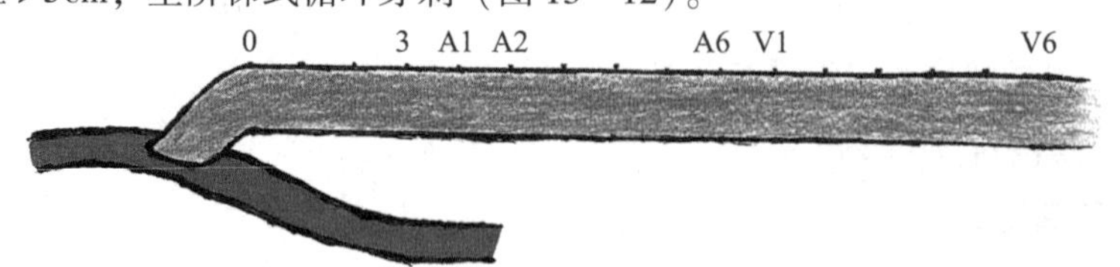

瘘口血流量>500ml/min，血管内径≥5mm，距皮深度<6mm，穿刺点距瘘口>3cm
A1与A2之间距离>0.5cm，A1与V1之间距离>5cm

图 13－12　绳梯穿刺规划示意图

②每次穿刺点与上次穿刺点距离 >0.5cm。分别在前、后、上、下循环使用穿刺部位，避免在区域内反复穿刺。

③保证每一个穿刺点至少有 2 ~ 3 周的愈合时间。

（2）穿刺规划

①AVF 成熟，血管满足穿刺条件。

②评估整体 AVF 血管、皮肤情况，利用多普勒超声协助判断整体血管距皮肤深度、走行、血管直径、有无特殊情况（如：狭窄），做好标记（图 13 – 13）。

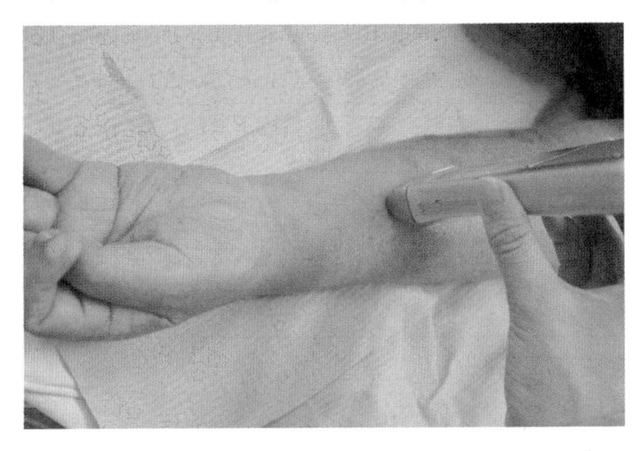

图 13 – 13 多普勒超声查看血管

③规划动脉穿刺区（简称 A 区），静脉穿刺区（简称 V 区）；同时在 A 区和 V 区规划穿刺点分别满足穿刺 6 次以上（可以为两组）。如血管条件允许再选择一根血管作为备用穿刺血管（第三区简称 E）。

④穿刺点规划：A 区第一针（A1）距瘘口 3cm，距第二针（A2）0.5 ~ 1cm，第二针与第三针（A3）依此类推；V 区第一针（V1）距第二针（V2）0.5 ~ 1cm，第二针与第三针（V3）依此类推，见图 13 – 14。

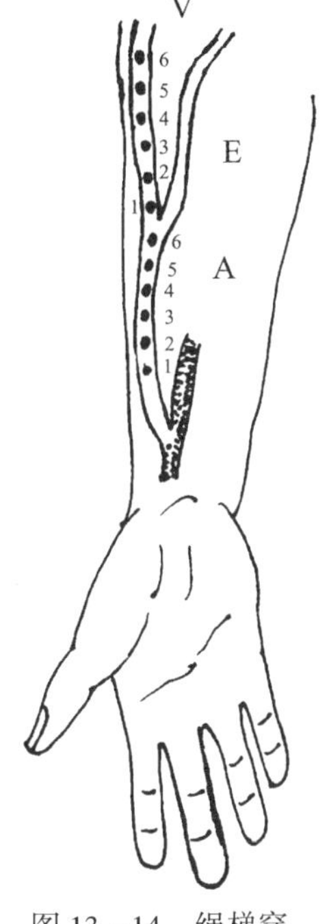

图 13 – 14 绳梯穿刺规划图

⑤穿刺人员为血管通路组成员，最少有三年以上穿刺经验。前 6 次穿刺最好为同位个穿刺者，保证穿刺的成功率，做好规划记录表（表 13 – 1，表 13 – 2）。

（3）穿刺步骤

1）评估

①首先查看穿刺规划记录单，严格执行规划记录单；再采用物理方法进行检查，主要通过视、触、听方法进行评估（图 13 – 15）。

表 13－1 血管通路记录表

血管通路记录表　　　　编号：

姓名：　　　年龄：　　性别：　　科别：　　治疗号：　　　门诊号：

血管通路：　　　自体动静脉内瘘 □　人工血管内瘘 □　　新瘘 □　第一次穿刺时间：

成熟时间：1个月以内□1~2个月□2~3个月□3~4个月□4~5个月□5~6个月□6个月以上□

使用时间：1年以内□1~3年□3~4年□4~5年□5~6年□6~7年□7~8年□8~9年□9~10年□10年以上□

位置：左 □ 右 □ 内瘘：腕部 □ 肘部 □人工内瘘：前臂 □ 上臂 □

血管：桡/尺动脉-头静脉 □ 桡/尺动脉-贵要静脉 □ 肱动脉-头静脉 □肱动脉-贵要静脉 □

内瘘流量：0~300ml/min□300~600ml/min□600~1000ml/min□1000~1500ml/min□1500~2000ml/min□

血泵流量：100ml/min以下□100~150ml/min□150~200ml/min□200~250ml/min□250~300ml/min□

内瘘次数：1□ 2□ 3□ 4□ 5□ 位置：左侧：前臂□上臂□下肢□　右侧：前臂□上臂□下肢□

训练计划：

穿刺计划：

规划示意图：

医师指导意见：

备注：

规划护士：

表 13-2　绳梯穿刺信息登记表

绳梯穿刺患者信息登记表									
姓名	年龄	性别	ID号	AVF/AVG	内瘘建立时间	首次穿刺时间	动脉穿刺点数量	静脉穿刺点数量	绳梯穿刺规划护士

②视诊：整体 AVF 瘘体有无红肿、破损、渗血、硬结（包含皮肤）。

③触诊：触及 AVF 瘘体有无搏动、弹性、走向、硬结。

④听诊：分辨 AVF 瘘体和瘘口血管杂音的大小、震颤的强弱。

2）消毒：使用含碘消毒剂，以穿刺点为中心，消毒直径 >10cm，消毒两次。

3）穿刺：严格按规划记录进行穿刺。A1 距瘘口 3cm 以上，A1、V1 之间的距离 >5cm，新瘘选用 17G 穿刺针，穿刺角度 30°～45°（图 13-16）。

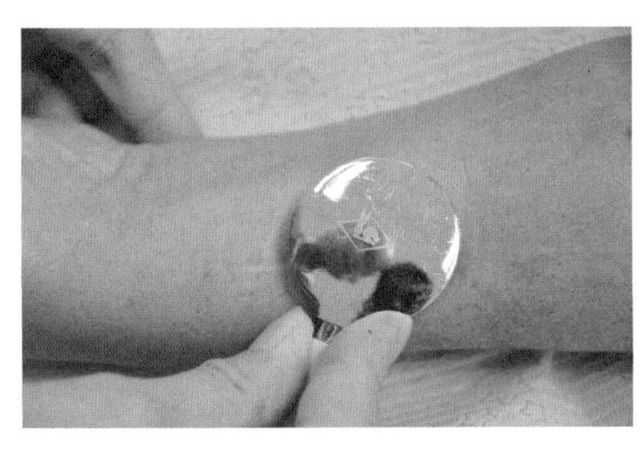

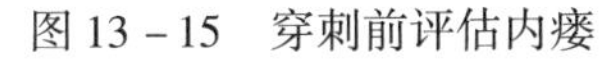

图 13-15　穿刺前评估内瘘

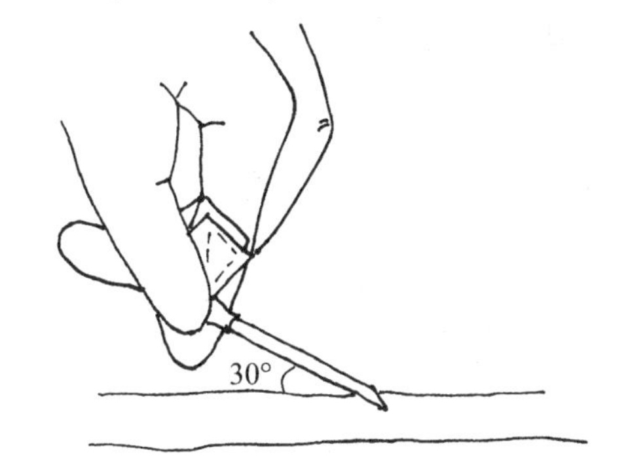

图 13-16　穿刺角度

（4）穿刺技术　个人穿刺技术和穿刺技巧高低都是因人而异的，主要与护理人员的从业年限和个人钻研能力等因素有关，同时每个人获得的技术和技巧因个人的从业成长经历、经验的不同而不同，又会形成自己独有的风格。这种独有风格的形成只要是不违反原则的情况下都是可取的，管理者不用强行矫正。

每个人技巧的形成没有捷径，唯有熟能生巧，只有通过不断练习、不断发现问题、不断思考才能由熟致巧，才能由巧变精。那么怎么才能形成自己的技巧呢？我们要不断地总结得失，不断思索问题，这样才能逐渐形成自己的技巧。另外，我们看待问题要从多方面多角度去思索，因为每位患者的内瘘情况都是不一样的，这就是我们所说的个体差异，因差异的不同所以要选择不同的方法。思索差异的不同也就能得到不同的方法。

另外我们还需要借助辅助工具，比如多普勒超声。对于多普勒超声的引导穿刺，我们所需要的是有具体的数据转变而来的图像、图层，再结合自己的经验判断去完成操作。

同时我们还有听从“别人”的看法，主要是说我们要听取其他同事的意见、建议或者讲述的技巧，从中提取对自己有帮助的信息，让自己开阔视野和丰富经验。我们这里所说的“别人”不只是同行、同事，也包含患者。我们的理论知识是在学校和临床中学来的，但是经验和经历是从他们身上得到的，他们的每一次反馈都很重要，我们要从反馈中得到自己需要的信息来丰富自己。

穿刺失败真的很考验一个人，同时也是在重铸一个人。失败可怕吗？可怕！我们这个行业是抱着对生命的敬畏、敬仰所存在的，不能因为失败就退缩和胆怯。失败是什么？在我们看来是一种催人奋进的兴奋剂，是我们成长之路的必须品。俗话说“失败是成功之母”，怎么从失败中得到经验？总结起来就是三句话，第一是患者的反馈；第二是自己的思索；第三是总结得失。

①问：问近期血管情况，问前一次穿刺处，问患者的血压。

②看：看患者基本情况，看皮肤情况，看血管走向，看前一次进针点。

③触：触摸内瘘口有无震颤，触摸血管的弹性，触摸血管的走向、充盈度，评估血管的深浅。

④选：选择血管，选择穿刺点，选择进针角度。

（5）固定　满足三点要求：防止穿刺针脱出，避免穿刺针移位，避免管体压迫皮肤（图13－17）。

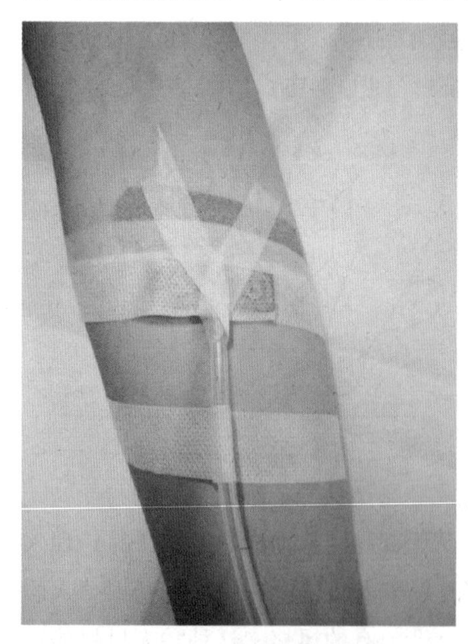

图13－17　穿刺针固定

2. 扣眼穿刺法

扣眼穿刺方法，又称为定点穿刺，以穿刺点固定而命名。扣眼穿刺以同一穿刺点、同一角度、同一深度进行穿刺，逐渐形成隧道，而后以钝针在隧道穿刺（图 13－18）。

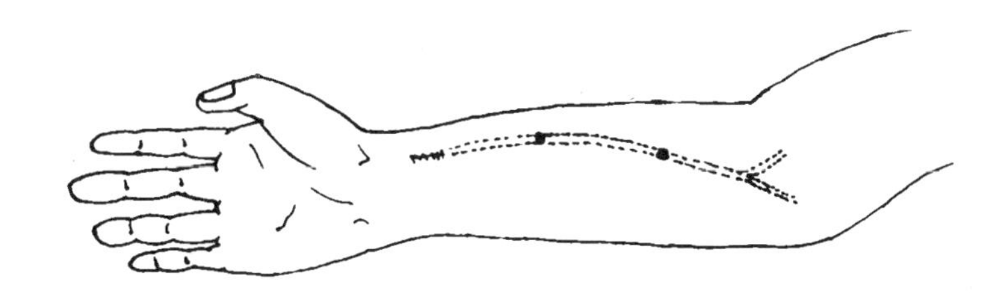

图 13－18　扣眼穿刺

（1）必备条件

①AVF 瘘体 8cm 以上，血管走形流畅，穿刺部位距离动静脉内瘘瘘口 >3cm，两针相距 >5cm。

②每次穿刺前将穿刺点结痂剔除，以钝针在同一穿刺点、同一角度、同一深度进行穿刺。避免在区域内反复穿刺。

③在隧道形成以前，做到固定人员穿刺。

（2）穿刺规划

①AVF 成熟，血管满足穿刺条件。

②评估整体 AVF 血管、皮肤情况，在多普勒超声协助下判断整体血管距皮肤深度、走行、血管直径，有无特殊情况（如狭窄），做好标记。

③规划动脉穿刺区（简称 A 区）、静脉穿刺区（简称 V 区）。

④穿刺点规划：A 区距瘘口 >3cm；V 区距 A 区 >5cm。

⑤穿刺人员为血管通路组成员，最少有三年以上穿刺经验。前 10～20 次穿刺为同一个穿刺者，保证穿刺点、角度、深度一致和隧道成功建立。做好规划记录。

（3）穿刺步骤

①评估：评估方法与绳梯式穿刺方法评估相同，因为扣眼穿刺法特殊性，穿刺之前观察血痂浸泡程度，达到要求后方可继续操作。

②消毒：使用含碘消毒剂，以穿刺点为中心，消毒直径 >10cm²，消毒两次。

③穿刺：严格按规划记录进行穿刺。

A1 距瘘口 3cm 以上，A1、V1 之间的距离 >5cm。选用 17G 锐针，穿刺角度为

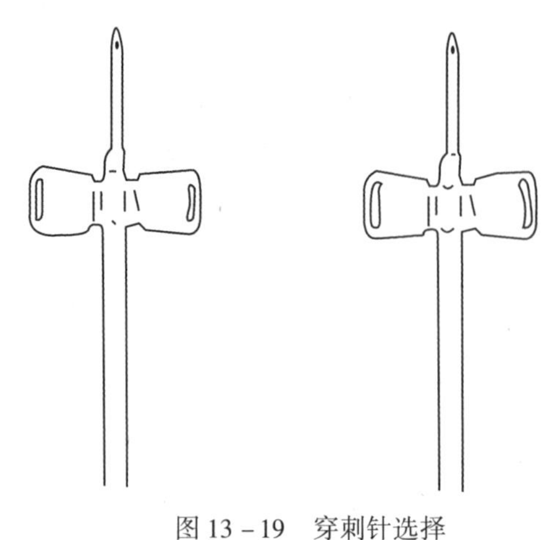

图 13－19　穿刺针选择

20°～30°，经过 10～20 次重复穿刺，1～2 个月的时间形成皮下隧道。皮下隧道形成后改为钝针穿刺（图 13－19），皮肤消毒时将穿刺点的血痂去掉，穿刺针从穿刺点沿皮下隧道推入血管内。

皮下隧道快速形成方法：以锐针穿刺后，拔针止血在穿刺针眼处放置无菌扣眼钉，用胶带固定下次穿刺时取下，再以锐针相同手法穿刺。无菌扣眼钉的使用能加速皮下隧道的形成（图 13－20）。

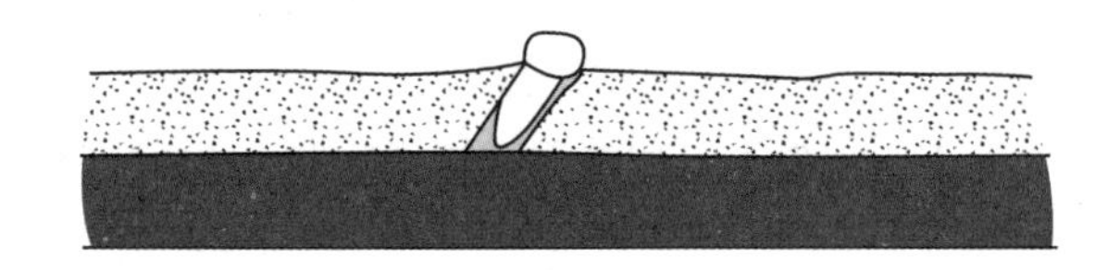

图 13－20　皮下隧道

④技巧：用酒精、生理盐水浸泡无菌纱布，将浸泡好的无菌纱布，敷予血痂上 15～20 分钟，将血痂完全祛除。

扣眼穿刺难点在于皮下隧道的推送，推送过程不顺利禁止暴力推送，防止形成假性皮下隧道。

⑤固定：与绳梯穿刺法固定相同，满足三点要求：防止穿刺针脱出、避免穿刺针移位、避免管体压迫皮肤。

3. 拔针压迫

（1）压迫方法　透析治疗结束时，使用无菌创可贴覆盖穿刺针眼再用一块 3.5cm×2.0cm×1.0cm（长×宽×高）的无菌纱布折叠成块，微微旋转穿刺针使其与皮肤分离后快速拔出，另一手拇指迅速按压纱布块于穿刺点上，按压点以血管壁针眼为中心点，压迫止血力度以不出血和能触摸到有震颤的感觉为宜（图 13－21）。

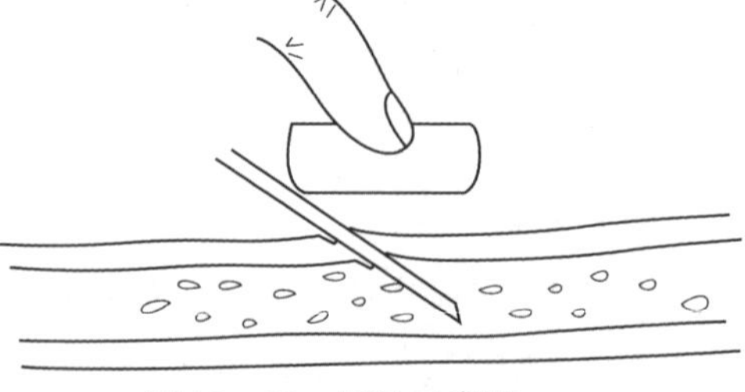

图 13－21　压迫示意图

（2）压迫护理要点　一看、二触、三松、四护。

1）一看：观察内瘘有无渗血、皮下有无血肿。

2）二触：评估内瘘是否通畅。

3）三松：松弹力绷带。方法：每隔15～20分钟放松一次绷带，通常1小时后将绷带完全放松，2小时后取下棉球，12小时后取下止血贴。注意事项：①按住针眼即棉球，防止偏移；②每次松一点点；③再次粘好；④观察有无出血及内瘘情况；⑤手臂放到易观察的位置（图13－22）。

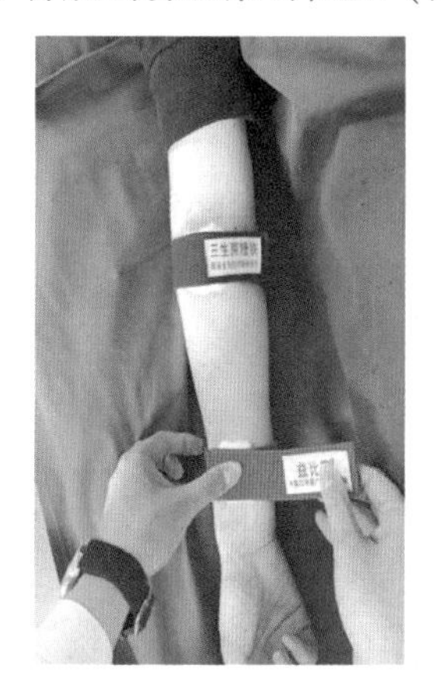
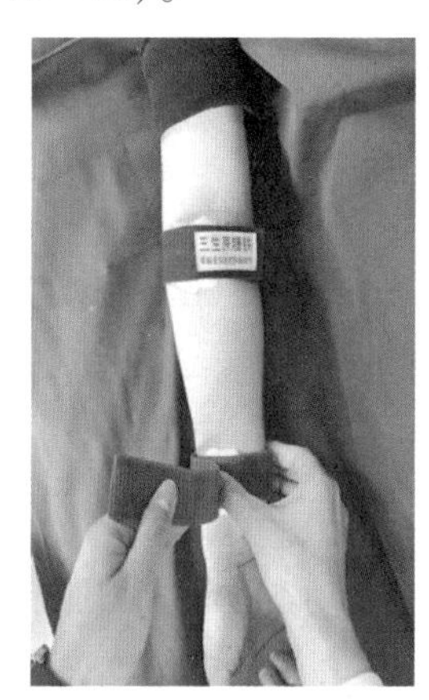
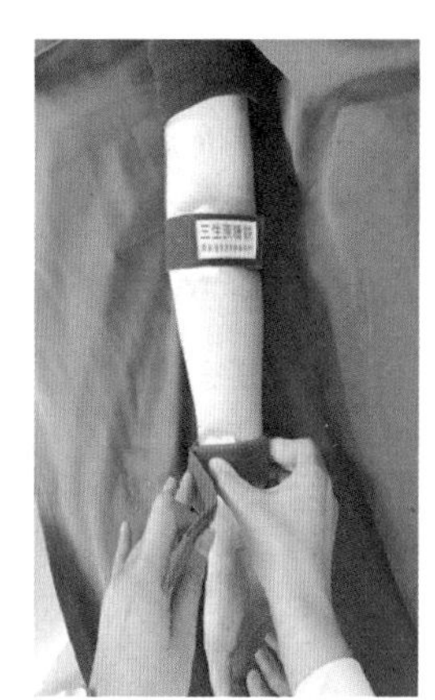
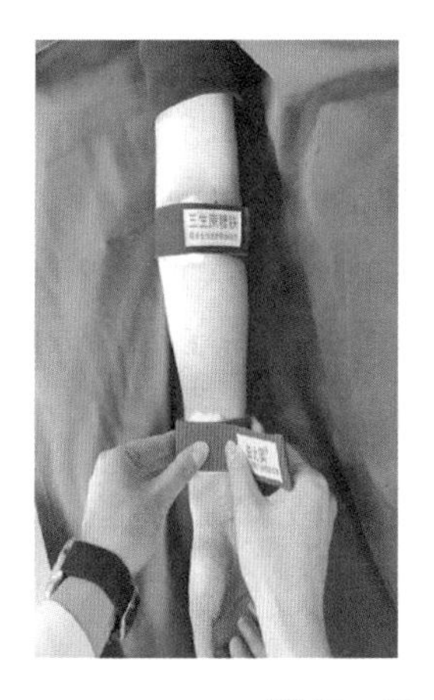
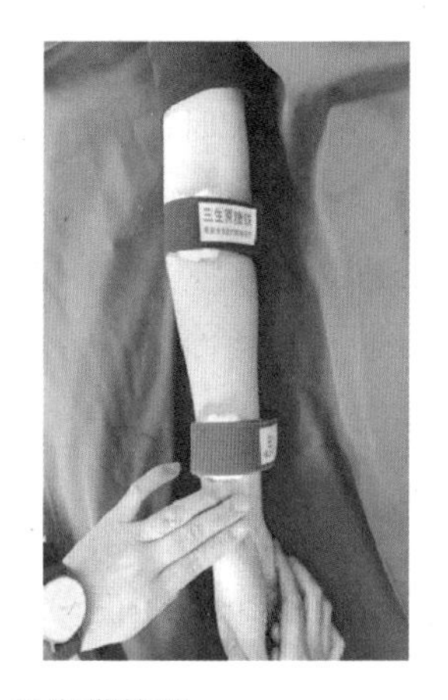

图13－22　松绑带技巧

4）四护：全程维护加日常维护。

（3）拔针后常见问题有穿刺点出血和皮下血肿，处理方法如下所述。

1）穿刺点出血

①压迫止血时间短：延长压迫止血时间。

②压迫位置不正确：发现穿刺点出血时，按压流出道阻断血流，重新确认穿刺点位置，再用无菌纱布块（3.5cm×2.0cm×1.0cm）压迫皮肤穿刺点及血管穿刺点。观察压迫点有无再次出血。

③压迫力度小：根据患者血压及瘘口搏动、震颤的强弱和远端血液循环情况，来衡量按压的力度。

2）内瘘穿刺点发生皮下血肿的处理

①重新压迫，以三根手指压迫穿刺点止血，手臂略抬高，以减少静脉回流阻力，加快止血，同时报告医生。

②观察皮下血肿面积，防止再次渗血，触摸瘘口震颤及搏动，测量发生皮下血肿处的臂围，及时记录。

③皮下血肿当天予冷敷（注意瘘口震颤），24 小时后改为热敷或擦喜疗妥软膏。

④指压止血 10～15 分钟后，观察皮下无出血或淤血面积无变化时，改为弹力绑带止血，再观察 30 分钟。

三、自体动静脉内瘘评估与监测

定期评估及监测 AVF 临床指标和动态变化，以维持“生命线”的长期使用。

（1）AVF 评估　瘘口有无杂音和震颤、强弱及性质变化；是否存在感染；拔针后压迫时间是否延长；肢体远端有无水肿情况；是否存在胸壁静脉曲张；是否存在动脉瘤或瘤样扩张等。

（2）监测方法　每次治疗时都应常规物理检查（视、触、听）；血管通路血流量监测（Transonic HDO_2 血液透析监护仪、磁共振血流成像等），每月 1 次；多普勒超声，每 3 个月 1 次；静态静脉压检测，建议每 3 个月 1 次；监测指肱指数、指端动脉压、外血氧饱和度来提高相关性缺血综合征的诊断，每 3 个月 1 次。当 AVF 血流量 <500ml/min 时应进行早期干预；AVF 静脉端静态压力比（与平均动脉压之比）> 0.5 时要及时采取干预措施。

四、自体动静脉内瘘并发症

1. 血管狭窄

判断血管狭窄的指征：局部血管内径狭窄率超过附近正常血管内径的 50% 和出现以下情况：不能满足治疗期间所需血流量；内瘘出现异常体征；内瘘自然血流量 <500ml/min；穿刺困难；透析静脉压升高等。

（1）通过物理检查、多普勒超声检查或静态静脉压有持续异常现象时，需尽快做进一步检查，如彩色多普勒超声（color－doppler ultrasound，CDU）、计算机断层扫描血管造影（computed tomogra－phy angiography，CTA）、数字减影血管造影（digital substractionangiography，DSA）等，而 DSA 是诊断金标准。狭窄一般发生在 AVF 的吻合口、接近吻合口的静脉侧及穿刺部位（图 13－23）。

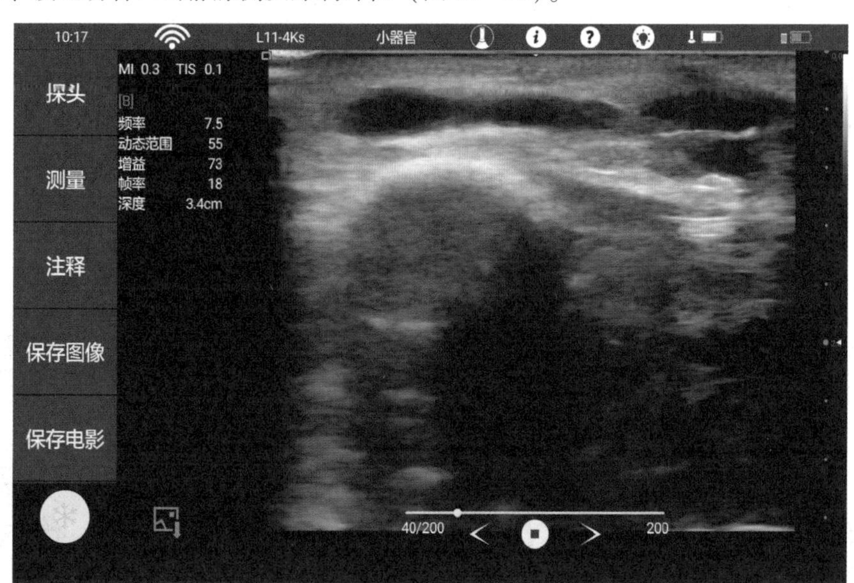

图 13－23 吻合口、接近吻合口处狭窄

（2）处理 动静脉吻合口及静脉接近吻合口处狭窄可择期外科手术；穿刺部位狭窄优先选择经皮腔内血管成形术（percutaneous transluminalangioplasty，PTA），若 PTA 效果差可改为外科手术。

2. 急性血栓形成

（1）急性血栓形成好发于 AVF 的流出道及 AVF 吻合口附近（图 13－24）。

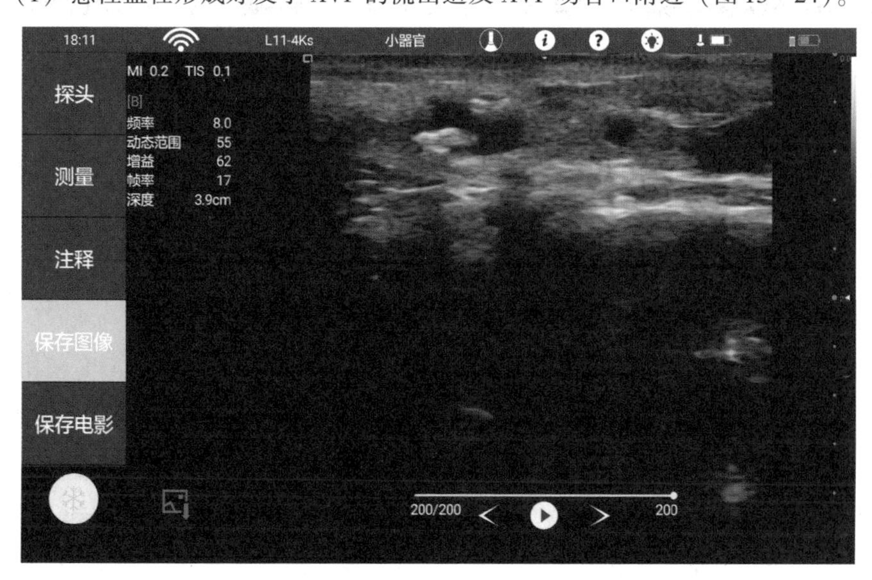

图 13－24 吻合口、接近吻合口处血栓

（2）处理　血栓一旦发现应尽早进行干预。干预措施包括药物溶栓、导管取栓、手术取栓、重新建立内瘘等。在干预的同时要注意发生血栓的原因，去除诱因才能保障内瘘的长期使用。

3. 动脉瘤

动脉瘤是AVF静脉发生扩张伴有搏动，血管壁全层、皮下组织、皮肤不规则扩张、增生、伴有搏动，整体内径超过相邻正常血管内径3倍以上并且内径＞2cm（图13－25）。一般好发于AVF的吻合口、区域穿刺部位、静脉流出道或瘘体全程。

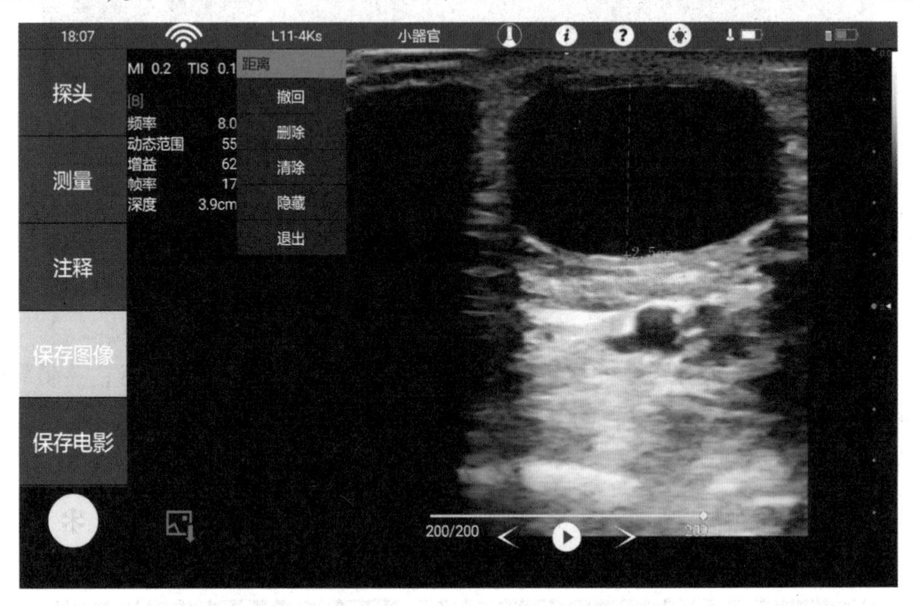

图13－25　动脉瘤

（1）动脉瘤出现以下症状尽早处理　皮肤变薄、感染、破溃、疼痛；形成血栓并且影响内瘘流量；穿刺区域受限；静脉压力增高；手部缺血或出现高输出量心力衰竭等。

（2）处理　根据动脉瘤的位置、大小、程度，选择合适的处理方法。一般处理方法为内瘘修复术或重新建立内瘘。

4. 静脉高压症

影响静脉高压症增加的因素：AVF成形术后2周仍有肢端水肿、AVF使用过程中出现肢体水肿或中心静脉狭窄等。影像学检查评估中心静脉是否通畅，影像学检查可以选择CTA、DSA等，而DSA是金标准（图13－26）。

中心静脉狭窄经皮腔内血管成形术（percutaneous transluminalangioplasty，PTA）是首选治疗方式，在以下情况时可以考虑放入支架：血管成形术后效果差；血管壁弹性回缩（残余狭窄＞50%）；3个月以内出现狭窄复发。如果PTA失败可以结扎内瘘缓解症状。

5. 高输出量心力衰竭

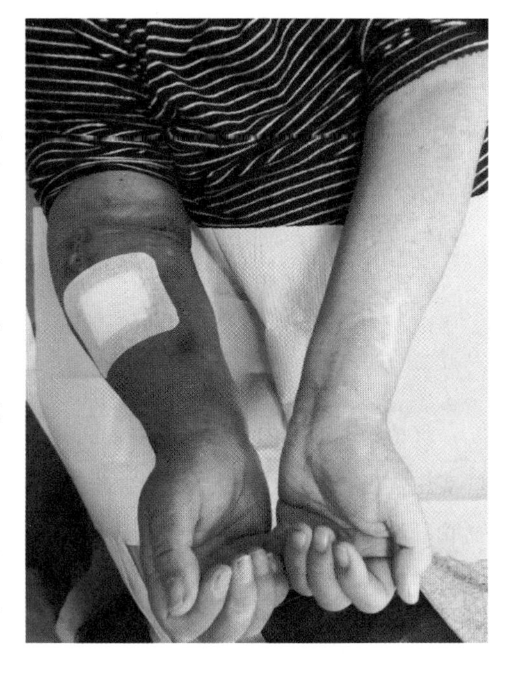

图 13-26 静脉高压症

动静脉内瘘会增加心脏的负担，高流量的动静脉内瘘合并基础心脏疾病患者可能会导致高输出量心力衰竭。

临床可用动静脉内瘘的自然血流量与心输出量的比值评估内瘘相关的心血管风险：当自然血流量≥1500ml/min 和（或）自然血流量/心输出量≥20% 时称为高流量内瘘。

高输出量心力衰竭的处理，通常采用减少动静脉内瘘血流量的方案，包括缩窄内瘘流出道、建立旁路减流和结扎内瘘等。心脏负荷过大，当自然血流量≥1500ml/min 和（或）自然血流量/心输出量≥20%，暂无心脏负荷过大相关症状者，应常规每 3 个月检查胸片、心脏多普勒超声 1 次，评估左心室参数。如果出现心胸比例、左心室容积和心输出量进行性增高，应采取干预措施。

6. 通路相关性缺血综合征

透析通路相关性肢端缺血综合征（hemodialysis access induced distal ischemia, HAIDI）：前臂动静脉内瘘建立后，前臂血流动力学发生变化，会造成远端肢体供血量减少，从而出现缺血性改变的一组临床综合征。它的主要表现有：肢体发凉、麻木、苍白、疼痛等症状，严重者可出现局部坏死。CDU、CTA、DSA、指肱指数（DBI <0.6）等可用于对 HAIDI 的客观评价。

（1）分级 依据临床缺血程度进行临床分级，将 HAIDI 分为 4 级。

①Ⅰ级：手部苍白、发绀和（或）发凉，但无疼痛感觉。

②Ⅱ级：运动和（或）透析时上述症状加重伴疼痛。

③Ⅲ级：静息痛。

④Ⅳ级：肢体出现溃疡、坏死、坏疽等组织缺失表现。

（2）治疗

1）保守治疗：Ⅰ级和Ⅱ级症状较轻者，可采用手部功能锻炼、保暖、改善血液循环的药物等方法治疗。

2）手术治疗：适用于缺血症状严重、Ⅱ级较重、Ⅲ级及Ⅳ级者。常用的手术方法：①存在窃血现象者可采用吻合口远心端桡动脉结扎术；②内瘘动脉存在狭窄者可采用 PTA；③内瘘流量过高者可采用内瘘限流术（环阻法、折叠缩窄法、MILLER）；④流入动脉重塑术；⑤结扎内瘘。

7. 感染

AVF 感染较少见并且较易控制，处理方法遵循外科感染方法。

第四节　移植物动静脉内瘘

移植物动静脉内瘘（arteriovenous graft，AVG）是当自身血管纤细或耗竭，已无法实施常规 AVF 建立时，可以通过使用生物移植血管或合成的人造血管来建立移植血管动静脉内瘘（AVG）从而解决血管通路问题。

一、移植血管类型

（1）自体血管　大隐静脉。

（2）同种异体血管　尸体大隐静脉、股动脉、脾动脉、肱动脉、胎盘脐动脉。

（3）异种血管　牛颈动脉。

（4）人工血管　聚四氟乙烯（PTFE）。

二、适应证与禁忌证

1. 适应证

（1）血管纤细无法做自体内瘘术。

（2）反复制作内瘘使动静脉血管耗竭。

（3）由于糖尿病、周围血管病等使自身血管严重破坏。

（4）原有内瘘血管瘤或狭窄切除后需用移植血管搭桥。

2. 禁忌证

（1）中心静脉、近心端的静脉血管严重狭窄、血栓及闭塞。

（2）手术部位存在感染、全身血液感染者。

（3）皮肤大面积疤痕或严重的皮肤疾病。

（4）严重的动脉血管狭窄、血栓。

（5）术侧肢体严重的淋巴水肿；凝血功能障碍严重者。

（6）难以耐受手术者。

三、移植物动静脉内瘘的类型

（1）直线形（J形）吻合　配对动静脉距离较远或远端静脉纤细采用。

（2）袢形（U形）吻合　在前臂或上臂动静脉处移植血管，通过前臂“U”形隧道引出移植血管，两端分别与相互接近的动静脉吻合。

（3）常见类型图13－27。

上肢的前臂和上臂建立AVG。

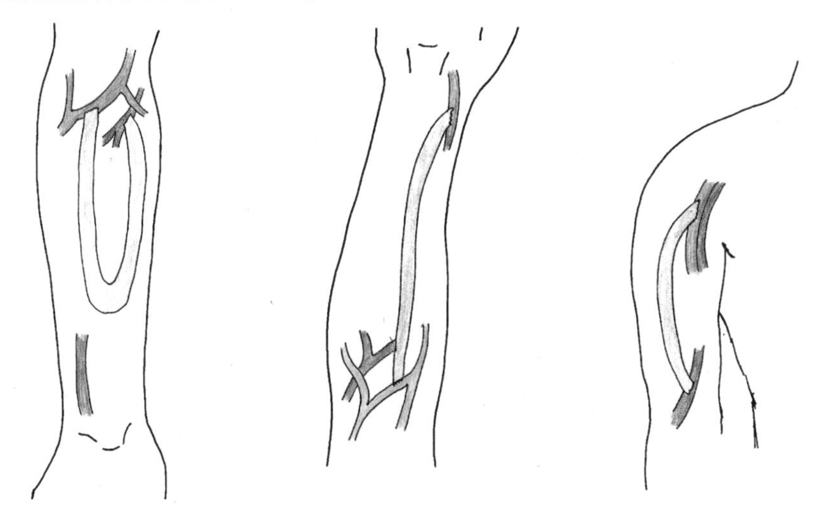

图13－27　前臂和上臂AVG

当上肢血管耗竭后可考虑下肢建立AVG（图13－28）。

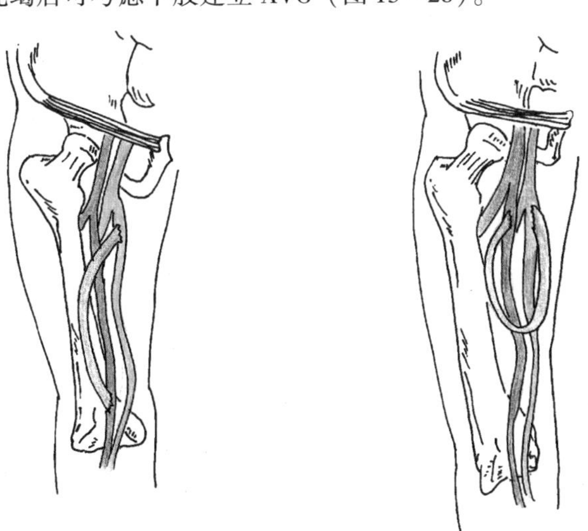

图13－28　下肢AVG

（4）少见类型（图 13－29）。

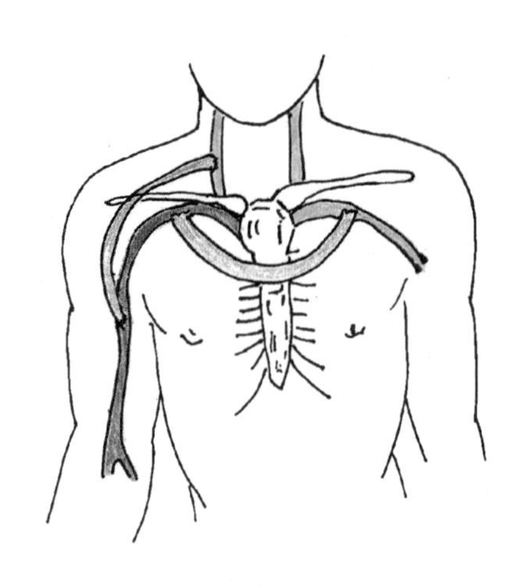

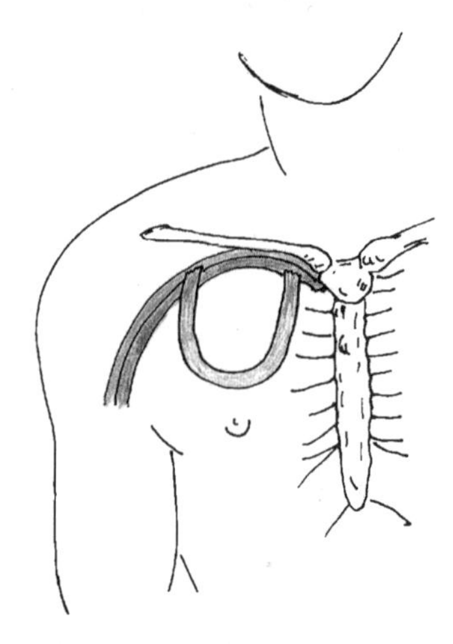

图 13－29　胸壁 AVG

四、移植物动静脉内瘘建立要点

（1）建立的时机　AVG 不是首选血管通路，在 AVF 无法建立的情况下可选择 AVG。根据 AVG 的特点，建立的时间应在接受血液透析前 3～6 周。

（2）术前准备

用物准备：保证用物无菌，防止人工血管污染。

患者准备：彻底清洁术区皮肤，确保无菌操作。

（3）麻醉方式

全身麻醉：适用于上臂及部分前臂。

神经丛阻滞麻醉：适用于大部分前臂和部分上臂。

局部浸润麻醉：适用于大部分前臂。

（四）血管选择与保护

流入道选择：桡动脉、尺动脉、肱动脉。

流出道选择：头静脉、贵要静脉、肘正中静脉。

深部静脉需保留，表浅静脉耗尽后可考虑作为流出道。分支静脉可增加流出道流量，提高通畅率视情况而定，请勿轻易结扎。

（五）术中要点

1．人工血管剪裁

动脉端裁剪吻合口 0.6cm，静脉端裁剪口 >1.5～2.0cm。特殊类型的人工血管需要按照厂家说明进行剪裁（图 13－30）。

2. 吻合口缝合

吻合口的大小不合适会造成管腔狭窄，选择合适的缝合方式更便于操作（降落伞缝合方式），U 形 AVG 注意吻合口处避免动、静脉相互交叉压迫，特殊类型的人工血管按照厂家说明书进行缝合。

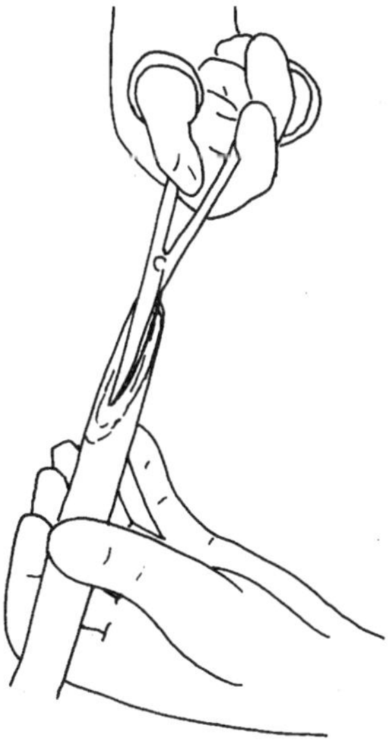

3. 隧道的建立

（1）移植血管的放置位置（隧道的深浅）（图 13－31）。

①放置位置要适当，以便于以后的穿刺（放置在皮下脂肪层大约 2mm 处）。

②放置位置过深会导致穿刺难度上升，容易形成皮下血肿，影响以后的使用。

③放置位置过浅会导致皮肤损伤，容易形成坏死，增加移植物感染的风险。

④放置位置应注意肌肉的走行，切勿相互影响。

图 13－30　人工血管剪裁

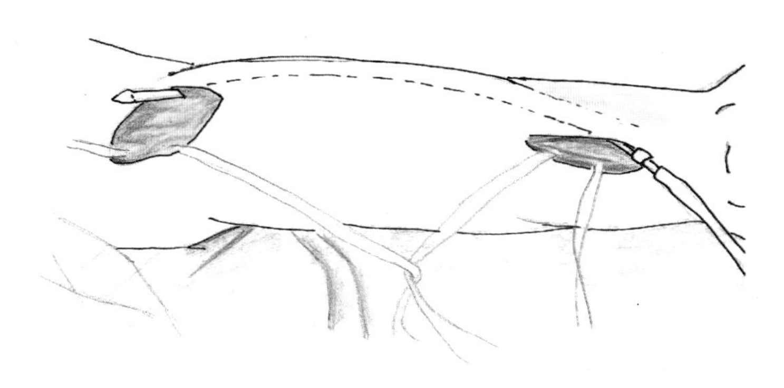

图 13－31　皮下隧道

（2）移植血管的缝合（隧道手术口的缝合）　为了便于隧道手术口的缝合，移植血管吻合口的位置应置于皮下较深处。U 形袢的顶点术口缝合应置于皮下潜腔中，勿放于 U 形袢的正上方。皮下组织缝合应注意勿留无效腔。

五、手术后的记录

术后进行病理记录，同时术后绘图标记 AVG 的整体走行，动、静脉端和血流的方向，标记 AVG 的注意事项。

第五节 移植物动静脉内瘘的临床应用

要使移植物动静脉内瘘（arteriovenous graft，AVG）在临床中长久使用，需医、护、患共同维护，根据移植物动静脉内瘘特点做出相应的规划，使其能够在患者生命过程中起到必要的作用。

一、移植物动静脉内瘘成熟

使用生物合成的 PTFE 在放置最少 2～3 周以后才可使用。如果 2～3 周以后局部浮肿未消退或其他原因不可触及血管走行、血管搏动，AVG 仍然不能使用。对于即穿类型 AVG，可根据厂家说明和术后实际情况进行穿刺。

AVG 的自然流量要 >600ml/min，距皮深度 <6mm。

二、移植物动静脉内瘘使用

1. AVG 的评估

（1）物理检查　AVG 吻合口震颤良好，没有异常增强、削弱或消失；AVG 整体血管走行平缓、直、表浅，可触及震颤，没有异常增强、削弱或消失，能满足足够的穿刺区域。

（2）辅助检查　多普勒超声，AVG 瘘口自然血流量 >600ml/min，血管距皮深度 <6mm。

2. AVG 的穿刺原则

（1）AVG 充分评估。

（2）严格注意无菌原则。

（3）判断好血流方向。

（4）避免吻合口附近穿刺。

（5）穿刺顺序与方法　从远心端到近心端进行绳梯式穿刺。

3. AVG 的穿刺规划

根据 AVG 术后绘图和患者 AVG 的实际情况，做穿刺规划图，首选绳梯穿刺法。

（1）绳梯式穿刺方法规划

1）根据 AVG 的实际类型做相应规划

①直线形（J 形）：绳梯式穿刺方法和 AVF 相同。

②袢形（U 形）：AVG 根据血管走形特点，可以分成四个象限。再结合绳梯式穿刺方法和压迫时绑带的位置做相应规划（图 13－32）。

2）穿刺要点

①穿刺部位由远心端到近心端进行绳梯式穿刺，避免在吻合口附近及袢形转角处穿刺，穿刺点距离吻合口 >3cm。

②穿刺方向为向心穿刺，穿刺针与皮肤呈 30°~40°角，穿刺点距上次穿刺点至少要 0.5~1cm，绳梯式穿刺方法避免定点穿刺。

③动脉穿刺点距静脉穿刺点距离 >5cm。

④AVG 穿刺建议使用小号（17G）穿刺针。

⑤消毒直径 >10cm，戴无菌手套，严格注意无菌操作。

3）穿刺技巧

技巧既是经验又是俗称的穿刺感，需要自己收集再处理，形成自己的经验。AVG 血管壁较自体血管硬，可触及边缘。可以根据 AVG 的特点画出穿刺点。

①首先触及 AVG 整体血管，画出整体血管两侧边缘。

②根据血管壁两侧边缘线，画出两侧线之间的中心点，中心点即为穿刺点。

③沿穿刺点向心穿刺，角度为 30°~40°，AVG 的血管壁较自体血管硬，落空感特别明显。

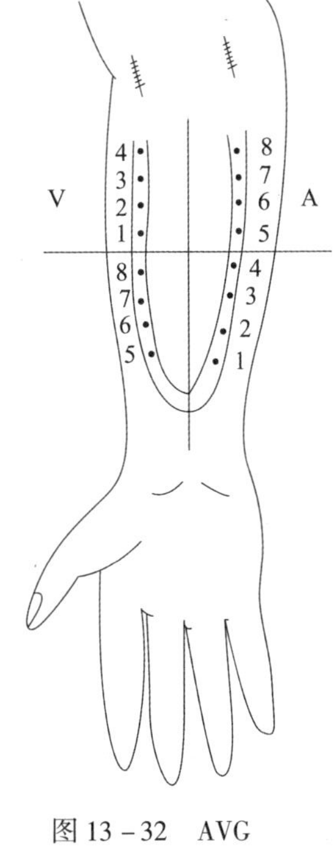

图 13-32　AVG 穿刺规划

④血管壁两侧边缘触及不清或距皮过深，可以借用多普勒超声辅助进行穿刺。

（2）压迫止血

①拔针时，穿刺针与穿刺角度相同或接近，与血管保持平行。

②拔针过程中严禁按压，以防穿刺针马蹄面损伤人工血管壁。

③穿刺针完全拔出后瞬间压迫，力度和压迫面积要大，压迫力度与 AVF 要求相同。

④压迫 20~30 秒后缓慢减轻压力，确保血流通畅无出血，再改为弹力绑带固定止血。

⑤压迫时间与 AVF 相同，特殊情况根据实际情况延长或缩短。

三、移植物动静脉内瘘评估与监测

定期评估及监测 AVG 临床指标和动态变化，才能延长 AVG 的寿命。AVG 评估与监测与 AVF 类似，AVG 可以使用相同的方法和指标进行评估和监测，同时可以酌情增加频率。

四、移植物动静脉内瘘并发症

（一）血管狭窄

静脉吻合口附近和穿刺部位是 AVG 最常发生血管狭窄的部位，其检查方法和 AVF 相同。

1. 不伴血栓形成狭窄处理

（1）处理指征　狭窄超过内瘘内径的 50% 并且伴有以下异常：物理检查异常；自然血流量 <600ml/min；内瘘静脉压增高。

（2）处理方法　外科手术如移植物搭桥术、移植物补片血管成形术；血管腔内治疗可在放射介入或超声引导下进行。

（3）治疗后应监测治疗效果，达到合理的目标，如下所述。

①外科手术：治疗后临床参数回到可接受的范围内，并且 1 年内 50% 血管通路可以继续使用。

②PTA：治疗后临床参数回到可接受的范围内，残余狭窄应低于 30%；治疗后 6 个月 50% 血管通路可以继续使用。

③如果 3 个月内需要做 2 次以上 PTA，那么在病情允许情况下建议改为外科手术处理。当 PTA 失败，可以在以下情况使用支架：有手术禁忌证者；手术无法到达的病变；PTA 所导致的血管破裂。

2. 伴血栓形成的狭窄的处理

应尽快处理，结合影像学评价内瘘，采用腔内治疗技术取栓或采用外科手术取栓并纠正血管狭窄。

（二）感染

AVG 的感染比 AVF 常见。

（1）处理方法　药物抗感染治疗，而 AVG 单纯抗感染治疗效果欠佳，绝大多数还是需要手术治疗。

（2）手术治疗　AVG 根据感染部位、程度，需要部分切除或全部切除移植物并选择合适的抗生素。

（三）透析通路相关性肢端缺血综合征

见 AVF 并发症处理。

（四）高输出量心力衰竭

见 AVF 并发症处理。

（五）假性动脉瘤

AVG 由于穿刺后出血，在移植血管周围形成皮下血肿，并与移植血管相通，伴有动脉搏动称为假性动脉瘤，其瘤壁是皮下血肿机化后所形成的纤维壁。

1. 处理指征

假性动脉瘤直径大于移植物内径的 2 倍，或穿刺范围受限、不断增大有破裂风险、临床症状明显（如疼痛或强搏动感）、继发感染等。

2. 处理方法

（1）保守治疗佩戴护腕，避免穿刺。

（2）外科处理放置覆膜支架，切除受累段并放置人工血管等。

（六）血清肿

血清样液体聚集在移植血管周围，由无分泌性纤维软组织假包膜包裹血清样液体形成血清肿。

（1）部位动脉吻合口。

（2）处理　保守治疗局部持续加压包扎、术中放置引流管等。不建议包膜切除、单纯穿刺放液。如保守治疗无效，需要同时处理发生血清肿段的移植血管，可采用医用胶或生物蛋白胶局部涂抹，或跨越血清肿段移植血管搭桥。

参考文献

[1] 中国医院协会血液净化中心分会血管通路工作组. 中国血液透析用血管通路专家共识（第 2 版）[J]. 中国血液净化，2019，18（6）：365－381.

[2] 王玉柱. 血液净化通路 [M]. 北京：人民军医出版社，2008，2－7.

[3] Boger MP. A brief historical development of vascular access for hemodial－ysis [J]. J Vasc Nurs，1990，8（4）：13－6.

[4] 陈香美. 血液净化标准操作规程 [M]. 北京：人民军医出版社，2010.

[5] 何强. 透析血管通路中的患者安全 [M]. 北京：人民卫生出版社，2017，11.

[6] National Kidney Foundation：NKF－K/DOQI clinical prac－tice guidelines and clinical practice recommenda－tions：2006 updates [J]. Am J Kidney Dis，2006，48：S1－S322.

[7] 王质刚. 血液净化学 [M]. 4 版. 北京：北京科学技术出版社，2016.

[8] 郁正亚，陈忠. 血液透析通路百例实战手术分册 [M]. 北京：科学技术出版社，2019.

[9] 肖光辉，王玉柱. 远红外线照射疗法对自体动静脉内瘘成熟的影响 [J]. 中国血液净化，2014，13（12）：845－847.

[10] 向晶，马志芳. 血液透析专科护理操作指南 [M]. 北京：人民卫生出版社，2014.

[11] 向晶，马志芳，肖光辉，等. 血液透析用血管通路护理操作指南 [M]. 北京：人民卫生出版社，2015.

[12] 高菊林，梁珊珊，杜晶晶，等. B 超下画图计划绳梯穿刺在动静脉内瘘患者中的应用与分

析［J］．中国血液净化，2018，17（5）：356－359.
［13］于莉，门海燕，赵薇薇，等．扣眼穿刺在自体动静脉内瘘的应用进展［J］．中国血液净化，2018，17（7）：481－483.
［14］King J. Buttonhole Tunnel Tract Creation with the Bio－Hole（R）Buttonhole Device［J］. Contrib Nephrol，2015，186：21－32.
［15］赵敬娜，李华，苏香彪，等．血液透析内瘘扣眼穿刺技术临床应用效果观察［J］．中国血液净化，2017，16（10）：711－714.
［16］徐玮，张静，朱亚梅，等．内瘘使用初期不同拔针时间对血液透析内瘘早期并发症影响的研究［J］．中国血液净化，2015，14（11）：692－695.
［17］徐元恺，甄景琴，张文云，等．内瘘静脉最小内径可作为判断自体动静脉内瘘狭窄的指标［J］．中华肾脏病杂志，2017，33（3）：187－190.
［18］詹申，杨涛，张丽红，等．血液透析动静脉内瘘狭窄的介入治疗［J］．中国血液净化，2014，13（8）：595－597.
［19］张丽红，王玉柱．超声引导 PTA 在动静脉内瘘狭窄中的应用［J］．中国血液净化，2016，15（6）：321－323.
［20］张树超，胡为民，冯剑，等．超声引导下腔内介入治疗内瘘血管狭窄［J］．中国血液净化，2016，15（11）：631－634.
［21］Kukita K，Ohira S，Amano I，et al. 2011 update JapaneseSociety for Dialysis Therapy Guidelines of VascularAccess Construction and Repair for Chronic Hemodialysis［J］. Ther Apher Dial，2015，19（Suppl 1）：1－39.
［22］肖光辉，王玉柱．手法按摩联合低分子肝素治疗动静脉内瘘急性血栓形成患者疗效观察［J］．护理实践与研究，2014，11（1）：25－26.
［23］张丽红，詹申，王玉柱．自体动静脉内瘘真性动脉瘤诊治体会［J］．中国血液净化，2015，14（01）：37－40.
［24］Scali ST，Huber TS. Treatment strategies for access－relatedhand ischemia［J］. SeminVasc Surg，2011，24（2）：128－136.
［25］Group NKFKW. KDOQI clinical practice guidelines andclinical practice recommendations for vascular access［J］. Am J Kidney Dis，2006，48（Suppl 1）：S176－S322.
［26］赖艳红，杨涛，王玉柱．血液透析通路引起的肢体远端缺血征的诊治研究进展［J］．中华肾脏病杂志，2017，33（1）：73－76.
［27］郁正亚．重视人工血管血液透析通路感染［J］．中国血管外科杂志（电子版），2016，8（04）：256－258，266.
［28］Kinning AJ，Becker RW，Fortin GJ，et al. Endograft sal－vageof hemodialysis accesses threatened by pseudoaneu－rysms［J］. J Vasc Surg，2013，57（1）：137－143.

第十四章　中心静脉导管血管通路

中心静脉导管在血管通路史上发挥着不可缺失的作用，随着医疗技术的发展，中心静脉导管从材质选择到置管技术都变得更加安全、简单、有效。

第一节　中心静脉导管

一、分类

血液透析患者常见的中心静脉置管（central venous catheter，CVC）分为临时性血管通路（non-cuffed catheter，NCC）（无涤纶套导管）与半永久性血管导管（tunneled cuffed catheter，TCC）（带涤纶套带隧道导管）。

二、适应证与禁忌证

（一）适应证

（1）急性肾损伤　由于各种原因引起的急性肾脏损伤，需要透析时间在四周以内的患者。

（2）慢性肾脏病需要长期透析的患者

①无法提前建立内瘘的患者（病情需要急诊透析的患者，如心力衰竭、肺水肿、严重的电解质紊乱、尿毒症脑病等）。

②内瘘已建立但尚未成熟不能够使用的患者。

③维持性血液透析患者因内瘘功能不良、感染等原因无法使用，或无法满足透析过程所需要的血流量时。

④腹膜透析患者由于漏液、感染、疝气等原因必须行血液透析过渡治疗的患者。

（3）中毒抢救农药中毒或者毒物中毒者需要行血液透析和血液灌流时。

（二）禁忌证

（1）存在心力衰竭、休克、严重心律失常、呼吸困难等危重情况，躁动不安，不能配合的患者。

（2）既往史有中心静脉留置导管史，了解置管的穿刺部位、操作过程是否顺利、置管的次数、有无感染史等。

（3）有严重出血倾向，是否有凝血功能障碍。

（4）血管系统疾病（如钙化、狭窄等）。

三、常见置管的部位及导管选择

（一）置管部位

标准的静脉置管一般选用 Seldinger 技术（指经皮穿刺，通过导管丝引导，将导管留置于血管腔内），置管部位优选次序如下所述。

（1）右侧颈内静脉置管　导管尖端位于上腔静脉。

（2）左侧颈内静脉置管　导管尖端位于上腔静脉。

（3）股静脉置管（注意肾移植的位置）　导管尖端位于下腔静脉。

（4）锁骨下静脉置管（考虑同侧是否有内瘘存在）　导管尖端位于上腔静脉。

（5）TCC 置管　位于右心房中上部。

（二）导管选择

NCC 在颈静脉原则上留置时间不得超过 4 周，如预计留置 4 周以上，应当采用 TCC。NCC 在股静脉原则上留置时间不超过 1 周，可根据患者实际情况酌情延长至 2～4周。导管长度的选择如下所述。

（1）NCC 长度选择（根据置管位置）　右侧颈内静脉通常选择 12～15cm，左侧颈内静脉选择 15～19cm，股静脉选择 19cm 以上长度的导管。

（2）TCC 长度选择（根据置管位置）　右侧颈内静脉通常选择 36～40cm，左侧颈内静脉选择 40～45cm，股静脉选择 45cm 以上的导管。

（3）儿童患者根据实际身高选择匹配的导管长度。

四、置管术

（一）置管部位的选择位置

1. 颈内静脉置管部位

（1）低位置管部位　位于胸锁三角凹陷内。

（2）中位置管部位　胸锁三角顶点或胸锁乳突肌内缘与甲状软骨下缘水平相交点处。

（3）高位置管部位　胸锁乳突肌外缘与颈外静脉交点处。

2. 股静脉置管部位

股三角中腹股沟韧带下 2～3cm，股动脉内侧 0. 5～1cm 处为穿刺部位。

3. 锁骨下静脉置管部位

（1）锁骨下静脉上入路穿刺部位　锁骨上缘与胸锁乳突肌锁骨头的外侧缘相交角的尖部向外0.5～1cm处为穿刺部位。

（2）锁骨下静脉下入路穿刺部位　锁骨中点内侧1～2cm、锁骨下方处为穿刺部位。

（二）用物准备

（1）消毒物品　碘伏、酒精。

（2）导管　根据患者实际情况选择合适的导管。

（3）中心静脉置管箱　第一层5ml注射器、砂具；第二层药物：盐酸利多卡因、肝素、0.9%氯化钠注射液100ml、备用无菌棉签；第三层：医用无菌手套、切开缝合包、备用无菌纱布（图14－1）。

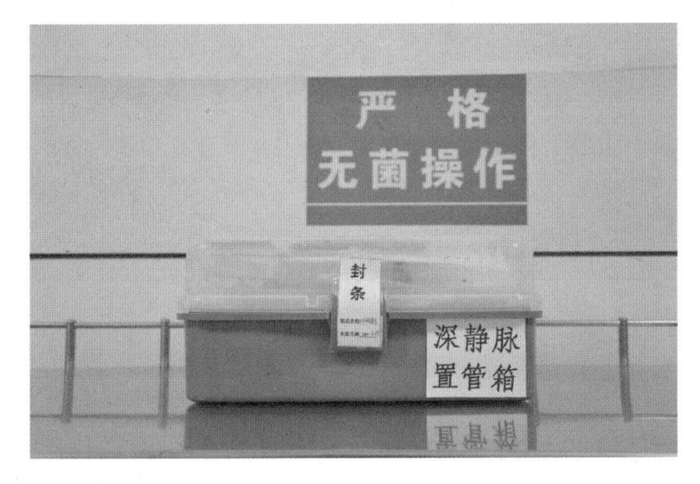

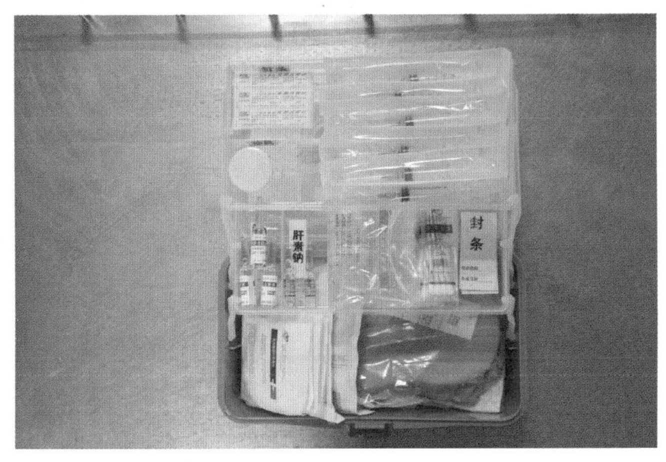

图14－1　中心静脉置管箱

（4）辅助物品　多普勒超声、心电监护仪、氧气装置。

（三）操作方法

（1）体位（根据置管位置的不同选择不同的体位，如颈部静脉穿刺建议采用 Trendlenburg 体位，穿刺过程嘱患者平静呼吸）。

（2）消毒面积无菌最大化。

（3）局部麻醉。

（4）穿刺寻找中心静脉（图 14－2）。

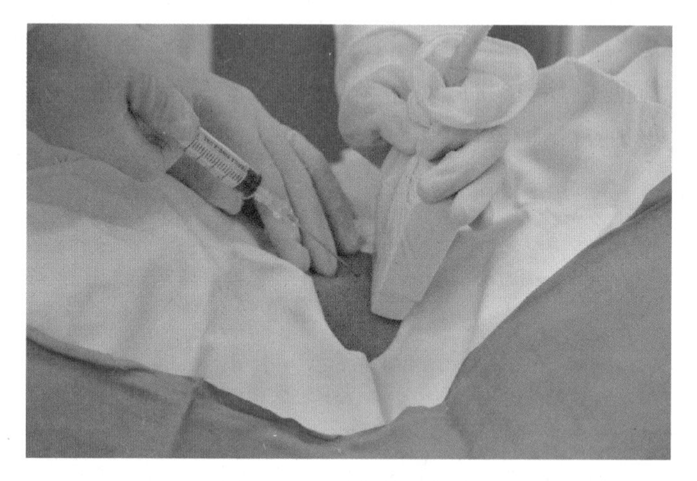

图 14－2　寻找中心静脉

（5）插入导丝（图 14－3）。

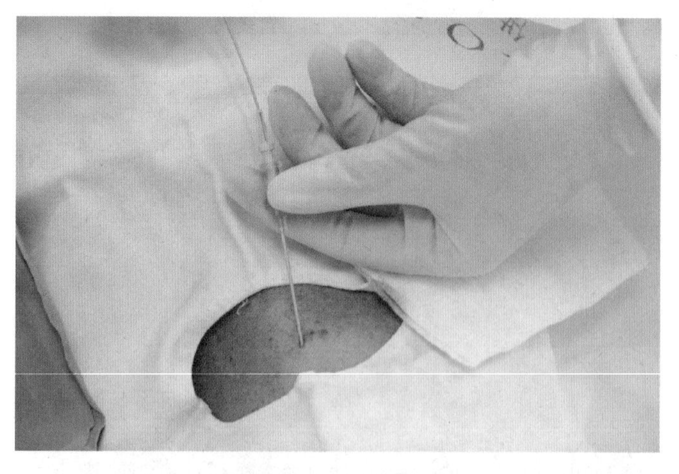

图 14－3　插入导丝

（6）扩张器破皮（包含皮肤、组织、中心静脉）（图 14－4）。

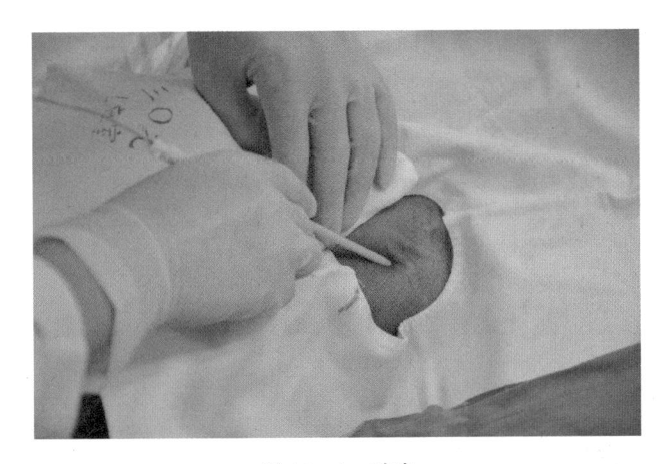

图 14－4　破皮

（7）插入导管（导管内充满生理盐水）（图 14－5）。

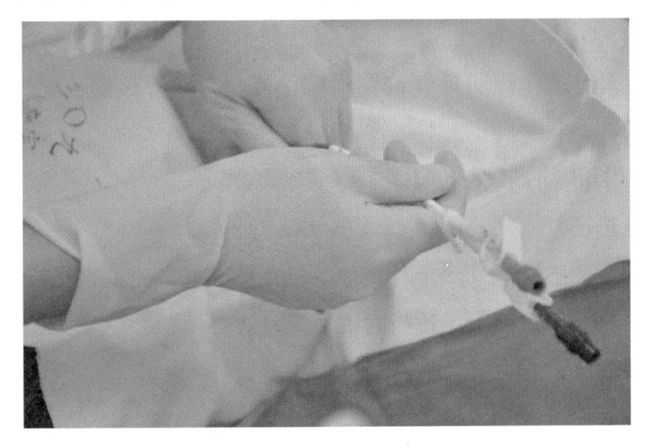

图 14－5　插入导管

（8）拔出导丝并检查导管各腔是否通畅（图 14－6）。

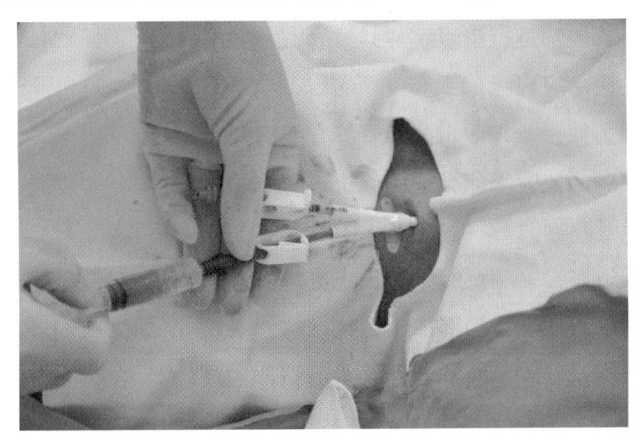

图 14－6　检查导管

（9）肝素生理盐水封管、缝线固定、局部无菌包扎（图 14－7）。

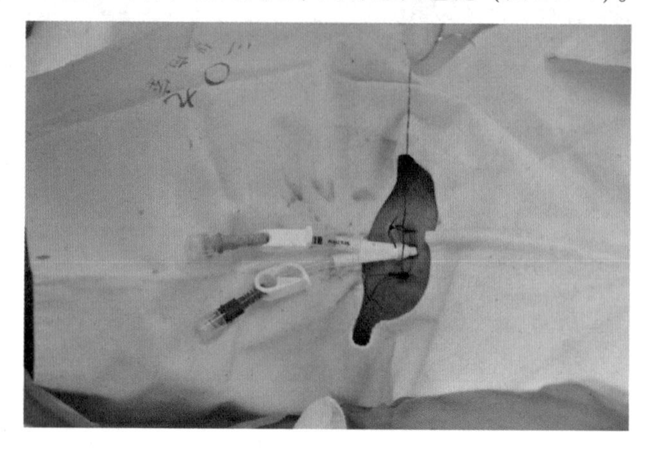

图 14－7 导管固定

（四）记录

术后进行病理记录应标明导管位置、导管类型、导管长度、置管时间，同时标记置管的注意事项。

（五）拔管指征和方法

1. 导管拔除指征

（1）导管相关性感染。

（2）导管失功，不能够满足透析时的血流量。

（3）导管周围压迫止血无效。

（4）不再需要临时性的血液净化治疗或患者内瘘已达到成熟标准可供穿刺，更换其他透析方式，其他血管通路可以使用时。

2. 拔除方法

（1）给予导管局部进行消毒。

（2）操作的医生应戴无菌手套。

（3）取出无菌剪刀，将固定的导管缝合线剪开。

（4）不同穿刺部位应采取合适的体位。

（5）拔除导管，同时观察患者有无不适反应。

（6）局部压迫血管穿刺点给予加压止血。

（7）压迫结束后，进行局部加压包扎。

（六）带涤纶套中心静脉导管隧道置管术（TCC）

1. 适应证

（1）拟行 AVF 或 AVG 成形术或内瘘尚未成熟，患者因病情需要给予血液透析且治疗时间超过4周以上者。

（2）肾移植前的过渡期。

（3）部分预期生命有限的终末期肾病患者，尤其是晚期肿瘤合并终末期肾病者。

（4）因各种原因无法建立动静脉内瘘、不接受腹膜透析或肾移植者。

（5）患者有严重的动脉血管病或低血压等致使内瘘血流量不能满足日常透析要求的。

（6）患有严重心力衰竭，建立内瘘可能加重或诱发心力衰竭者。

2. 穿刺部位的选择

穿刺部位的选择为右颈内静脉、右颈外静脉、左颈内静脉、左颈外静脉、锁骨下静脉或股静脉。

3. 置管注意事项

（1）由于终末期肾病患者病情重、手术风险高，中心静脉留置隧道式导管应当在无菌操作室或手术室施行，给予心电监护加氧饱和度监测。

（2）置管穿刺法应采用Seldinger技术穿刺置管。

（3）切开法主要适用于颈外静脉置管者，特殊情况也用于颈内静脉和股静脉切开置管，但患者出血明显增加，需密切观察患者出血情况。

4. TCC的位置走行

颈部留置导管的尖端应在右心房中上部，下腔静脉留置导管的尖端应该在右心房下部或下腔静脉上端。尖端位置确定后根据导管的长度确定导管出口位置及导管走行，涤纶套以距离出口2～3cm为宜。导管隧道必须保持较大弧度以防止导管打折。

5. TCC的置入方式

（1）顺行置管　穿刺成功后留置引导钢丝，穿刺点旁做1～2cm的切口，隧道建立完成后，将导管经隧道引导至穿刺口，先逐级扩张皮下组织，再用带撕脱鞘的扩张管扩张皮下组织并置入血管内，取出内芯，将导管经撕脱鞘送入血管，同时撕开拉出撕脱鞘。

（2）逆行置管　仅用于可拆卸式TCC，穿刺成功后，穿刺点切开1～2cm的切口，先采用带撕脱鞘的扩张管将导管送入血管，再根据导管外端的长度建立皮下隧道并确定出口，导管引出皮肤后再连接导管外接头。

6. 导管的拔除时机与方法

（1）拔除时机　动静脉内瘘成熟使用、肾移植术后成功的患者、急性肾衰竭肾功能恢复、导管隧道感染或者导管相关性血行播散性感染（如感染性心内膜炎等）或者改为腹膜透析等情况，不再需要留置隧道式导管或者无法在原位继续留置隧道式导管时，需要拔除导管。

（2）拔除方法

1）涤纶套靠近导管皮肤出口的，可以在出口处局麻，出口处皮肤切口，分离涤纶套，拔除导管。

2）涤纶套距离皮肤出口 2cm 以上的，在涤纶套表面皮肤确定其位置，再进行局部浸润麻醉，在涤纶套上方的皮肤做约 1cm 的切口，分离皮下组织，游离出涤纶套，先钳夹涤纶套近心端，在远心端剪断导管，导管外端从皮肤出口拉出，导管体内段从涤纶套分离切口处拉出，并压迫导管进入中心静脉入口处止血。

五、术后护理

首先观察术后置管处 1 小时内有无渗血、血肿发生，然后观察患者病情变化，最后注意治疗时抗凝剂的用量和血流量。

六、并发症

（一）导管功能不良——纤维蛋白鞘或血栓的形成和处理

1. 导管功能不良的原因

国外指南认为导管有效血流量 <300ml/min 或者当血泵流速达到 300 ml/min 时动脉压 <250mmHg（1mmHg = 0. 133kPa）和（或）静脉压 >250mmHg，可判断出现导管功能不良。

而国内《中国血液透析用血管通路专家共识（第二版）》中提出鉴于国内患者体质量普遍低于国外患者，根据中国人群的特质，血管通路专家组认为中国人群中导管有效血流量 <200ml/min，或当血泵流速达到 200ml/min 时动脉压 <250mmHg 和（或）静脉压 >250mmHg，或导管的再循环率 >10%，或特别低体质量的患者或儿童患者流量低于体质量 4 倍而无法达到充分性透析，可判断出现导管功能不良。

导管功能不良的最常见原因为导管内血栓的形成和纤维蛋白鞘的形成，有效的置管（置管技术和理想的置管位置）可以减少导管功能不良的发生率。

2. 导管功能不良的预防

选择合适的导管（如材质和长度）；合理使用封管液；避免长时间留置 NCC，可以减少血栓的形成。导管回血后应采用生理盐水“脉冲式注射”，而快速的“脉冲式注射”冲洗对减少导管内血栓的形成十分重要，后用“弹丸式注射”推注封管液。有关文献报道，每周3次透析治疗，其中2次透析时采用普通肝素封管，1次采用t-PA 2mg/ml封管，可以取得良好的预防血栓形成的效果。

3. 导管功能不良的处理

（1）功能不良处理　溶栓治疗前首先注意排出禁忌证。治疗分为尿激酶溶栓或组织纤溶酶原激活物（tissue type plasminogen activator，t-PA）溶栓治疗。使用尿激酶溶栓时浓度至少为5000～10000IU/ml，有关文献推荐采用50000IU/ml的尿激酶溶栓。尿激酶溶栓时，尿激酶在导管内保持25～30分钟或者保持10分钟后，每隔3～5分钟再推注尿激酶溶液0.3ml，或者根据药品说明书处理。有部分血栓需要尿激酶持续滴注，可使用25万～50万IU的尿激酶缓慢持续滴注6～10小时。尿激酶持续滴注时应时刻注意监测凝血功能，如果纤维蛋白原低于1.5g/L时，应停止滴注。使用t-PA溶栓时，采用的浓度为1～2mg/ml，根据导管的容积封管可保留至下次透析前。导管功能不良采用下列处理流程（图14-8）。

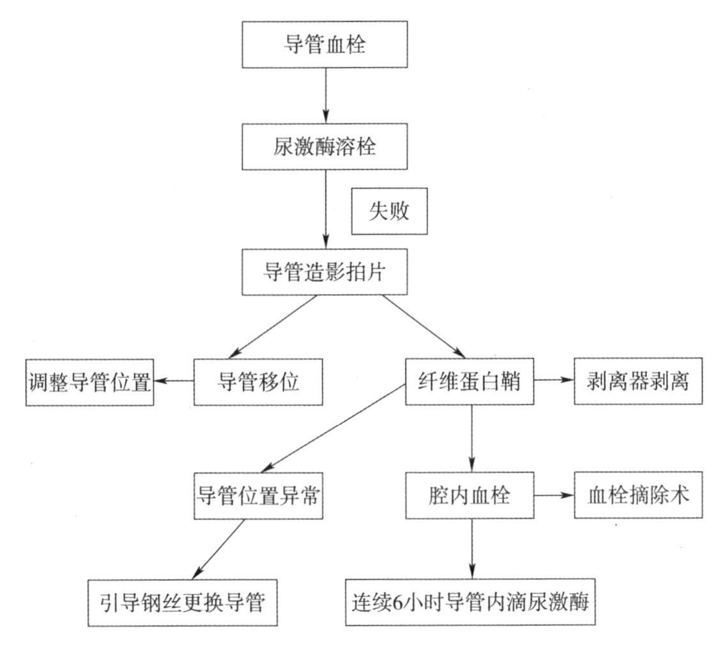

图14-8　导管功能不良的处理流程

（图片内容来自于中国血液透析用血管通路专家共识（第2版））

（2）导管的更换　多次溶栓无效和导管易位，可以更换新的导管。方法如下：①通过导丝更换导管时，必须重新建立隧道，而导管尖端位置应比原导管位置要深入1cm；②留置新的导管，更换穿刺部位；③介入手术清除纤维蛋白鞘，重新留置新的导管。

（二）感染预防与处理

1. 无涤纶套导管感染预防与处理

（1）预防：严格无菌技术操作，每次透析时更换伤口敷料，更换伤口敷料时应观察患者置管口情况，有无感染。

（2）处理：非隧道式导管出口感染时，原则上应告知患者风险，给予拔管并更换置管部位，如患者拒绝拔管时应视情况给予局部或全身抗感染治疗。如出现导管相关感染，应拔除感染导管并做导管感染部位的真菌和细菌培养，视患者血管条件建议更换部位重新置管，同时进行全身抗感染治疗。

2. 带涤纶套导管感染预防与处理

导管相关性感染是拔除导管的主要原因，导管相关性感染一旦发生，导管救助成功率只有25%～30%。而在临床上怀疑导管有相关性感染时应立即采集导管内和外周血液进行病原学检查，同时合理使用抗生素或抗生素封管。

（1）感染的预防

①应严格遵守无菌操作原则。

②监测体温变化，做好个人卫生，观察置管处有无红、肿、痛等现象。

③TCC患者透析专用血管通路，不作为其他用途，例如采血、输液等。

（2）感染的处理

①导管出口感染：距离导管皮下隧道出口2cm以内的感染称为导管出口感染。一般无发热，表现为皮肤疼痛、红肿、有脓性分泌物。处理方法为：加强消毒、换药或局部使用抗生素、口服抗生素治疗。

②导管隧道感染：距离导管皮下隧道内出口2cm以上的感染称为导管隧道感染。表现为沿皮下隧道疼痛、肿胀，脓性分泌物流出。处理方法为：充分引流积极抗感染治疗。如感染部位在涤纶套以上近心端导管感染，抗感染治疗72小时后仍不能控制，应该拔管。

③导管相关性血流感染（catheter related blood stream infection，CRBSI）：由于导管腔内或血管内部分感染播散至血液内造成的菌血症或败血症，导管隧道感染严重时也可并发血流感染，称为导管相关血流感染。表现为寒战、畏寒、发热等全身症状，症状通常在血液透析治疗开始后的数分钟至30分钟左右出现，体温可达40℃以上，少数患者可出现延迟发热。处理方法为：临床症状上怀疑导管有CRBSI或高度怀疑CRBSI时应立即采集导管内和外周血液进行病原学检查，同时合理使用抗生素并应用抗生素封管。CRBSI处置流程如下所述（图14－9）。

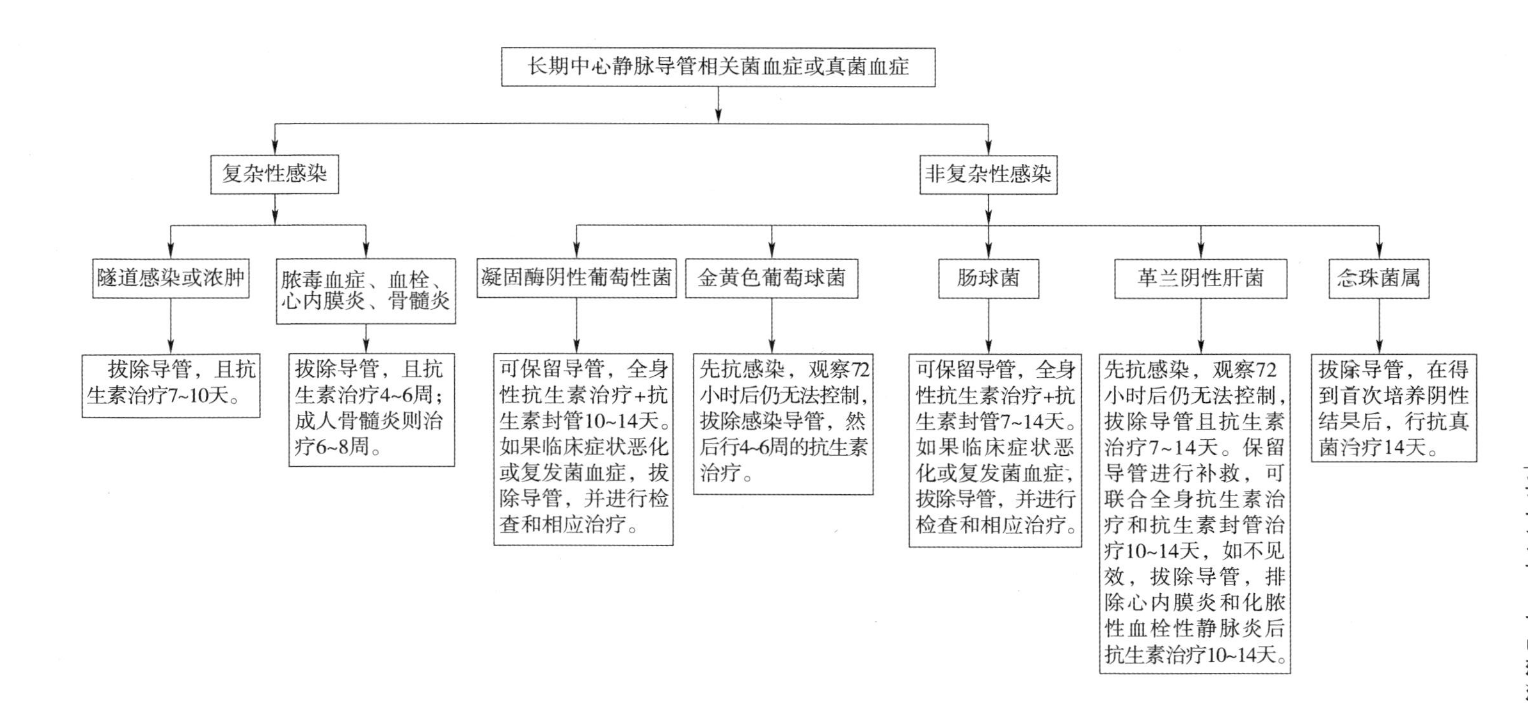

图14–9　CRBSI处置流程（图片内容来自于第2版中国血液透析用血管通路专家共识）

④导管相关迁移性感染：如骨髓炎、化脓性关节炎、心内膜炎等。

第二节　中心静脉导管的临床使用

中心静脉导管在临床上的使用离不开医、护、患的精心维护，精心维护能够延长中心静脉导管的使用寿命，减少并发症的发生。

一、置管换药

目的：观察、预防并发症的发生。

频率：每次透析，敷料移动或潮湿时随时更换。

（一）伤口敷料换药

（1）检查敷料是否存在血渍、潮湿、污渍等，患者戴口罩。

（2）戴清洁手套。

（3）揭开敷料放入医疗垃圾桶，仔细检查中心静脉导管置管处有无红肿、渗血、渗液，有无皮肤破损、缝线脱落、导管脱出、皮肤破损等，测量导管外露长度。

（4）更换无菌手套。

（5）取碘伏消毒棉签，以置管处为中心顺时针螺旋向外消毒1次，消毒直径 > 10cm（消毒面积应大于贴膜的大小），第二次逆时针螺旋向外消毒1次，第三次重复第一次消毒。

（6）待干消毒液后，伤口敷料贴于置管处，贴置管换药标识，并注明中心导管信息（置管时间、换药时间、置管外露长度、操作人）。

（二）中心静脉导管封管换药

（1）戴清洁手套，打开中心静脉导管外层纱布，再将纱布平铺于弯盘内。检查导管有无破损，导管夹是否处于夹闭状态，弥散出的血液颜色。

（2）更换无菌手套。

（3）打开无菌治疗巾，将中心静脉双腔导管放入无菌治疗巾的1/4处（图14－10）。

（4）分别螺旋式消毒导管保护帽及导管管口侧边、导管管夹两遍（消毒导管夹时防止被打开）。

（5）将无菌纱布放入治疗巾的1/2处。

（6）再次检查导管夹子处于夹闭状态，取下保护帽，放入医疗垃圾桶。消毒管口，分别顺时针、逆时针消毒两遍，放入无菌纱布中间。导管两管口先消毒远侧后近侧消毒（14－11）。

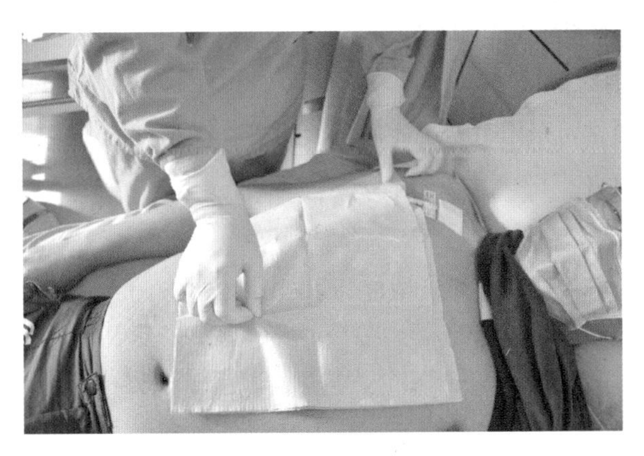

图 14－10　铺治疗巾

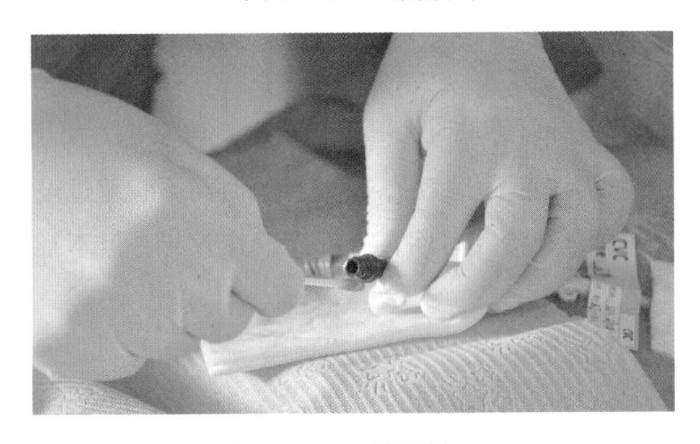

图 14－11　消毒管口

（7）分别用 10ml 注射器回抽导管内封管液，抽取量为 2ml。抽取后推注在弯盘内的纱布上。

（8）检查纱布上推注液是否有血凝块，如有血凝块，再次抽取 1ml，再推注到纱布上观察血凝块情况，直至无血凝块为止。

（9）判断导管畅通后根据患者情况选择合适的封管液，严格按封管法三步法封管，使用无菌肝素帽封闭管口，再使用无菌纱布包扎、固定导管。

二、封管方法及药物

（一）封管步骤

第一步：用 10ml 注射器抽出管腔内原有肝素并弃掉（连同注射器）。

第二步：用 10ml 注射器将生理盐水各 5ml 注入动静脉管腔内（以“脉冲式”注入）。

第三步：根据管腔容量用 10ml 注射器“弹丸式”注入肝素或肝素盐水。注意动、静脉夹子一旦夹闭，请勿再次打开。

（二）封管药物的选择和方法

1. 普通肝素钠封管

普通肝素钠通常可采用 10mg/ml 的溶液封管，高浓度的肝素钠溶液和肝素钠原液可以用于高凝患者。

2. 低分子肝素封管

低分子肝素封管一般推荐溶液浓度为 1000～1250U/ml，适用于普通肝素有不良反应的患者。

3. 枸橼酸钠溶液封管

肝素过敏、活动性出血、严重出血倾向、血小板减少的患者，可以采用枸橼酸钠封管。枸橼酸钠封管的浓度 4%～46.7%。

4. 抗生素封管液

当血液透析患者出现导管感染时，可根据药敏试验结果，使用合适的抗生素封管。临床中抗生素封管需注意配伍禁忌，同时保留时间不宜超过 48 小时。有关文献报道，适当延长抗生素封管治疗时间，可巩固治疗效果，但不推荐预防性抗生素封管。

5. 其他封管药物

其他封管药物有 N－乙酰半胱氨酸、70% 乙醇、10% 氯化钠注射液。考虑到封管药物的疗效和对导管性能的影响，目前尚缺乏循证医学证据。

三、中心静脉导管的护理

（一）常规护理

（1）换药时应保证无菌操作，避免导管感染。颈部换药时患者应戴口罩。

（2）每次使用前应观察患者置管口处皮肤外观的情况，评估有无红肿、分泌物、出血、渗液压痛等情况及缝线有无脱落及缝线固定情况。

（3）换药时消毒面积应大于贴膜的面积，充分待干后再给予贴膜固定。

（4）观察患者体征如有无寒战、发热、疼痛等症状及程度，有无其他不适主诉。

（5）操作时应避免用力牵拉及扭曲导管。

（6）应注意每次更换导管夹锁定位置，避免导管局部的塌陷。

（7）遵循导管使用说明书提示的注意事项，不能用乙醇消毒导管，以免导管被腐蚀。

（8）观察导管外接头有无破裂、打折及管腔内通畅情况。

（二）家庭护理

（1）避免剧烈活动，防止导管滑脱。

（2）做好个人卫生，保持置管处清洁、干燥，防止感染。

（3）每日监测体温变化，观察置管处有无渗血，敷料是否完好，固定是否牢靠。

（4）CVC 为患者透析专用血管通路，一般不作为其他用途，如抽血、输血、输液等。

（5）应尽量穿对襟上衣，穿脱衣服时应避免将导管拔出。

（6）休息时选择合适的卧位（卧向健侧），避免抓挠置管局部和牵拉置管，以防导管脱出。

参考文献

[1] 向晶，马志芳．血液透析专科护理操作指南［M］．北京：人民卫生出版社，2014.

[2] 叶朝阳．血液透析血管通路技术与临床应用［M］.2 版．上海：复旦大学出版社，2011.

[3] 王质刚．血液净化学［M］.4 版．北京：北京科学技术出版社，2016.

[4] 李寒．透析手册［M］.5 版．北京：人民卫生出版社，2017.

[5] 中国医院协会血液净化中心分会血管通路工作组．中国血液透析用血管通路专家共识（第 2 版）［J］．中国血液净化，2019，18（6）：365 –381.

[6] National Kidney Foundation：NKF – K/DOQI clinical prac – tice guidelines and clinical practice recommenda – tions：2006 updates［J］．Am J Kidney Dis，2006，48：S1 –S322.

[7] Manns BJ，Scott – Douglas N，Tonelli M，et al. An economicevaluation of rt – PA locking solution in dialysiscatheters［J］．J Am Soc Nephrol，2014，25（12）：2887 –2895.

[8] Donati G，Colì L，Cianciolo G，et al. Thrombosis of tunneled – cuffed hemodialysis catheters：treatment withhigh – dose urokinase lock therapy［J］．Artif Organs，2012，36（1）：21 –28.

[9] 薛志强，曾石养．尿激酶 24 小时停留封管溶栓治疗对颈内静脉留置双腔透析导管内血栓形成的疗效研究［J］．中国血液净化，2010，9（5）：265 –268.

[10] Kethireddy S，Safdar N. Urokinase lock or flush solutionfor prevention of bloodstream infections associatedwith central venous catheters for chemotherapy：ameta – analysis of prospective randomized trials［J］．JVasc Access，2008，9（1）：51 –57.

[11] McGill RL，Spero JA，Sysak JC，et al. Tissue plasminogenactivator as a hemodialysis catheter locking solution［J］. Hemodial Int，2008，12（3）：348 –351.

[12] Raad I，Hanna H，Maki D. Intravascular catheter – relatedinfections：advances in diagnosis，prevention，and management［J］. Lancet Infect Dis，2007，7（10）：645 –657.

[13] Suzuki M，Satoh N，Nakamura M，et al. Bacteremia in hemodialysispatients［J］．World J Nephrol，2016，5（6）：489 –496.

[14] 向晶，马志芳，肖光辉，等．血液透析用血管通路护理操作指南［M］．北京：人民卫生出版社，2015.

[15] Moran JE, Ash SR, ASDIN Clinical Practice Committee. Locking solutions for hemodialysis catheters; heparinand citrate - - a position paper by ASDIN [J]. Semin Dial. 2008. 21 (5): 490 - 492.

[16] Han X, Yang X Huang B, et al. Low - dose versus highdoseheparin locks for hemodialysis catheters: a systematicreview and meta - analysis [J]. Clin Nephrol, 2016, 86 (7): 1 - 8.

[17] Shanks RM, Sargent JL, Martinez RM, et al. Catheterlock solutions influence staphylococcal biofilm formationon abiotic surfaces [J]. Nephrol Dial Transplant, 2006, 21 (8): 2247 - 2255.

[18] Weijmer MC, Van den Dorpel MA, Van de Ven PJ, et al. Randomized, clinical trial comparison of trisodium citrate 30% and heparin as catheter - locking solution inhemodialysis patients [J]. J Am Soc Nephrol, 2005, 16 (9): 2769 - 2777.

[19] 戎殳，叶朝阳，孙丽君，等. 46.7% 枸橼酸钠溶液在血液透析患者长期留置导管封管的应用 [J]. 中华肾脏病杂志，2007，23 (2)：110 - 112.

[20] Yon CK, Low CL. Sodium citrate 4% versus heparin as alock solution in hemodialysis patients with central venouscatheters [J]. Am J Health Syst Pharm, 2013, 70 (2): 131 - 136.

第十五章　血液透析中的监护

患者在透析时，责任护士要在分管的辖区内坚守岗位，密切巡视，观察患者的意识状态，监测患者生命体征，观察患者穿刺部位有无渗血，穿刺针与管路固定是否牢固，观察透析机各项透析参数的设定是否准确以及透析机的各项监测数值是否正常，观察透析器及透析管路的紧密连接情况，观察透析器膜外出水、进水管路有无扭曲、打折或挤压；同时也要密切观察是否存在溶血、凝血、漏血、空气栓塞等风险。这些风险的发生率与技术操作的人为因素有一定的关系，在这方面主要是加强护理人员工作责任心，遵守操作规程与熟练的技术相结合，防患于未然。在患者接受血液透析过程中，护理工作重点就是密切观察和巡视，发现存在的风险及时解决。本章主要阐述透析中患者和透析装置的监护和管理。

第一节　压力报警

一、静脉压力

静脉压监测传感器安装在透析器后，监测返回患者体内静脉管路的血液压力。静脉压与穿刺针型号、患者血流量及血管条件等有关。静脉压报警包括静脉压高限报警和静脉压低限报警。

（一）静脉压高限报警

1. 常见原因

（1）静脉穿刺针位置不佳，有血栓形成或针尖抵触血管壁，还有针尖脱出血管的可能。

（2）静脉穿刺失败，透析过程中患者活动可导致穿刺针移位、血液渗出或注入血管外，发生局部肿胀。

（3）血液回路或透析器凝血。

（4）静脉回路受阻，管路弯曲、扭曲、打结或被压；静脉管路及静脉穿刺针夹子未打开。

2. 护理对策

（1）穿刺前评估血管，避免在血管瘢痕、血肿、静脉窦部位穿刺。

（2）注意观察穿刺部位有无血肿、渗血。

(3) 适当调整穿刺针位置或针斜面。

(4) 检查透析管路有无受压、折叠、扭曲及管路各夹子的状态。

(5) 协助患者在治疗中改变体位，并注意管路通畅情况。

(6) 对于无肝素透析治疗，预冲时应用肝素盐水预冲，治疗中定时用生理盐水冲洗透析器及管路，观察静脉壶、静脉滤网、透析器等血液颜色及有无血凝块。如有大量凝血块，同时跨膜压高，则应及时更换管路或透析器。

(二) 静脉压低限报警

1. 常见原因

(1) 静脉管路与血管通路管连接不紧密或穿刺针脱出。

(2) 动脉穿刺针位置不当（穿刺针未在血管内或贴于血管壁），引出的血液流量不足。

(3) 动脉管路扭曲、受压、折叠。

(4) 患者内瘘血管功能差、流量不足。

(5) 血液管路或透析器内凝血。

(6) 输入过量的生理盐水，血流阻力下降。

(7) 静脉压监测口夹子未打开、保护罩破损、阻塞等原因导致的静脉压传感器故障。

2. 护理对策

(1) 检查透析管路各连接处是否紧密，有无受压、折叠、扭曲，穿刺针需妥善固定。

(2) 检查静脉压力外传感装置夹子是否开启，保护罩有无进血液；若已进血液，则应及时更换。

(3) 透析器及管路若有破损、凝血，则应立即更换。

(4) 动脉血流不足时适当调整穿刺针位置或针斜面。若是患者血管功能问题，通知医生做相应处理。

(5) 透析中严密观察患者病情变化，当患者出现症状性低血压临床表现时，应立即减少超滤量、通知医生后，按透析低血压并发症处理。

二、动脉压力

动脉压监测是机器对血泵前动脉血流量的监测，主要监测从患者体内泵出血液的压力。动脉压低限报警的原因及护理对策基本同静脉压低限报警。

三、静脉端除气室内气泡监测系统报警的常见原因

（1）动脉穿刺针位置不良，血流量不足，使空气进入管道。

（2）血液管道的回路不密闭。

（3）从动脉输液端和肝素输入口有空气进入。

四、跨膜压报警

跨膜压是指透析器半透膜血液侧和透析液侧压力差，是使用压力传感器测量静脉压力和透析液压力的方法经过计算得来的。临床实际工作中常见跨膜压高限报警。

（一）常见原因

（1）透析器选择不当，如超滤系数小。

（2）单位时间内超滤量过大。

（3）患者血流量不足导致透析器及管路凝血。

（4）透析液管路折叠、受压。

（5）连接透析器的透析液卡口连接不严、漏气、松动。

（二）护理对策

（1）选择适宜的透析器。

（2）正确设置患者单位时间内的超滤量，透析结束前30分钟内不宜过多增加超滤量。

（3）检查透析液接头连接有无漏气，透析液管路有无扭曲、折叠。

（4）跨膜压突然增高，应查看透析器有无凝血，如血液颜色有无加深改变，用生理盐水冲洗并观察。

（5）机器故障，如透析液压力传感器损坏等，应请技术人员维修。

第二节　肝素注射器注入报警

一、常见原因

（1）肝素注入泵未开启，未设置用量。

（2）肝素注入泵虽开启但肝素夹子处于夹闭状态。

（3）肝素注射器未安装到位。

二、护理措施

（1）肝素注入泵确认安装到位。

（2）核对医嘱，确认肝素用量，在透析机上正确设置。

（3）检查肝素管处于开放状态，保证肝素的应用。

第三节　漏血报警

漏血监测是利用测量透析废液管路里的透光强度来分析废液里是否混有血液。如废液中混有血液，则透光度减弱，光电效应改变后引发报警，是机器通过对透析液的监测而发现透析膜是否破损的一种警报。

一、常见原因

（1）透析器中的透析膜破损：常与机械原因有关，如透析器储存条件不宜、运输过程粗暴搬运或预冲操作有误造成。

（2）透析器质量不合格、出厂检测有误。

（3）透析液中有空气、除气不良、短时间内超滤量过大、漏血感应器被废液污染或发生故障时易出现假报警。

二、护理对策

（1）出现漏血报警时先观察透析器动脉端透析液出口处透析液颜色是否变红，或透析液出口处管腔内下面有无血液附壁沉着等。如有血液漏出，应立即回血结束治疗。

（2）单位时间内超滤量要适中，不可过多，不要超过跨膜压极限。

（3）复用透析器次数应按照国家卫生健康委员会的要求，使用有容量检测和压力检测功能的复用机及专用于透析器的消毒液。

第四节　电导度报警

电导度是指透析液中阳离子的总和，钠离子在透析液中占绝大部分，故电导度主要反映的是钠离子的浓度。透析液的钠离子浓度为135～145mmol/L，当高于或低于此钠浓度的3%～5%时，机器就会进入自动保护状态并报警。

一、常见原因

（1）A、B浓缩液配比、成分不正确；浓缩液供应不足；A、B液反接；浓缩液吸管接口处漏气、阻塞；A、B液比例泵故障，未工作或工作异常。

（2）供水系统水压低，水流量不稳定，透析用水未达使用标准。

（3）机器报警域限设置过高或过低。

（4）机器零配件损坏或钙结晶。

二、护理对策

（1）专人负责浓缩液的配制与管理，一般由技师负责。

（2）透析过程中检查浓缩液的使用情况，及时更换。

（3）检查 A、B 液吸管的功能状态、接口有无漏气。

（4）检查透析液流量、报警阈值设置是否正确；查看浓缩液管接头是否紧密、漏气，滤网是否阻塞，浓缩液管有无扭曲、折叠。

（5）发现 A、B 液泵故障，立即通知技术人员维修并记录。故障维修后应测透析液浓度，符合透析液标准后才能使用。

（6）每班透析结束后应做透析机的酸洗、脱钙、消毒，并定期维护。

第五节　气泡报警

气泡监测是建立在超声波原理的基础上，超声波在液体和固体内的传播速度比在气体内快，因此在静脉血液管路的两侧分别安装上超声波发射器和接收器来捕捉经过静脉管路的气泡。静脉壶或下段中如有气泡就可能出现报警，同时静脉管回路上的静脉夹会同时关闭，血泵停止。空气报警敏感性很高，当静脉壶与空气探测器不紧密时会出现假报警，故在透析中要密切监测，保证患者透析安全。

一、常见原因

（1）血液管路安装不到位。

（2）动脉端管路与患者血管通路连接处松动、脱落或动脉穿刺针脱出，动脉管路侧支管口未夹闭、关闭或输液结束未及时关闭夹子。

（3）血流量不足致大量气泡产生。

（4）空气监测装置中的静脉壶、管路与超声探头有空隙或探头感应器故障。

（5）空气形成细小泡沫附着管壁，静脉壶液面过低。

二、护理对策

（1）先停止血泵运转，检查血液管路有无上述情况，寻找原因，排出报警后开启血泵，血流量减至 100～150ml/min，将透析器静脉端向上，将透析器内空气排至静脉壶内，调节液面。

（2）护士加强责任心，在输液或输血时严密监控，输注结束需及时关闭输注口夹子，防止空气进入。

（3）保证充足的血流量。

第六节　抗凝治疗的监护

由于血液透析患者的年龄、性别、生活方式、原发疾病以及合并症的不同，患者间凝血状态差异较大；因此为确定个体化的抗凝治疗方案，应实施凝血状态的监测。

一、凝血状态的监测

血液透析前凝血状态的监测主要是为了评估患者基础凝血状态，指导血液透析过程中抗凝剂的种类和剂量选择；血液透析结束后凝血状态的监测主要是了解患者血液透析结束后体内凝血状态是否恢复正常以及是否具有出血倾向。因此，血液透析前和结束后凝血状态的评估是全身凝血状态的监测。从血液透析管路动脉端采集的样本来看，由于血液刚刚从体内流出，因此各项凝血指标的监测可反映患者的全身凝血状态。

（一）血液透析过程中凝血状态的监测

血液透析过程中凝血状态的监测主要是为了评估患者血液透析过程中体外循环是否达到充分抗凝，患者体内凝血状态受抗凝剂影响的程度以及是否易出血。因此，不仅要监测体外循环管路中的凝血状态，还要监测患者全身的凝血状态。从血液透析管路静脉端采集的样本，由于血液刚刚流过体外循环管路，因此各项凝血指标的监测可反映体外循环的凝血状态。血液透析过程中凝血状态的监测，需要同时采集血液透析管路动静脉端血样进行凝血指标的监测，两者结合才能全面地判断血液透析过程中的凝血状态。

（二）不同抗凝剂的监测指标

1. 以肝素作为抗凝剂时

推荐采用活化凝血时间（ACT）进行监测，也可采用部分凝血活酶时间（APTT）进行监测。理想状态应为在血液透析过程中，从血液透析管路静脉端采集的样本 ACT/APTT 维持于治疗前的 1.5～2.5 倍，治疗结束后从血液透析管路动脉端采集的样本 ACT/APTT 基本恢复治疗前的水平。

2. 以低分子肝素作为抗凝剂时

可采用抗凝血因子 Xa 活性进行监测。建议无出血倾向的患者抗凝血因子 Xa 活性维持在 500～1000U/L，伴有出血倾向的血液透析患者维持在 200～400U/L。但抗凝血因子 Xa 活性不能即时监测，临床指导作用有限。

3. 以枸橼酸钠作为抗凝剂时

应监测滤器后和患者体内游离钙离子浓度；也可监测活化凝血时间（ACT）或部分凝血活酶时间（APTT），从血液透析管路静脉端采集的样本的 ACT 或 APTT 维持于治疗前的 1.5～2.5 倍，结束后从血液透析管路动脉端采集的样本 ACT 或 APTT 应与治疗前无明显变化。

4. 以阿加曲班作为抗凝剂时

可采用部分凝血活酶时间（APTT）进行监测。从血液透析管路静脉端采集的样本的 APTT 维持于治疗前的 1.5～2.5 倍，而治疗过程中和结束后从血液透析管路动脉端采集的样本 APTT 应与治疗前无明显变化。

（三）监测时机

（1）对于第一次进行血液透析治疗的患者，推荐进行血液透析治疗前、治疗过程中和结束后的全面凝血状态监测，以确立合适的抗凝剂种类和剂量。

（2）对于某个患者来说，每次血液透析过程的凝血状态差别不大；因此一旦确定患者的抗凝药物种类和剂量，则无需每次血液透析过程都监测凝血状态，仅需要定期（1～3 个月）评估。

二、抗凝治疗的并发症与处理

（一）抗凝不足引起的并发症

主要包括透析器和管路凝血和透析过程中或结束后发生血栓栓塞性疾病。

1. 常见原因

（1）因患者存在出血倾向而没有应用抗凝剂。

（2）透析过程中抗凝剂剂量不足。

（3）患者先天性或因大量蛋白尿引起的抗凝血酶Ⅲ不足或缺乏，而选择普通肝素或低分子肝素作为抗凝药物。

2. 预防与处理

（1）对于合并出血或出血高危风险患者，有条件的单位应尽可能选择枸橼酸钠或阿加曲班作为抗凝药物；采用无抗凝剂时应加强滤器和管路的监测，加强生理盐水的冲洗。

（2）应在血液透析实施前对患者的凝血状态充分评估，并在血液透析治疗过程中凝血状态变化的基础上，确立个体化的抗凝治疗方案。

（3）有条件的单位应在血液透析治疗前监测患者血浆抗凝血酶Ⅲ的活性，以明确是否使用肝素或低分子肝素。

（4）发生滤器凝血后应及时更换滤器；出现血栓栓塞性并发症的患者应当给予适当的抗凝、促纤溶治疗。

（二）出血

1. 常见原因

（1）抗凝剂剂量使用过量。

（2）合并出血性疾病。

2. 预防与处理

（1）血液透析实施前应评估患者的出血风险。

（2）在对患者血液透析前和过程中凝血状态监测和评估的基础上，确立个体化抗凝治疗方案。

参考文献

［1］日机装（NIKKISO）. 透析装置使用说明书，技术手册.
［2］费森尤斯（FRESENIUS）. 血液透析设备操作说明书，技术手册.
［3］贝朗（B/BRAUN）. 血液透析使用说明书，技术手册.
［4］王质刚. 血液透析学［M］. 4 版. 北京：北京科学技术出版社，2016.
［5］陈香美. 血液透析标准操作规程［M］. 北京：人民军医出版社，2010.
［6］余美芳，沈霞. 血液透析护士层级培训教程［M］. 北京：科学技术出版社，2019.
［7］孟建中，周春华，刘子栋，等. 血液净化技术并发症诊断与治疗学［M］. 天津：天津科学技术出版社，2015.

第十六章　血液透析中常见并发症

近年来，随着我国血液透析技术的不断完善与发展，血液透析患者的生存时间逐年延长。据统计，我国约有90%慢性肾功能衰竭患者选用血液透析治疗方式来维持生命。临床工作中，慢性肾功能衰竭患者进行血液透析治疗时并发症频发，严重影响患者的生存质量及寿命。因此，掌握处理及预防血液透析并发症的方法，对于提高血液透析患者的生存状况尤为重要。

血液透析并发症根据其发生时间，可分为即刻并发症和远期并发症。前者是指在透析过程中或结束数小时内发生的起病急、病情严重、需立即处理的并发症；后者则是长期透析过程中逐渐形成的起病缓慢，但严重危害身体健康的并发症。本章将重点对血液透析过程中可能发生的即刻并发症进行阐述。

第一节　低　血　压

低血压是血液透析过程中常见的急性并发症之一，血液透析低血压是指在透析过程中发生有症状的收缩压突然下降，收缩压 < 90mmHg（1mmHg = 0. 133kPa）或血压较前下降幅度≥20mmHg，是血液透析中比较常见的严重并发症，其发生率为25% ~50%。低血压可造成血流量不足，以至超滤困难、透析不充分等。透析中低血压的发生与患者的死亡率密切相关。

低血压的判断及临床诊断：透析过程中低血压的常见症状有肌肉痉挛、晕厥、恶心、呕吐、腹痛，有时还会表现为意识丧失，甚至心肌梗死。大多数患者有不同程度的头晕、出冷汗、打哈欠、心慌、胸闷、面色苍白、便意、肌肉痉挛性疼痛、呼吸困难、不能言语，也有个别患者早期无任何症状而出现血压下降。

一、透析相关性低血压原因

1. 有效血容量减少

主要原因是体外循环血流量增加，血管收缩反应低下，引起有效血容量不足所导致。透析中晚期低血压，多与超滤量和超滤速度有关，超滤量越大，超滤速度越快，患者在透析过程中血压波动性越大。当溶质清除过快时，血浆胶体渗透压迅速下降，驱使水分向组织间和细胞内转移，导致有效血容量减少而发生低血压。

2. 透析液成分

血清电解质及透析液钾、钠、钙水平，通过影响维持血液透析患者的心肌收缩功能及外周血管阻力，造成透析中血压波动。对血压造成影响的因素主要有钠、钙离子浓度和碱基醋酸盐。钠离子是决定透析液晶体渗透压高低的主要因素。透析液中的钠过低（低于135mmol/L），可使血浆渗透压降低。为了维持渗透压的平衡，水分就会从血管内移向组织间隙，引起急性血容量下降和低血压。透析液常用钙离子的浓度为1.25～1.5mmol/L，研究表明使用钙离子浓度为1.25mmol/L的透析液时，平均动脉压及心脏指数降低，提高透析液钙离子浓度可以减少低血压的发生。透析液中的醋酸盐有扩张血管、减少外周阻力的作用，其代谢产物腺苷可抑制心肌收缩，减少心输出量，引起低血压。

3. 透析膜生物兼容性较差

血液与透析膜接触时会产生一系列反应，如激活补体，单个核细胞释放多种细胞因子和酶类，激活的补体片段C3a、C5a及溶酶体酶可使肺毛细血管通透性增加，肺通气功能降低，出现低氧血症，前列腺素I释放增加，引起血管扩张，诱发低血压。

4. 患者自身因素引起的低血压

自主神经功能紊乱（心血管代偿机制障碍，血压不稳定）；内分泌因素（心钠素，前列腺素失衡及激素功能障碍）；使用降压药物（透析前服用降压药物，会降低机体对容量减少而引发的缩血管反应，容易发生透析中和透析后体位性低血压）；尿毒症所致的心包炎、心功能不全、心律不齐等；患者自身存在严重感染、重度贫血、低蛋白血症、严重创伤、出血剧痛等。

二、透析相关性低血压的处理

透析患者发生低血压时应迅速将患者平卧，取头低足高位，同时降低血流量，调整超滤并立即快速静脉滴注生理盐水100～200ml，必要时可给予高渗溶液，如1.5%～3%氯化钠、50%葡萄糖溶液或5%碳酸氢钠溶液以提高血浆渗透压。鼻导管吸氧，有助于改善心肌功能，减少组织缺血和腺嘌呤核苷的释放。多数患者可自行缓解，上述处理仍不能缓解者应立即使用升压药物，密切观察病情变化，以便采取相应的急救措施。

三、透析相关性低血压的预防

1. 减少透析脱水量

合理设置超滤量。透析过程中每小时超滤量不应超过体重的1%，每次透析的超滤量不应超过体重的4%~5%，同样透析患者在透析期间体重的增长不应超过干体重的4%~5%。

2. 低温透析

通过提高血浆儿茶酚胺水平，使血管收缩和末梢血管阻力增加，从而使血压升高，预防低血压的发生。透析患者对低温的耐受性与透析前体温有关，低温透析对于低于正常体温的透析患者才会有预防低血压的作用，而基础体温高者用冷透析液不会得到有益的心血管效应。

3. 改变透析模式

采用高－低钠透析、序贯透析、血液滤过。

4. 使用生物相容性较好的透析器

透析膜的生物相容性是透析器质量的重要指标。透析膜与血液反应主要后果是激活补体，补体活化后释放过敏毒素，可导致平滑肌收缩，血管通透性增加，肥大细胞释放组胺，产生过敏反应。近年来出现许多高分子合成材料，如聚砜、聚丙烯腈膜不断的制造出来，高分子合成膜具有超滤性能好、生物相容性好等优点，临床应用越来越多。近年来国内外出现了高通量透析器和超高通量透析器，生物相容性明显改善，通过改变透析器纤维素膜的厚度和孔径大小，增加膜的面积，具有高渗透性和高超滤能力，明显提高了透析效率、减少了治疗时间。

5. 合理使用降压药和镇静剂

透析患者在透析前应避免服用降压药尤其是血管扩张剂，可指导患者在透析前停服降压药或减量，也可在透析后根据患者血压服用降压药；对于习惯性透析低血压患者，可在透析器和血液管道预充生理盐水以免血容量减少而发生不适。

6. 避免或限制在透析中进食

在透析中进食会使流向消化系统的血容量增加，外周有效血容量减少，从而引发低血压。如患者需要，最好在透析开始1~2小时内进食，血液透析清除的溶质和水分只占预期目标的20%~40%，不会直接引起血压下降。

第二节　失衡综合征

失衡综合征（简称DDS）是血液透析患者以中枢神经系统症状为主要临床表现的急性并发症，研究统计其发生率为0.46%~18.5%。该并发症常见人群有：透析初期患者，使用大面积透析器患者，透析前血肌酐、尿素氮水平较高患者，伴有严重代谢性酸中毒患者，老年、儿童患者。该症状多发于患者透析过程中，也可发生于透析结束后的数小时内。

一、失衡综合征的原因

透析时血浆中尿素氮、肌酐等小分子物质清除速率过快，浓度迅速下降，这使得患者的血液与脑组织间形成一定渗透梯度，血浆渗透压相对脑组织呈低渗状态，从而产生了水的逆向流动，导致患者脑水肿情况的发生。

二、失衡综合征的临床表现

轻症患者出现头痛、食欲下降、恶心、呕吐、肌肉痉挛、轻度烦躁，进一步发展为定向力障碍，可出现嗜睡等。重症患者可出现头痛加剧、极度烦躁、扑翼样震颤、癫痫样发作、意识不清、语言障碍及全身抽搐，脑电图检查可见特征性改变。

三、失衡综合征处理

轻症患者给予氧气吸入，静脉注射高渗盐水、高渗葡萄糖或者甘露醇以提高血浆渗透压，提高患者透析液钠浓度，减慢血流量。重症患者应从以下几方面进行救治。

（1）立即给予氧气吸入。

（2）停止血液透析或改变透析模式。

（3）静脉滴注 20% 甘露醇溶液进行降颅压治疗。

（4）出现癫痫样发作患者，应注意防止患者窒息及舌咬伤，给予镇静剂治疗，首选药物为地西泮。

（5）密切关注患者精神状态及生命体征，必要时给予对症治疗。

四、失衡综合征预防

（1）首次透析采用诱导透析处方。

（2）使用通透性低、膜面积小的透析器。

（3）采用序贯钠浓度透析。

（4）注意监测渗透活性物质浓度。

第三节　肌肉痛性痉挛

肌肉痛性痉挛是血液透析最常见的并发症之一，发生的高危因素包括高龄、焦虑、超滤量大、超滤率高等。该并发症多继发于低血压之后，但极少数患者发生前无低血压倾向。透析中后期发生的肌肉痛性痉挛，降低了患者对透析治疗的耐受性，迫使患者提前结束透析，严重影响透析治疗的充分性及生活质量。

一、肌肉痛性痉挛的原因

超滤量多、超滤率高造成循环血量减少。为保证重要脏器的血供，四肢血管代偿收缩引起肢体缺血痉挛是肌肉痛性痉挛发生的最常见原因。除此之外，血离子浓度变化，使用低钠透析液透析，组织缺氧和 pH 值的升高也是影响因素。

二、肌肉痛性痉挛的临床表现

肌肉痛性痉挛常发生于接近透析治疗结束时，最常见的预警症状是低血压，尤其常见于老年患者。疼痛具有一过性、突发性和剧烈性等特点。肌肉痛性痉挛好发于足部、腓肠肌，可见于单侧肢体或双侧肢体，少数患者有腹部痉挛现象。患者多疼痛难忍，焦虑、急躁等情绪明显。

三、肌肉痛性痉挛处理

可采取降低超滤量和超滤速度，改变透析液电解质浓度方法纠正低血压，有利于防止患者发生肌肉痛性痉挛。静脉补充一定容积的高渗氯化钠溶液及高渗葡萄糖溶液可使患者症状得到缓解。

四、肌肉痛性痉挛预防

（1）指导患者科学饮食，控制透析间期体重增长。

（2）制定个体化透析方案，避免使用低钠透析液。

（3）补充应用药物肉碱（左卡尼汀）。

（4）透析中密切监测患者生命体征，做到早发现、早处理。

第四节　心 律 失 常

血液透析患者心血管并发症的发生率随透析时间的延长而逐年增加，显著高于普通人群的发生率。研究显示，透析引起心律失常的发生率高达 31%，一般在透析后2～4 小时开始出现，且预后性差，如果不能得到及时处理，往往威胁患者生命，甚至造成患者死亡。流行病学研究发现，透析相关性心律失常不单是血液透析患者的常见并发症，也是维持性血液透析患者猝死最常见的原因。

一、心律失常的原因

（1）原发心血管疾病　冠状动脉粥样硬化性心脏病、高血压、糖尿病、心肌淀粉样变、阻塞性睡眠呼吸暂停综合征等。

（2）电解质及酸碱平衡紊乱　高钾血症、低钾血症、高钙血症、低钙血症、代谢性酸中毒等。

（3）抗心律失常药物的不恰当应用。

（4）透析相关肉碱缺乏。

（5）其他因素　超滤量、年龄、血红蛋白水平及肾脏损害程度、心脏瓣膜钙化及神经损害等因素也与透析过程中的心律失常有着密切关系。

二、心律失常的临床表现

患者透析过程中可出现各种类型的心律失常，如室上性心律失常、室性心律失常、缓慢型心律失常和心源性猝死，以心房扑动和心房颤动最为常见。临床症状常无特异性，主要表现为头疼、胸闷、心前区疼痛、心悸、头晕、黑蒙等，严重者可引起阿－斯综合征甚至心脏骤停。

三、心律失常处理

积极寻找和处理原发病和诱因，立即行心电图检查以明确心律失常的类型。全套心电监护及血氧饱和度监测。急查血生化电解质水平、心肌损伤标志物及血气分析等。对于电解质及酸碱失衡引起的心律失常，及时给予纠正。伴低血压表现者，立即降低血流速度并停止超滤，必要时给予扩容治疗。一旦发生心脏骤停，应立即给予胸外按压，随机给予电复律。洋地黄中毒引起的心脏骤停不宜使用非同步电复律，应给予苯妥英钠治疗。

四、心律失常预防

（1）密切监护高危患者生命体征变化，及时给予水、电解质补充及心肌梗死的预防，如发生心肌缺血症状时及时给予吸氧。

（2）定期检查患者血钾浓度，如有异常及时给予处理，高钾血症患者透析液血钾水平低，反之亦然。

（3）加强患者的健康宣教，养成科学的饮食习惯，降低高钾食物的摄入量，如香蕉、柑橘、柿子、鲜枣等。记录饮食日记，协助动态监测及调整血钾浓度的变化。

（4）控制患者超滤量，不可超过干体重的5%，从而降低血容量变化幅度，减少低血压引起的心律失常。适当延长透析时间，从而降低超滤速度，也是降低血液透析中心（室）律失常发生率的有效途径。

（5）重视基础心脏疾病的治疗，予以抗心律失常药物、心脏起搏器等治疗。

（6）应用洋地黄类抗心律失常药物时，注意密切监测脉搏，如脉搏<60次/min，则立即停止应用，防止洋地黄中毒的发生。

第五节　凝　　血

血液透析必须通过透析机、透析器、体外循环管路建立体外循环，凝血是维持性血液透析治疗过程中最常见的问题之一。

一、凝血的原因

（1）血液高凝状态。

（2）抗凝剂用量不足或无肝素透析。

（3）血流量不足，反复出现动脉压低限报警。

（4）管路或透析器内混有空气。

（5）管路扭曲或打折。

（6）血液透析过程中在透析装置系统中输血，输白蛋白及脂肪乳，血液有形成分增加，有些粘在透析器或管道上，容易造成凝血。

二、凝血的临床表现

（1）血液颜色变深，透析器中血液颜色不均衡，有黑色阴影或条纹；透析器动脉端口出现凝块，动脉壶紧绷，压力大；透析器后静脉管路中血液不进入静脉壶。动静脉壶中有血块形成，液面增高，并进入静脉压传感器；血泵有可能会出现有阻力转动的声音，泵后压升高。

（2）体外循环压力改变，凝血发生位置不同，体外循环压力改变不同。凝血发生在动脉壶和透析器，血泵转动有压力感，泵后压升高，静脉压不升高；凝血发生在静脉壶或远端，则泵后压和静脉压均明显升高。

（3）透析后透析器的表现：透析纤维可有少量发生凝血，透析器两端可有小血块或乳白色沉积物，高脂血症患者尤为明显。透析器纤维凝血分为4级：0级，透析器纤维无凝血或数条纤维凝血；1级，透析器部分凝血或成束纤维凝血；2级，透析器严重凝血或半数以上纤维凝血；3级，透析器静脉压明显升高或需要更换透析器。

三、凝血的处理

透析过程中密切观察动静脉壶及透析器，观察管路及透析器血液颜色是否变化。

若发现血液颜色变深或透析器颜色不均衡，可先用生理盐水冲洗管路，评估凝血程度，根据凝血程度不同采取相应措施，必要时更换管路、透析器或结束治疗。注意关注透析过程中报警装置尤其是静脉压和跨膜压的变化，当透析管路或透析器凝血时会导致静脉压和跨膜压压力异常，不可随意消除报警。无肝素透析患者遵医嘱给予0.9%生理盐水30分钟或1小时冲水，冲水过程中密切观察动静脉壶和透析器的凝血情况，凝血严重时结束治疗。凝血严重者，不可强行回血，以免血栓进入人体堵塞血管。

四、凝血的预防

（1）监测凝血指标，看患者是否属于高凝状态，必要时增加抗凝剂的用量。

（2）对于有出血倾向，无法应用抗凝剂的无肝素透析患者，遵医嘱进行治疗，高凝患者必须无肝素治疗者，可使用枸橼酸体外抗凝治疗。

（3）密切关注报警装置指示，若发现凝血严重，必要时回血结束治疗。

第六节　透析器反应

透析器过敏反应又称首次使用综合征（FUS），是指患者在血液透析过程中由于新透析器的使用而出现的一组症候群。过敏反应进展迅速，病情危重，需给予紧急救治，是血液透析的急性并发症之一。临床中根据发生原因和临床表现，将透析器反应分为两种类型，即A型（高敏型）和B型（非特异型）。

一、A型透析器反应

1. 原因

该型可能与管路及透析器使用环氧乙烷消毒方式及氧化乙烯消毒剂有关，与患者机体抵抗力及个人体质有关。临床少见，但严重时可危及生命。

2. 临床表现

多发生在开始透析后的5～30分钟内。症状轻者仅有皮肤瘙痒、咳嗽流涕、眼部水肿、腹部绞痛等，重症患者可出现发热出汗、呼吸困难、低血压、烦躁不安、口唇发绀、喉头水肿甚至窒息感、濒死感等。该型是血液透析治疗中罕见但严重的并发症，发生率为0.04%。

3. 处理

（1）立即关闭血泵，暂停血液透析。夹闭并断开患者动静脉穿刺连接端，将透析器及管路脱离患者进行体外循环。

（2）保持患者呼吸道通畅，将头偏向一侧，予以吸氧2～3L/min，必要时给予酒精湿化吸氧。

（3）遵医嘱给予地塞米松静脉注射以缓解过敏症状，消旋山莨菪碱肌内注射及热敷腹部缓解痉挛疼痛。必要时静脉给予抗组胺药物、皮质激素和肾上腺素等。

（4）待患者生命体征平稳，症状缓解，无呼吸困难、腹痛、胸闷等症状后，可继续给予血液透析治疗。若患者病情严重，丢弃管路及滤器内血液，采用不同型号、不同消毒方式的透析器进行透析。

（5）下次透析前对患者进行心理护理，详细讲解透析器反应的发生原因、处理措施及预防方法，以减轻患者和家属的心理负担，从而可以正确应对该不良反应。

二、B型透析器反应

1. 原因

该型主要为透析膜过敏，与膜的生物相容性有关。血液与透析膜接触后激活补体从而释放过敏毒素（C3a、C5a），导致血管通透性增加，平滑肌收缩，肥大细胞释放组胺产生过敏反应。

2. 临床表现

多发生在透析开始后的一小时内，症状较轻，多表现为胸痛或背痛，瘘管发热，皮肤瘙痒，全身烧灼不适，荨麻疹、红斑等非特异性反应，发生率为3%～5%，通常不严重，症状逐渐减弱，一般无需中断透析治疗。

3. 处理

（1）即刻给予吸氧，平卧，暂停超滤，减慢血流量等对症处理。

（2）遵医嘱给予地塞米松静脉注射，低血压经补液无改善者可给予升压药，随时监测血压变化。

（3）密切观察患者病情变化，若测量生命体征平稳，患者主诉病情缓解，可继续常规血液透析。

（4）为患者讲解透析器反应发生的原因，使患者对过敏反应有详尽的认识，以减轻其心理负担，使之积极配合治疗。

三、透析器反应的预防

医护人员应熟知透析器反应的常见临床表现和急救处理方法。工作中具有高度的责任心，加强巡视，密切观察患者病情变化，做到早期发现，早期治疗。对于初次透析或更换滤器透析的患者更应高度重视，上机前进行充分预冲，采用100ml/min

慢流速排气，300ml/min 快速冲洗的方法，可有效清除管路及滤器内气体、粘合剂、微粒污染等。使用生物相容性好、膜通透性高的合成膜透析器可显著降低透析器反应的发生率。透析器的使用做到因人而异，高度重视过敏体质患者，做到特殊患者应有明确病例标记以起警示作用。

第七节 空气栓塞

空气栓塞是指在透析过程中，空气进入人体引起的血管栓塞，是血液透析治疗中的严重并发症，处理不当会有致命性的危险。

一、空气栓塞发生的原因

（1）动脉管路与内瘘针连接处有缝隙，动脉导管脱落或破裂，机器的空气装置失灵。从动脉补液口管路处输液后未及时关闭，动静脉管路上未使用的各个肝素帽没有拧紧或夹子未夹闭，未处于双重保险的状态。

（2）机器的负压泵低，对透析液不能充分除气，致使透析液中的空气不能完全清除，通过透析器进入血液。

（3）透析膜破损及透析液含有大量空气，而透析机除气泵失灵使空气弥散入血。

（4）操作人员在操作过程中违反操作规范，血管通路及透析器内空气未排尽，联机循环接通后，空气被推入血中，或未使用生理盐水全程回血。

二、空气栓塞的临床表现

少量空气呈微小泡沫，缓慢进入血液时可溶解入血或由肺呼出，不发生任何症状；若气泡较大，漏气速度较快，多数患者表现为血压快速下降，突然出现烦躁不安、极度恐惧、呼吸困难、发绀、剧烈胸痛、背部疼痛、心前区压抑感，并迅速陷入严重休克状态。

体检可见患者脉搏细弱，甚至触及不到脉搏，血压下降，甚至难以测出；瞳孔散大，心律失常，听诊时可闻及心前区滴答声至典型的收缩期糙磨轮样杂音。

三、空气栓塞的治疗与处理

（1）当患者突然发生呼吸困难、胸闷、胸痛、眩晕、发绀等，立即夹闭静脉管路，停止透析。

（2）充分有效地评估患者，确定患者为空气栓塞，立即使患者呈头低足高左侧卧位，持续轻拍患者背部，鼓励患者咳嗽。该体位有利于气体浮向右心室尖部，避免阻塞肺动脉入口，随着心脏舒缩将空气混为泡沫，分次小量进入肺动脉内。

（3）给予患者高流量氧气吸入，清醒患者给予面罩吸氧，对于意识丧失的患者气管插管机械通气。有条件可给予高压氧治疗，吸入纯氧可使血液中氮分压降到接近零，增加氮从气泡向血液中扩散，氮溶解于血液中，空气栓子的体积可缩小。

（4）静脉注射地塞米松减少脑水肿的发生，注入肝素及右旋糖40（低分子右旋糖酐）改善微循环，严密监测生命体征的变化，监测血氧饱和度。

（5）出现严重心脏排血障碍时，应考虑行右心室穿刺抽气，切忌心脏按摩，以免空气进入肺血管和左心室而引起全身动脉栓塞。

四、空气栓塞的预防

（1）透析前检查透析机安全装置　牢固血液透析管路，注意夹闭各个补液口。上机前保证管路处于完好备用状态，管路内无气体，动静脉壶内充满盐水，液面在3/4处以上，透析器内无气泡，静脉穿刺前认真排出管道内气泡，注意管道是否破裂。

（2）透析过程中密切巡视　当上机时发现静脉壶液面下降，静脉管路中有微小气泡时先停血泵，将管路中气泡排入静脉壶内，重新设置静脉壶液面后再开泵进行透析。若气泡多无法排出，可将动静脉端连接，用生理盐水闭合循环，将气泡排出后继续透析。

（3）透析过程中输血输液的注意事项　要专人看护，加强巡视，慎用泵前补液。操作人员规范操作，下机时用生理盐水全程回血，精力集中及时夹闭动静脉管道，严禁空气回血。

（4）加强对透析机的检查和维护　重视报警系统，不得私自消除空气报警监测系统。随时注意空气捕捉器的液面在3/4处，并保证空气报警装置的灵敏。

第八节　溶　　血

血液透析时发生急性溶血是最严重的急性并发症之一。

一、急性溶血的原因

（1）透析机温度异常　透析机温控系统失灵，当透析时温度超过51℃时，会引起严重溶血，患者可因高钾血症死亡。47℃～50℃时会发生延迟溶血。

（2）透析液浓度异常　特别是低钠透析可引起血浆低渗透压，使红细胞肿胀破裂，引发溶血。

（3）机械性损伤　血泵和管道内红细胞损伤。

（4）透析机残余消毒液　透析机残余的消毒剂，如环氧乙烷，甲醛溶液与细胞接触发生还原反应，损伤细胞引发溶血。

（5）透析用水　透析用水中含有氧化剂和还原剂，如氯胺、铜硝酸盐，引起红细胞的脆性增加。

（6）低磷血症　血磷 <0.323mmol/L 时，红细胞脆性增加。

（7）透析中输血　透析中异型输血。

二、溶血的临床表现

患者常感到胸部紧压感，腰背痛，可伴有发冷发热，血红蛋白尿，呼吸困难，化验指标血红蛋白急剧下降，严重者会出现高钾血症，血细胞比容下降，血液静脉回路呈紫红色或淡红色。

三、溶血的处理

血液透析时一旦发生溶血立即关闭血泵，停止透析，夹住静脉管道，丢弃体外循环的血液（血液中的红细胞破坏后血液中钾的含量高，血液不能回输），并给予患者吸入高浓度的氧，贫血严重者可输入新鲜血，预防高钾血症。溶血纠正后，严重高钾血症患者可继续透析治疗。

四、溶血的预防

（1）透析机需装有高温监视装置，温度异常时及时报警，保证透析时透析机温度正常。

（2）严密监测透析液的浓度及质量，尤其是对低钠透析患者加强观察。

（3）透析器及管路连接前要充分冲洗，以消除残余的消毒剂。

（4）透析用水使用反渗装置，定期检查维护，加强对透析用水的监测，每天测总氯一次。

（5）确保透析机血泵运转正常，工程师检查血泵，保证血泵运转松紧适宜。

参考文献

[1] Miskulin DC，Weiner DE. Blood Pressure Management in Hemodialysis Patients：What We Know And What Questions Remain [J]. Semin Dial，2017，30 (3)：203－212.

[2] Van Buren PN. Pathophysiology and implications of intradlytic hypertension [J]. Curr Opin Neph-

rol Hypertens，2017，26（4）：303－310.

［3］李成，甘良英，杨冰，等．透析间期动态血压与透析日血压的相关性研究［J］．中国血液净化，2019，18（7）：482－485.

［4］蓝蓉．慢性肾功能衰竭血液透析患者并发心律失常的临床观察及综合护理研究［J］．心血管病防治知识（学术版），2019（06）：81－83.

［5］王佩珍．慢性肾功能衰竭患者血液透析并发心律失常的临床观察及护理措施［J］．中国处方药，2015，13（01）：128－129.

［6］郑梅．对接受血液透析治疗的慢性肾衰竭患者进行全程护理的效果探析［J］．当代医药论丛，2018，16（13）：221－223.

［7］徐金武，蔡素芳，陈晓琴．血液透析过程中心律失常的原因分析［J］．现代医药卫生，2018，34（15）：2365－2367.

［8］孙世澜，余毅，张燕林．血液净化新理论新技术［M］．河南：河南科学技术出版社，2017.

［9］陈香美．血液净化标准操作规程［M］．北京：人民军医出版社，2010.

［10］谢良民．透析患者饮食营养治疗［M］．上海：上海科学技术文献出版社，2013.

［11］王质刚．血液净化学［M］.4版．北京：北京科学技术出版社，2016.

［12］余美芳，沈霞．血液透析护士层级培训教程［M］．北京：科学技术出版社，2019.

［13］孟建中，周春华，刘子栋．血液净化技术并发症诊断与治疗学［M］．天津：天津科学技术出版社，2015.

［14］沈霞，杨俊伟．血液净化中心护士手册［M］．北京：人民军医出版社，2014.

第十七章　血液透析患者健康教育

血液透析患者健康教育对于保障血液透析患者的生活质量及预后有着重要意义。做好健康教育，能让患者更规范、更自如地做好自我管理，更好地回归社会，更积极地配合医院的相关工作。本章节将从透析患者衣食住行、心理、运动、通路护理、用药指导、透析前中后的配合等方面进行讲解。

第一节　日常生活中血液透析患者的衣食住行、心理及运动

一、透析患者日常生活中的衣

透析患者应穿舒适、宽松、清洁、纯棉的衣裤。瘘侧肢体可以专门将袖筒部分按照动静脉穿刺点的位置来安装拉锁或是纽扣（拉锁及纽扣不能在穿刺点处摩擦，需避开）。如有增减衣物、更换鞋子，需精确称量所增减衣物的重量，以便医生准确地设置脱水量。颈部半永久置管患者，最好穿开襟的衣服，方便医生护士进行操作。

二、透析患者日常生活中的食

在长期维持性血液透析过程中，会丢失许多营养物质特别是蛋白质，同时伴有无机盐和微量元素的丢失，极易造成电解质的紊乱；另外由于体内毒素作用会引起长期的食欲不振、恶心呕吐、营养摄入不足等诸多因素，易发生营养不良，因此应及时补充营养，进食富含高优质蛋白质、足够热量、高维生素及钙类饮食。透析患者在日常生活中遵守上述饮食原则是提高其生存率的关键。

1. 摄入优质的蛋白质

慢性肾脏病患者机体蛋白质和能量储存下降、肌肉和脂肪消耗以及内脏蛋白减少，过去称为蛋白质－能量营养不良，维持性血液透析患者普遍存在营养不良。血液透析时会丢失一定的蛋白质和氨基酸，但人体有 8 种必需氨基酸不能在体内合成，必须由食物供给。食物中蛋白质分为两类：一类是高生物价蛋白质（又称优质蛋白质），能提供最完全的量和比例适当的必需氨基酸，合成人体蛋白质的比例高，产生代谢物少，这类食物有蛋清、牛奶、牛肉、家禽、鱼等；另一类是低生物价蛋白质（又称非优质蛋白质），含必需氨基酸少，如米、面、水果、豆类、蔬菜等植物蛋白质。透析患者选择含蛋白质的食物时，需要有 2/3 以上的比例为含必需氨基酸多的

高生物价蛋白质。血液透析早期或病情较重者每日蛋白质摄入量为40～50g，以优质蛋白质为主。每周透析3次者，蛋白质摄入量为每天每公斤体重1.2g。过渡到规律性透析后，每周治疗3次（12小时）的患者，可配合必需氨基酸或α－酮酸，蛋白摄入量应为每天每公斤体重1.5g。

2. 摄入适量的热量

充足的热量能够抑制蛋白异化并维持理想体重；若热量不足，食物中的蛋白质和自身蛋白质（如肌肉）就会作为热量来源被消耗。由于蛋白分解代谢加快，糖原异生增加，可产生更多的代谢废物，不仅加重蛋白质营养不良，更加重酸中毒并促进高钾血症。热量主要来源于碳水化合物和脂肪，脂肪的热量是糖类和蛋白质的二倍多，所以可以选择，但应该注意的是需要增加不饱和脂肪酸，鼓励患者多用植物油及人造黄油，以降低动脉硬化的可能。

透析患者每日所需热量为30～35kcal/（kg·d），当年龄>60岁时只需30kcal/（kg·d）。充足热量可提供身体能源，保持健康体重及防止肌肉组织分解。热能的食物来源包括碳水化合物（米饭、面食、面包、水果、蔬菜）、脂肪（食物油、人造黄油）、蛋白质（肉类、家禽类、鱼、鸡蛋）。

3. 严格控制摄入水量

因透析患者处于无尿或少尿状态，若摄水量过多会导致水负荷过多，易诱发心力衰竭，所以需要严格控制水的摄入。其原则应为前一日尿量加500ml，而且必须注意水分的来源，除了牛奶、水果、饮料外，食物中含有水分，喝下的面汤、饺子汤、茶水、服药喝的水等，都含有水分，且这些水量都应包含到每日摄水量之内。透析间期体重增加不超过干体重的3%～5%或每天不超过1kg。透析患者的干体重是在透析结束时患者能耐受的体重，即无水钠潴留、心力衰竭、肺水肿或影像学检查无积液，也无水的缺乏。透析后患者坐位血压正常，无体位性低血压，透析间期不需服用降压药来控制血压。饮水时最好使用有量度的水杯，以便知道自己喝了多少水，家中准备精确的体重秤及血压计，方便观察体重及血压的变化。

4. 严格控制含钾量高的食物

血钾过高会引起严重的心脏传导及收缩异常，甚至会导致患者死亡，因此透析患者饮食应注意控制钾的摄入，特别是对少尿或无尿透析患者。首先需要指导患者认识含钾高的食物，如竹笋、青菜、红萝卜、香菇、菠菜、空心菜、香蕉、芭乐、番茄、柳丁、桃子等，均应少用。避免摄入咖啡、浓茶、肉汤、鸡精、蜜饯、龙眼干。向患者介绍避免摄入高钾食物的方法：①不用肉汤、菜汤拌饭吃；②蔬菜烹饪之前泡水20分钟，再水煮3分钟后进行炒制或凉拌；③由于低钠盐、薄盐酱油、代盐等调味品将钠换成了钾，所以虽然能减少钠的摄入，但是却增加了钾的摄入，所以在购买此类调味品之前需要查看成分含量表。

5. 控制钠的摄入

透析患者钠摄入过多会因口渴而导致过量饮水，从而发生水肿或高血压的情况，所以建议透析患者钠的摄入量一般为每天3～5g，无尿透析患者钠的摄入量应为每天1～2g。应避免高钠食物的摄入，如咸菜、咸蛋、酱类、膨化食品及各种腌制食品。

6. 控制含磷食物摄入

慢性肾衰竭患者易发生高磷血症，这是引起矿物质及骨代谢紊乱和继发性甲状旁腺亢进的重要原因，是维持性透析患者严重的并发症。建议磷的摄入量为每天800～1000mg。然而，几乎所有食物均含有磷，透析患者应避免摄入含磷高的食物，还应如：①含酵母的食物：如优酪乳、乳酪、健素糖等；②豆类：如红豆、绿豆、蚕豆，干核果类：如瓜子、核桃、腰果花生、栗子等；③糙米或全麦面包等；④碳酸饮料、蛋黄、内脏等。

7. 补充钙剂

由于透析患者活性维生素D缺乏以及体内对活性维生素D作用抵抗，且饮食中限制磷的摄入，反而造成血钙的浓度偏低，应在严密监测血钙、磷水平的情况下，补充足够的钙剂和维生素D，需要量为每日800～1200mg。饮食中补钙需要注意要限制磷的摄入量，如熬肉汤、骨头汤时应将其在清水中煮沸3分钟，弃去水后加清水重新熬炖，就可以去除骨中1/3～1/2磷的含量。

8. 补充维生素和矿物质

透析患者可发生多种维生素和矿物质缺乏，特别是水溶性维生素（维生素B和维生素C）缺乏。透析患者可适当增加含维生素食物如苹果、青椒等，但每天摄入量不超过100mg，而且要注意减少高钾食物的摄入。

三、透析患者日常生活中的住

由于维持性透析患者抵抗力较差，所以居住环境要求清洁、整洁、安静，勤于打扫，安全使用水、电、气、火，最好有家庭成员共同生活，能较好地照顾患者，提高其生活质量，保持心情愉悦，作息规律，养成良好的生活习惯。

四、透析患者日常生活中的行

透析患者应选择安全的出行方式，遵守交通规则，避免极端天气出行，外出时最好戴口罩，有人陪同。

五、透析患者日常生活中的心理

血液透析患者常存在焦虑、紧张、悲观、无助等心理问题，家庭及医护人员应多关心体贴他们，多与他们交谈，鼓励其参加社会活动，回归社会，保持良好的心理状态，以增进食欲，改善生活质量。也可以寻求专业医生的帮助。

六、透析患者日常生活中的运动

运动锻炼是一项重要的康复措施，能改善躯体功能及心理状态。首先要有良好的生活方式，如戒烟、戒酒、避免熬夜等，其次多进行运动锻炼。运动形式可分为全身有氧运动、器械辅助肌力练习、呼吸调整练习等。维持性透析患者可以通过加强运动锻炼，提高身体素质，改善疲乏状态，预防肌肉萎缩及关节僵硬等，促进其最终回归社会且胜任日常工作，同时还可增加肌力，改善心功能。运动锻炼时应该选择适宜的天气，避免过冷或过热，并遵守循序渐进的原则，在自我感觉良好时运动，要避免体力消耗过快、过大，运动前后要注意测量血压、脉搏。如果本身就有不适症状，不宜强行运动。再次，空腹及饱腹状态下不宜运动，应在饭后 2 小时进行。运动时穿宽松、舒适、透气的衣服及运动鞋，最好有人相伴。如运动过程中有不适症状，应该立即停止运动。

正确处理日常生活、工作和运动之间的关系，并坚持长期运动锻炼。年龄在 50 岁以下的患者，建议其采取步行、游泳、骑自行车等运动，50 岁以上的患者，建议其采取打太极拳及普通散步法。应告知这些患者和家属，运动的频度和强度要求每周至少 3 次运动，0.5 小时/次以上，连续运动最好不要超过 1 小时。

第二节　血液透析患者通路护理的健康教育

一、自体动静脉内瘘的护理

1. 刚做完动静脉内瘘手术时的护理

尽量穿袖口宽松的内衣，穿衣时先穿瘘侧手臂，脱衣时要后脱瘘侧手臂。睡觉时，不要压迫瘘侧肢体或将之垫于枕后，以免受压，造成血液流动缓慢，引起内瘘堵塞的现象。瘘侧手臂不要戴手表和饰物，不要提重物，不在瘘侧手臂测血压、抽血、静脉注射、输液、输血等。刚做好的动静脉内瘘不可以立即使用，它的成熟至少需要 4 周时间，最佳成熟期是 3～4 个月。

2. 动静脉内瘘手术三日后的护理

若患者感觉身体状况不错，可以开始进行瘘侧肢体的局部功能锻炼。比如“健瘘操”可以促进内瘘尽快成熟，具体做法：每天瘘侧手捏、握橡皮球3～4次，每次10分钟，每天热敷或把瘘侧前臂浸于热水中2～3次，水温不宜过高，以免烫伤，每次15～20分钟。这两种方法可以单独使用，也可以联合使用。动静脉内瘘不可过早使用，否则容易形成血肿，造成血栓形成。在进行评估及影像学检查后，才能判断是否可以使用。在使用时，护士都会尽量选用不同的穿刺点进行穿刺，以延长动静脉内瘘的使用寿命。血液透析结束后切勿包扎太紧，以不出血为原则，同时要确认穿刺点前后均可触及震颤，听诊可闻及血管杂音，确保血流正常通过。

3. 开始使用动静脉内瘘时的注意事项

（1）平日保持瘘侧部位的清洁，穿刺使用前请先用肥皂清洗内瘘肢体。穿刺当天（在24小时内），伤口不可以碰水，以免发生感染。

（2）平时患者要注意观察动静脉内瘘的穿刺处有无渗血、肿胀的情况发生。如果出现渗血，应该先轻压局部止血（家里备好棉球或纸滚）。如果出现肿胀，应给予冰袋冷敷，但是不宜在瘘口部位进行冷敷，以免造成血液流动缓慢，引起内瘘堵塞的现象。24小时后确认不再渗血时可热敷消肿；也可以及时告知医生，寻求专业帮助。

（3）注意动静脉内瘘的通畅情况，每天多次触摸瘘体有无震颤。通常情况下，动静脉内瘘穿刺点前后可触及震颤或者听到血管杂音。如果震颤较前减弱，应及时与医生联系，寻求专业帮助。

（4）养成良好的卫生习惯，保持瘘侧肢体清洁，避免抓伤、碰伤皮肤；保持伤口敷料清洁、干燥，若敷料沾湿或污染要及时更换，以避免伤口感染。一旦发现伤口有红肿、发热、疼痛等现象，要立即就诊。

（5）瘘侧肢体应注意保暖，可以戴手套、护腕，护腕要求松紧适度，不能过紧压迫内瘘。

（6）当患者出现发热、大汗、腹泻、疼痛、低血压、低血糖等症状时，应加强对内瘘的关注。

（7）定期对内瘘进行专业的影像学监测，以便及时发现有无狭窄及血栓的形成。

（8）透析结束24小时后，去除创可贴，在两个穿刺针眼周围涂抹多磺酸黏多糖乳膏或护肤精油凝胶，用保鲜膜覆盖，用50℃热毛巾湿敷半小时到1小时，再进行按摩，注意热水袋不能直接压迫瘘口，避免造成内瘘堵塞。

（9）在透析时可以进行远红外线或近红外线照射治疗，以维护内瘘的功能。

二、移植物动静脉内瘘（人工血管）的护理

由于患者自身血管长期穿刺或功能不佳，不适宜做自体动静脉内瘘时，可考虑用移植物人工血管连接自体动脉与静脉，作为完成血液透析治疗的通路，以便穿刺使用。以下为日常护理方法。

（1）手术后患肢血清肿较自体内瘘瘘管肿胀，肿胀时间长于自体内瘘，平日可以软枕抬高促进血液回流。

（2）手术后保持伤口清洁、干燥，注意观察有无出血。

（3）人工血管手术后若需拆线于手术后 2 周，2 ~ 4 周血清肿消失后即可使用。

（4）瘘侧手臂不要戴手表和饰物，不要提重物，不在瘘侧手臂测血压，影响血液回流。不在瘘侧手臂抽血、静脉注射、输液、输血等，以免影响治疗效果。

（5）每日观察瘘侧肢体有无红、肿、热、痛等感染情况。

（6）每日行血液透析治疗前后听诊人工血管震颤情况，以确保人工血管通畅。

（7）定期复查，如有问题及时处理。若人工血管狭窄或阻塞，宜尽早治疗。

（8）可参考自体动静脉内瘘的护理方法。

三、中心静脉置管

在患者未接受动静脉内瘘或移植物内瘘未成熟使用前，需由颈部或腹股沟部放置导管以作为完成血液透析所使用的通路。

（1）每次透析时护士会进行导管维护，包括冲封导管、管路功能的评估，置管口的评估以及更换穿刺部位的评估、消毒、更换敷料。

（2）保持衣着清洁、舒适，每 1 ~ 2 天伤口换药，并维持伤口清洁、干燥。洗澡时伤口及导管勿打湿，周围皮肤请用擦拭方式。

（3）保持导管顺畅，仅供血液透析使用（急救时除外），不得通过此导管输液、输血、输脂肪乳等。避免导管打折或牵拉管子，保持固定完好。

（4）若发现伤口出血先局部加压并及时就医。

（5）请随时注意导管夹子是否夹闭。

（6）注意导管进入皮肤伤口处是否有红、肿、热、痛或分泌物等感染征象及发烧现象，若有任何不适，请及时就医。

第三节　血液透析患者的用药指导

血液透析患者需长期使用药物，如促红细胞生成素、铁剂、降磷药物等以提高

生活质量，在用药时必须根据药物的代谢和排泄途径，肾功能的具体情况及透析对清除药物的能力来调节药物剂量，应注意遵从医嘱，积极配合。

应用促红细胞生成素，最常见的副作用是高血压。当血红蛋白升高到110~120g/L时，周围血管阻力升高。随着贫血的纠正，血液黏滞度增高是引起血压更高的另一个因素。因此，应督促患者严格按医嘱应用降压药，使血压控制在正常范围。

补充铁剂时血清铁<100μg/L是补铁的标准，特别是用促红细胞生成素治疗者更有必要。常用的有硫酸亚铁、右旋糖酐铁等，还应选择含铁丰富的食物，如蛋类、瘦肉、豆类、木耳等。口服补铁时可同时服用维生素C，以增加胃肠道对铁的吸收。慎用肾脏毒性药物，尽量不用或少用以保护残余肾功能。服药过程中出现不良状况，及时就医。

使用降磷药物时，磷的结合剂如钙剂、镧剂等，服用时要敲碎，然后一口食物一口药配合服用才有降磷的作用。碳酸钙等磷结合剂，在进食中适量服用，与饮食相结合，如碳酸钙粉可加在素汤中混合服用。

第四节　血液透析前、中、后患者的注意事项

（1）透析前患者根据需求及所在透析中心（室）要求带所需物品，容易低血糖患者应带方糖块等易融化的食物。透析前一天应洗澡，更换舒适、干净、宽松的衣裤，如有增减衣物，需精确称量所增减衣物的重量，以便能准确设置脱水量。

（2）透析中患者尽量不饮水进食，以免发生因食物或水引起呛咳、窒息。进食时循环系统中的血液会集中到消化系统，导致大脑等重要器官血液灌注不足，就会产生头昏、心慌，极易出现低血压症状。进食时体位转动，身体活动度大，可能会牵拉透析管路，造成针头滑脱或管路脱落，引起血肿和大量血液丢失。

（3）透析后需测量血压，称体重（所穿衣物与透析前一致），勤观察穿刺点的情况，有无红肿、渗血等情况。

参考文献

[1] 李丽仙，徐文珠，陈惠英．维持性血液透析患者营养不良的原因及护理干预［J］．齐齐哈尔医学院学报，2010，31（4）：645－646.

[2] 区文华，苏锡康．维持性血液透析患者的营养评价［J］．实用医技杂志，2013，20（4）：411－412.

[3] 吴芳，王福诩，周红卫．维持性血液透析患者蛋白质能量消耗临床研究进展［J］．中国血液净化，2019，18（2）：127－130.

[4] 谢良民．透析患者饮食营养治疗［M］．上海：上海科学技术文献出版社，2013.

附　　录

附录一　《国家卫生健康委办公厅关于进一步加强医疗机构感染预防与控制工作的通知》

（国卫办医函〔2019〕480号）

为进一步加强医疗机构感染预防与控制（以下简称感控）工作，提高医疗质量，保障医疗安全，维护人民群众身体健康与生命安全，针对当前存在的薄弱环节，提出以下工作要求。

一、进一步提高对感控工作重要性的认识

做好感控工作是保障医疗质量和医疗安全的底线要求，是医疗机构开展诊疗活动必须履行的基本职责。地方各级卫生健康行政部门和各级各类医疗机构要以高度的责任感和敏感性，提高政治站位，树立底线意识，重视并做好感控工作。要严格落实相关法律法规、规章制度及技术标准，采取有力、有效措施，提高感染性疾病诊疗防控能力，预防和控制感染性疾病传播，杜绝医源性感染发生，防范化解感染暴发风险，以对人民健康高度负责的态度，切实加强感控管理，为人民群众提供安全、高质量的医疗服务。

二、强化责任意识，落实感控制度要求

地方各级卫生健康行政部门和各级各类医疗机构要履行主体责任，法定代表人或主要负责人是感控工作的第一责任人。医疗机构要切实发挥本机构感控委员会的作用，明确感控管理部门、医务、药学、护理、临床检验以及各临床科室的职责分工，压实部门责任，并建立多学科、多部门协作机制，形成合力共同开展感控工作。要认真学习贯彻《医疗机构感染预防与控制基本制度（试行）》（见附件），根据本机构实际情况，细化具体制度措施，加强全过程管理。医疗机构要加强感控人才队伍建设，确保感控专（兼）职人员配备充足，感控队伍专业结构合理，健全感控人员职业发展路径和激励机制，加大投入倾斜力度，保持感控队伍的稳定性。

三、突出工作重点，做好重点科室感控工作

对感染性疾病病例较多，易发生人间传播，特别是易发生医源性感染的科室，

要重点关注并加强管理。尤其要针对新生儿病房、新生儿重症监护室、重症医学科、器官（骨髓）移植病房、血液透析中心（室）、感染性疾病科、手术室、产房、急诊科、口腔科、介入手术室、输血科、内镜室、消毒供应中心等重点部门和科室的特点，制订并落实具体防控措施。重点科室要指定专人负责本科室感控工作，明确其岗位责任，统一接受感控管理部门业务指导，确保各项防控措施落实到位。

四、开展主动监测，及时评估，降低潜在感染风险

建立完善国家级、省级、医疗机构三级感染监测控制体系，逐步实现全国范围内医疗机构感染前瞻性目标监测。医疗机构要加强对重点科室的主动监测，对侵入性操作环节（例如手术治疗、中心静脉插管、留置导尿管、呼吸机辅助呼吸、透析治疗、内镜操作等）实现全覆盖。通过主动监测，及时发现感染散发病例、感染聚集性病例和感染暴发，持续改进感控工作。医疗机构要定期开展感控风险因素科学评估，明确影响本机构感控的主要风险因素和优先干预次序。根据风险评估结果，合理设定或调整干预目标和策略。采取基于循证证据的干预措施，进行科学防控，避免防控过度和防控不足。建立并实施基于风险评估结果开展感染高危人群筛查的工作机制。医疗机构应当积极创造条件，利用信息化手段开展感染监测评估工作。

五、开展全员培训，全面提升感控能力水平

地方各级卫生健康行政部门和各级各类医疗机构要建立感控全员培训制度，制订培训大纲和培训计划，每年至少开展 1 次感控法律法规、知识和技能专项培训。培训对象覆盖全体医护人员以及医疗机构的管理、后勤（包括外包服务）等人员，培训内容针对不同岗位特点设定，并组织培训效果考核。将参加培训情况以及考核结果作为重要内容，纳入医师定期考核、护士执业注册、药学、医技以及其他人员档案管理等，并与职称晋升、绩效分配、评优评先等挂钩。

六、增强敏感性，做好感染暴发报告及处置工作

建立感染暴发报告、调查和处置过程中的规章制度、工作程序和工作预案，明确感控委员会、感控管理部门、感控专（兼）职人员及相关部门医护人员在感染暴发报告及处置工作中的职责，做到分工明确、反应迅速、管理规范，提高感染暴发的防控和处置水平，降低感染造成的伤害。发生疑似感染暴发或暴发后，医疗机构必须按照规定及时报告上级卫生健康行政部门。各级卫生健康行政部门接到报告后，应当及时组织有关专家指导医疗机构开展感染暴发的医疗救治及调查处置工作，并提供相应的指导和技术支持。

七、加强监督管理，督促各项要求有效落实

地方各级卫生健康行政部门要加强对辖区内医疗机构的日常监督、管理和指导，将感控工作作为“一票否决”项纳入医疗机构等级评审、绩效考核、评优评先等工作。充分发挥感染质控中心等专业组织的作用，协助行政部门开展人员培训、指导评估、督导考核等工作，促进感控水平的持续提升。对于发现的薄弱环节及风险隐患，要立即督促整改；对于违反有关法律法规和技术规范，造成严重后果的，要对相关责任人依法依规处理。

附录二　《中华人民共和国医药行业标准——血液透析及相关治疗用水》

2017 年 1 月 1 日实施

一、微生物的要求

透析用水中的细菌总数应不超过 100CFU/ml，干预水平应建立在系统微生物动力学知识之上，通常是最大允许水平的 50%。

透析用水中的内毒素含量应不超过 0.25EU/ml，必须建立干预水平，通常是最大允许水平的 50%。

二、化学污染物

透析用水中化学污染物的浓度应不超过下表的规定。

透析用水中有毒化学物和透析溶液电解质的最大允许量

污染物	最高允许浓度 mg/L
	血液透析中已证明毒性的污染物
铝	0.01
总氯	0.1
铜	0.1
氟化物	0.2
铅	0.005
硝酸盐（氮）	2
硫酸盐	100
锌	0.1

续表

污染物	最高允许浓度 mg/L
	透析溶液中的电解质
钙	2（0.05mmol/L）
镁	4（0.15mmol/L）
钾	8（0.2mmol/L）
钠	70（3.0mmol/L）

附录三　肾病专业医疗质量控制指标（2020版）（节选）血液净化技术

第一部分　医院感染控制指标

指标一、治疗室消毒合格率（NEP-D-01）

定义：血液透析（中心）室/腹膜透析室（治疗室）消毒合格的月份数量在当年所占的比例。

计算公式：

（1）血液透析治疗室消毒合格率（NEP-D-01A）

血液透析治疗室消毒合格率＝（血液透析治疗室消毒合格的月份数量÷12）×100%。

（2）腹膜透析治疗室消毒合格率（NEP-D-01B）

腹膜透析治疗室消毒合格率＝（腹膜透析治疗室消毒合格的月份数量÷12）×100%。

意义：反映医疗机构医院感染管理情况。

说明：合格标准为：空气平均菌落数≤4.0（5分钟）CFU/皿和物品表面平均菌落数≤10.0CFU/cm^2。

指标二、透析用水生物污染检验合格率（NEP-D-02）

定义：血液透析（中心）室的透析用水生物污染检验合格的月份/季度在当年所占的比例。

计算公式：透析用水生物污染检验合格率＝［透析用水生物污染检验合格月份数量（或季度数量）÷12（或4）］×100%。

意义：反映医疗机构医院感染管理情况。

说明：合格标准为：每月透析用水检验的细菌落数≤100CFU/ml，每3个月检验的内毒素≤0.25EU/ml，两项指标均符合为合格；并符合《血液透析和相关治疗用水》（YY0572－2015）标准。

指标三、新入血液透析患者血源性传染病标志物检验完成率（NEP－D－03）

定义：单位时间内，完成血源性传染病标志物检验的新入血液透析患者比例。

计算公式：新入血液透析患者血源性传染病标志物检验完成率＝（新入血液透析患者血源性传染病标志物检验的患者数÷同期新入血液透析患者总数）×100%。

意义：反映医疗机构医院感染管理情况。

说明：血源性传染病标志物检测包括乙型肝炎、丙型肝炎、梅毒及艾滋病检测，需要完成4种疾病相关指标检测。

指标四、维持性血液透析患者血源性传染病标志物定时检验完成率（NEP－D－04）

定义：每6个月完成血源性传染病标志物检验的维持性血液透析患者比例。

计算公式：维持性血液透析患者血源性传染病标志物定时检验完成率＝（每6个月完成血源性传染病标志物检验的患者数÷同期维持性血液透析患者总数）×100%。

意义：反映医疗机构医院感染管理情况。

说明：血源性传染病标志物检测包括乙型肝炎、丙型肝炎、梅毒及艾滋病检测，需要完成4种疾病相关指标检测。

指标五、维持性血液透析患者的乙型肝炎和丙型肝炎发病率（NEP－D－05）

定义：每年新发生乙型肝炎和丙型肝炎的维持性血液透析患者比例。

计算公式：维持性血液透析患者的乙型肝炎和丙型肝炎发病率＝（维持性血液透析患者中每年新增乙型肝炎和丙型肝炎患者数÷同期维持性血液透析患者总数）×100%。

意义：反映医疗机构医院感染管理情况。

第二部分　透析质量管理指标

指标六、血液透析患者尿素清除指数（Kt/V）和尿素下降率（URR）控制率（NEP－D－06）

定义：单位时间内，单室Kt/V（spKt/V）＞1.2且尿素下降率（URR）＞65%的维持性血液透析患者比例。

计算公式：血液透析Kt/V和URR控制率＝（spKt/V＞1.2且URR＞65%的维持性血液透析患者数÷同期维持性血液透析患者总数）×100%。

意义：反映医疗机构的血液透析充分性。

指标七、腹膜透析患者尿素清除指数（Kt/V）及总内生肌酐清除率（Ccr）控制率（NEP－D－07）

定义：单位时间内，Kt/V≥1.7/周且总Ccr≥50L/1.73m^2/周的腹膜透析患者比例。

计算公式：腹膜透析 Kt/V 及总 Ccr 控制率 =（Kt/V≥1.7/周且总 Ccr≥50L/1.73m^2/周的腹膜透析患者数÷同期腹膜透析患者总数）×100%。

意义：反映医疗机构的腹膜透析充分性。

说明：总 Ccr 包括残肾 Ccr 和腹膜透析 Ccr。

指标八、透析患者 β_2 微球蛋白定时检验完成率（NEP-D-08）

定义：每6个月完成 β_2 微球蛋白检验的维持性血液透析/腹膜透析患者比例。

计算公式：

（1）维持性血液透析患者 β_2 微球蛋白定时检验完成率（NEP-D-08A）

维持性透析患者 β_2 微球蛋白定时检验完成率 =（每6个月完成 β_2 微球蛋白维持性血液透析患者数÷同期维持性血液透析患者总数）×100%。

（2）腹膜透析患者 β_2 微球蛋白定时检验完成率（NEP-D-08B）

腹膜透析患者 β_2 微球蛋白定时检验完成率 =（每6个月完成 β_2 微球蛋白腹膜透析患者数÷同期腹膜透析患者总数）×100%。

意义：反映医疗机构血液透析/腹膜透析治疗慢性并发症的监测情况。

指标九、血液透析患者透析间期体重增长控制率（NEP-D-09）

定义：单位时间内，透析间期体重增长<5%的维持性血液透析患者比例。

计算公式：血液透析患者透析间期体重增长控制率 =（透析间期体重增长<5%的维持性血液透析患者数÷同期维持性血液透析患者总数）×100%。

意义：反映医疗机构对患者容量的管理情况。

指标十、维持性血液透析患者的动静脉内瘘长期使用率（NEP-D-10）

定义：单位时间内，同一动静脉内瘘持续使用时间>2年的维持性血液透析患者比例。

计算公式：维持性血液透析患者的动静脉内瘘长期使用率 =（同一动静脉瘘持续使用时间>2年的维持性血液透析患者数÷同期维持性血液透析患者总数）×100%。

意义：反映医疗机构对患者动静脉内瘘的管理情况。

指标十一、腹膜透析患者腹膜平衡试验记录定时完成率（NEP-D-11）

定义：每6个月完成腹膜平衡试验记录的腹膜透析患者比例。

计算公式：腹膜平衡试验记录定时完成率 =（6个月内完成腹膜平衡试验记录的腹膜透析患者数÷同期腹膜透析患者总数）×100%。

意义：反映医疗机构对患者腹膜功能的管理情况。

指标十二、腹膜透析退出患者治疗时间（NEP-D-12）

定义：单位时间内退出患者的平均腹膜透析时间。

计算公式：退出患者治疗时间 = 退出患者腹膜透析患者月总和 ÷ 同期退出腹膜透析患者数。

意义：反映医疗机构腹膜透析技术生存的关键指标。

说明：退出患者是指退出腹膜透析治疗的患者，不包括因肾移植和肾功能恢复而退出的患者。

第三部分　透析并发症的管理指标

指标十三、透析患者血常规定时检验率（NEP－D－13）

定义：每3个月完成血常规检验的维持性血液透析/腹膜透析患者比例。

计算公式：

（1）维持性血液透析患者血常规定时检验率（NEP－D－13A）

维持性血液透析患者血常规定时检验完成率 =（每3个月完成血常规检验的维持性血液透析患者数 ÷ 同期维持性血液透析患者总数）×100%。

（2）腹膜透析患者血常规定时检验率（NEP－D－13B）

腹膜透析患者血常规定时检验完成率 =（每3个月完成血常规检验的腹膜透析患者数 ÷ 同期腹膜透析患者总数）×100%。

意义：反映医疗机构对患者透析状态、并发症评估情况及患者管理情况。

指标十四、透析患者血液生化定时检验率（NEP－D－14）

定义：每3个月完成血液生化检验的维持性血液透析/腹膜透析患者比例。

计算公式：

（1）维持性血液透析患者血液生化定时检验率（NEP－D－14A）

维持性血液透析患者血液生化定时检验完成率 =（每3个月完成血液生化检验的维持性血液透析患者数 ÷ 同期维持性血液透析患者总数）×100%。

（2）腹膜透析患者血液生化定时检验率（NEP－D－14B）

腹膜透析患者血液生化定时检验完成率 =（每3个月完成血液生化检验的腹膜透析患者数 ÷ 同期腹膜透析患者总数）×100%。

意义：反映医疗机构对患者透析状态、并发症评估情况及患者管理情况。

说明：血液生化项目包括采集血清检测谷丙转氨酶、谷草转氨酶、白蛋白、肌酐、尿素氮、尿酸、钾、钠、钙、磷、葡萄糖、三酰甘油、总胆固醇。

指标十五、透析患者全段甲状旁腺素（iPTH）定时检验完成率（NEP－D－15）

定义：每6个月完成全段甲状旁腺素（iPTH）检验的维持性血液透析/腹膜透析患者比例。

计算公式：

（1）维持性血液透析患者 iPTH 定时检验完成率（NEP－D－15A）维持性血液

透析患者 iPTH 定时检验完成率 =（每 6 个月完成 iPTH 检验的维持性血液透析患者数 ÷ 同期维持性血液透析患者总数）×100%。

（2）腹膜透析患者 iPTH 定时检验完成率（NEP－D－15B）

腹膜透析患者 iPTH 定时检验完成率 =（每 6 个月完成 iPTH 检验的腹膜透析患者数 ÷ 同期腹膜透析患者总数）×100%。

意义：反映医疗机构对患者慢性肾脏病－矿物质与骨异常（CKD－MBD）评估管理情况。

指标十六、透析患者的血清铁蛋白和转铁蛋白饱和度定时检验完成率（NEP－D－16）

定义：每 6 个月完成血清铁蛋白和转铁蛋白饱和度检验的维持性血液透析/腹膜透析患者比例。

计算公式：

（1）维持性血液透析患者血清铁蛋白和转铁蛋白饱和度定时检验完成率(NEP－D－16A)

维持性血液透析患者血清铁蛋白和转铁蛋白饱和度定时检验完成率 =（每 6 个月完成血清铁蛋白和转铁蛋白饱和度检验的维持性血液透析患者 ÷ 同期维持性血液透析患者总数）×100%。

（2）腹膜透析患者的血清铁蛋白和转铁蛋白饱和度定时检验完成率（NEP－D－16B）

腹膜透析患者血清铁蛋白和转铁蛋白饱和度定时检验完成率 =（每 6 个月完成血清铁蛋白和转铁蛋白饱和度检验的腹膜透析患者 ÷ 同期腹膜透析患者总数）×100%。

意义：反映医疗机构对患者肾性贫血评估管理情况。

说明：应同时完成血清铁蛋白和转铁蛋白饱和度检测。

指标十七、透析患者的血清前白蛋白定时检验完成率（NEP－D－17）

定义：每 6 个月完成血清前白蛋白检验的维持性血液透析/腹膜透析患者比例。

计算公式：

（1）维持性血液透析患者的血清前白蛋白定时检验完成率（NEP－D－17A）

维持性血液透析患者血清前白蛋白定时检验完成率 =（每 6 个月完成血清前白蛋白检验的维持性血液透析患者数 ÷ 同期维持性血液透析患者总数）×100%。

（2）腹膜透析患者的血清前白蛋白定时检验完成率（NEP－D－17B）

腹膜透析患者血清前白蛋白定时检验完成率 =（每 6 个月完成血清前白蛋白检验的腹膜透析患者数 ÷ 同期腹膜透析患者总数）×100%。

意义：反映医疗机构对患者营养状态评估管理情况。

指标十八、透析患者的C反应蛋白（CRP）定时检验完成率（NEP－D－18）

定义：每6个月完成C反应蛋白（CRP）检验的维持性血液透析/腹膜透析患者比例。

计算公式：

（1）维持性血液透析患者的C反应蛋白（CRP）定时检验完成率（NEP－D－18A）

维持性血液透析患者CRP定时检验完成率＝（每6个月完成CRP检验的维持性血液透析患者数÷同期维持性血液透析患者总数）×100%。

（2）腹膜透析患者的C反应蛋白（CRP）定时检验完成率（NEP－D－18B）

腹膜透析患者CRP定时检验完成率＝（每6个月完成CRP检验的腹膜透析患者数÷同期腹膜透析患者总数）×100%。

意义：反映医疗机构对患者微炎症和营养状态评估管理情况。

指标十九　透析患者高血压控制率（NEP－PD－19）

定义：单位时间内血压控制达标的维持性血液透析/腹膜透析患者比例。

计算公式：

（1）维持性血液透析患者高血压控制率（NEP－PD－19A）

维持性血液透析患者高血压控制率＝（血压控制达标的维持性血液透析患者数÷同期维持性血液透析患者总数）×100%。

（2）腹膜透析患者高血压控制率（NEP－PD－19B）

腹膜透析患者高血压控制率＝（血压控制达标的腹膜透析患者数÷同期腹膜透析患者总数）×100%。

意义：反映医疗机构对患者高血压管理情况。

说明：血液透析患者血压达标标准：60岁以下患者透析前血压＜140/90mmHg；60岁以上患者透析前血压＜160/90mmHg。腹膜透析患者血压达标标准：血压＜150/90mmHg。需要收缩压和舒张压同时达标。

指标二十、透析患者肾性贫血控制率（NEP－D－20）

定义：单位时间内血红蛋白≥110g/L的维持性血液透析/腹膜透析患者比例。

计算公式：

（1）维持性血液透析患者肾性贫血控制率（NEP－D－20A）

维持性血液透析患者肾性贫血控制率＝（血红蛋白≥110g/L的维持性血液透析患者数÷同期维持性血液透析患者总数）×100%。

（2）腹膜透析患者肾性贫血控制率（NEP－D－20B）

腹膜透析患者肾性贫血控制率＝（血红蛋白≥110g/L的腹膜透析患者数÷同期腹膜透析患者总数）×100%。

意义：反映医疗机构对患者肾性贫血管理情况。

指标二十一、透析患者慢性肾脏病——矿物质与骨异常（CKD－MBD）指标控制率（NEP－D－21）

定义：单位时间内，CKD－MB 指标控制达标的维持性血液透析/腹膜透析患者比例。

计算公式：

（1）维持性血液透析患者 CKD－MBD 指标控制率

维持性血液透析患者 CKD－MBD 指标控制率＝（CKD－MBD 指标控制达标的维持性血液透析患者数÷同期维持性血液透析患者总数）×100%。

（2）腹膜透析患者 CKD－MBD 指标控制率

腹膜透析患者 CKD－MBD 指标控制率＝（CKD－MBD 指标控制达标的腹膜透析患者数÷同期腹膜透析患者总数）×100%。

意义：反映医疗机构对患者 CKD－MBD 管理情况。

说明：CKD－MBD 指标控制达标的定义：血钙水平在 2.10～2.50mmol/L、血磷水平在 1.13～1.78mmol/L、iPTH 水平在正常值上限 2～9 倍，需要 3 项指标同时达标。

指标二十二、透析患者血清白蛋白控制率（NEP－D－22）

定义：单位时间内，血清白蛋白 35g/L 的维持性血液透析/腹膜透析患者比例。

计算公式：

（1）维持性血液透析患者血清白蛋白控制率（NEP－D－22A）

维持性血液透析患者血清白蛋白控制率＝（血清白蛋白 35g/L 的维持性血液透析患者数÷同期维持性血液透析患者总数）×100%。

（2）腹膜透析患者血清白蛋白控制率（NEP－D－22B）

腹膜透析患者血清白蛋白控制率＝（血清白蛋白 35g/L 的腹膜透析患者数÷同期腹膜透析患者总数）×100%。

意义：反映医疗机构对患者营养状态管理情况。

附录四　中华人民共和国国家标准《医院消毒卫生标准》

（GB15982－2012）

1　范围

本标准规定了医院消毒卫生标准、医院消毒管理要求以及检查方法。

本标准适用于各级各类医疗机构。各级疾病预防控制机构和采供血机构按照执行。

2　规范性引用文件

下列文件对于本标准的应用是必不可少的。凡是注日期的引用文件，仅注日期的版本适用于本文件。凡是不注日期的引用文件，其最新版本（包括所有的修改单）适用于本文件。

（1）GB4789.3　食品微生物学检验大肠菌群计数。

（2）GB4789.4　食品微生物学检验、沙门菌检验。

（3）GB/T4789.11　食品卫生微生物学检验、溶血性链球菌检验。

（4）GB5749　生活饮用水卫生标准。

（5）GB7918.4　化妆品微生物标准检验方法铜绿假单胞菌。

（6）GB7918.5　化妆品微生物标准检验方法金黄色葡萄球菌。

（7）GB18466　医疗机构水污染物排放标准。

（8）GB19082　医用一次性防护服技术要求。

（9）GB19083　医用防护口罩技术要求。

（10）GB19193　疫源地消毒总则。

（11）GB19258　紫外线杀菌灯。

（12）GB50333　医院洁净手术部建筑技术规范。

（13）WS310.1　医院消毒供应中心　第1部分：管理规范。

（14）WS310.2　医院消毒供应中心　第2部分：清洗消毒及灭菌技术操作规范。

（15）WS310.3　医院消毒供应中心　第3部分：清洗消毒及灭菌效果监测标准。

（16）WS/T311　医院隔离技术规范。

（17）WS/T313　医护人员手卫生规范。

（18）YY0469　医用外科口罩技术要求。

（19）YY0572　血液透析和相关治疗用水。

（20）消毒技术规范　卫生部

（21）医院污水处理技术指南　国家环境保护总局

（22）中华人民共和国药典　卫生部

（23）医疗卫生机构医疗废物管理办法　卫生部

3　术语和定义

下列术语和定义适用于本文件。

3.1　消毒产品（disinfection product）

纳入卫生部《消毒产品分类目录》，用于医院消毒的消毒剂、消毒器械和卫生用品。

3.2 医疗器材（medical device/ health care product）

用于诊断、治疗、护理、支持、替代的器械、器具和物品的总称。根据使用中造成感染的危险程度，分高度危险性医疗器材、中度危险性医疗器材和低度危险性医疗器材。

3.2.1 高度危险性医疗器材（critical device/items）

进入正常无菌组织、脉管系统或有无菌体液（如血液）流过，一旦被微生物污染将导致极高感染危险的器材。

3.2.2 中度危险性医疗器材（semi－critical device/ items）

直接或间接接触黏膜的器材。

3.2.3 低度危险性医疗器材（no－critical device/ items）

仅与完整皮肤接触而不与黏膜接触的器材。

3.3 灭菌（sterilization）

杀灭或清除医疗器材上一切微生物的处理。灭菌的无菌保证水平应达到10^{-6}。

3.4 高水平清毒（high－level disinfection）

杀灭各种细菌繁殖体、病毒、真菌及其孢子和绝大多数细菌芽孢的消毒处理。

3.5 中水平消毒（intermediate－level disinfection）

杀灭除细菌芽孢以外的各种病原微生物的消毒处理。

3.6 低水平消毒（low－level disinfection）

仅能杀灭细菌繁殖体（分枝杆菌除外）和亲脂性病毒的消毒处理。

3.7 多重耐药菌（multidrug－resistant organism；MDRO）

对临床使用的三类或三类以上抗菌药物同时呈现耐药的细菌。常见多重耐药菌包括耐甲氧西林金黄色葡萄球菌（MRSA）、耐万古素肠球菌（VRE）、产超广谱β－内酰胺雨（ESBLs）细菌、耐碳青霉烯类抗菌药物肠杆菌科细菌（CRE）（如产I型新德里金属β－内酰胺酶［NDM1］或产碳青霉烯酶［KPC］的肠杆菌科细菌）、耐碳青霉烯类抗菌药物鲍曼不动杆菌（CR－AB）、多重耐药/泛耐药铜绿假单胞菌（MDR/PDR－PA）和多重耐药结核分枝杆菌等。

4 医院消毒卫生要求

4.1 各类环境空气、物体表面

4.1.1 菌落总数应符合表1要求。

Ⅰ类环境为空气洁净技术诊疗场所，分洁净手术部和其他洁净场所。Ⅱ类环境为非洁净手术部（室）；产房；导管室；血液病病区、烧伤病区等保护性隔离病区；重症监护病区；新生儿室等。Ⅲ类环境为母婴同室；消毒供应中心的检查包装灭菌区和无菌物品存放区；血液透析中心（室）；其他普通住院病区等。Ⅳ类环境为普通门（急）诊及其检查、治疗室；感染性疾病科门诊和病区。

表 1　各类环境空气、物体表面菌落总数卫生标准

环境类别		空气平均菌落数		物体表面平均菌落数
		CFU/皿	CFU/m^3	CFU/cm^3
Ⅰ类环境	洁净手术部	符合 GB50333 要求	≤150	≤5.0
	其他洁净场所	≤4.0（30min）[b]		
Ⅱ类环境		≤4.0（15min）	–	≤5.0
Ⅲ类环境		≤4.0（5min）	–	≤10.0
Ⅳ类环境		≤4.0（5min）	–	≤10.0

CFU/皿为平板暴露法，CFU/ m^3 为空气采样器法。

[b] 平板暴露法检测时的平板暴露时间。

4.1.2　怀疑医院感染暴发或疑似暴发与医院环境有关时，应进行目标微生物检测。

4.2　医护人员手

4.2.1　生手消毒后医护人员手表面的菌落总数应≤10 CFU/cm^2。

4.2.2　外科手消毒后医护人员手表面的菌落总数应≤5 CFU/cm^2。

4.3　医疗器材

4.3.1　高度危险性医疗器材应无菌。

4.3.2　中度危险性医疗器材的菌落总数应≤20 CFU/件（CFU/g 或 CFU/100cm^2），不得检出致病性微生物。

4.3.3　低度危险性医疗器材的菌落总数应≤200 CFU/件（CFU/g 或 CFU/100cm^2），不得检出致病性微生物。

4.4　治疗用水

血液透析相关治疗用水应符合 YY0572 要求；其他治疗用水应符合相应卫生标准。

4.5　防护用品

医用防护口罩、外科口罩和一次性防护服等防护用品应符合 GB 19083、YY 0469 和 GB 19082 的要求。

4.6　消毒剂

4.6.1　灭菌剂、皮肤黏膜消毒剂应使用符合《中华人民共和国药典》的纯化水或无菌水配制，其他消毒剂的配制用水应符合 GB 5749 要求。

4.6.2　使用中消毒液的有效浓度应符合使用要求；连续使用的消毒液每天使用前应进行有效浓度的监测。

4.6.3　灭菌用消毒液的菌落总数应为 0CFU/ml；皮肤黏膜消毒液的菌落总数应符合相应标准要求；其他使用中消毒液的菌落总数应≤100CFU/ml，不得检出致病性微生物。

4.7 消毒器械

4.7.1 使用中消毒器械的杀菌因子强度应符合使用要求。紫外线灯应符合 GB 19258 要求，使用中紫外线灯（30W）的辐射照度值应≥70μW/cm^2。

4.7.2 工作环境中消毒器械产生的有害物浓度（强度）应符合相关规定。生产臭氧的消毒器械工作环境的臭氧浓度应<0.16mg/m^3。环氧乙烷灭菌器工作环境的环氧乙烷浓度应<2mg/m^3。

4.8 污水处理

污水排放应符合 GB 18466 的要求。

4.9 疫点（区）消毒

消毒效果应符合 GB 19193 的要求

5 医院消毒管理要求

5.1 建筑布局和消毒隔离设施

5.1.1 建筑设计和工作流程应符合传染病防控和医院感染控制需要，消毒隔离设施配置应符合 WS/T 311 和《消毒技术规范》有关规定。

5.1.2 感染性疾病科、消毒供应中心（室）、手术部（室）、重症监护病区、血液透析中心（室）、新生儿室、内镜中心（室）和口腔科等重点部门的建筑布局和消毒隔离应符合相关规定。

5.1.3 洁净场所的设计、验收参照 GB 50333 的要求，竣工全性能监测应由有资质的第三方单位完成。

5.1.4 Ⅱ类环境和门（急）诊、病区等诊疗场所应按 WS/T 313 要求，配置合适的手卫生设施，提供满足需要的洗手清洁剂、手消毒剂以及干手设施等。

5.2 消毒产品使用管理

5.2.1 使用的消毒产品应符合国家有关法规、标准和规范等管理规定，并按照批准或规定的范围和方法使用。

5.2.2 含氯消毒液、过氧化氢消毒液等易挥发的消毒剂应现配现用；过氧乙酸、二氧化氯等二元、多元包装的消毒液活化后应立即使用。采用化学消毒、灭菌的医疗器材，使用前应用无菌水（高水平消毒的内镜可使用经过滤的生活饮用水）充分冲洗以去除残留。不应使用过期、失效的消毒剂。不应采用甲醛自然熏蒸方法消毒医疗器材。不应采用戊二醛熏蒸方法消毒、灭菌管腔类医疗器材。

5.2.3 灭菌器如需进行灭菌效果验证，应由省级以上卫生行政部门认定的消毒鉴定实验室进行检测。灭菌物品的无菌检查应按《中华人民共和国药典》“无菌检查法”要求进行。使用消毒器械灭菌的消毒员应经培训合格后方可上岗。

5.3 重复使用医疗器材的清洗

清洗程序应按 WS 310.2 执行。有特殊要求的传染病病原体污染的医疗器材应先消毒再清洗。

5.4　消毒灭菌方法选择原则

5.4.1　高度危险性医疗器材使用前应灭菌。中度危险性医疗器材使用前应选择高水平消毒或中水平消毒。低度危险性器材使用前可选择中、低水平消毒或保持清洁。

5.4.2　耐湿、耐热的医疗器材应首选压力蒸汽灭菌；带管腔和（或）带阀门的器材应采用经灭菌过程验证装置（PCD）确认的灭菌程序或外来器械供应商提供的灭菌方法。

5.4.3　玻璃器材、油剂和干粉类物品等应首选干热灭菌；其他方法应符合《消毒技术规范》规定。

5.4.4　不耐热、不耐湿的医疗器材应选择经国家卫生行政部门批准的低温灭菌方法。

5.4.5　重复使用的氧气湿化瓶、吸引瓶、婴儿暖箱水瓶以及加温加湿罐等宜采用高水平消毒。

5.5　环境、物体表面消毒

5.5.1　环境、物体表面应保持清洁；当受到肉眼可见污染时应及时清洁、消毒。

5.5.2　对治疗车、床栏、床头柜、门把手、灯开关、水龙头等频繁接触的物体表面应每天清洁、消毒。

5.5.3　被患者血液、呕吐物、排泄物或病原微生物污染时，应根据具体情况，选择中等水平以上消毒方法对于少量（<10ml）的溅污，可先清洁再消毒；对于大量（>10ml）血液或体液的溅污，应先用吸湿材料去除可见的污染，然后再清洁和消毒。

5.5.4　人员流动频繁、拥挤的诊疗场所应每天在工作结束后进行清洁、消毒。感染性疾病科、重症监护病区、保护性隔离病区（如血液病病区、烧伤病区）、耐药菌及多重耐药菌污染的诊疗场所应做好随时消毒和终末消毒。

5.5.5　拖布（头）和抹布宜清洗、消毒，干燥后备用。推荐使用脱卸式拖头，

5.6　通风换气和空气消毒

5.6.1　应采用自然通风和（或）机械通风保证诊疗场所的空气流通和换气次数；采用机械通风时，重症监护病房等重点部门宜采用“顶送风、下侧回风”，建立合理的气流组织。

5.6.2　呼吸道发热门诊及其隔离留观病室（区）、呼吸道传染病收治病区如采用集中空调通风系统的，应在通风系统安装空气消毒装置。未采用空气洁净技术的手术室、重症监护病区、保护性隔离病区（如血液病病区、烧伤病区）等场所宜在通风系统安装空气消毒装置。

5.6.3　空气消毒方法应遵循《消毒技术规范》规定。不宜常规采用化学喷雾进行空

气消毒。

5.7 消毒供应中心（室）的管理

消毒供应中心（室）的建筑布局以及清洗、消毒灭菌和效果监测应执行 WS 310 的要求。

5.8 污水污物处理

5.8.1 医院污水处理设施的设计、建设和管理应符合 GB18466 和《医院污水处理技术指南》要求。

5.8.2 医疗废物的管理应符合《医疗废物管理条例》《医疗卫生机构医疗废物管理办法》的要求。

5.9 疫点（区）消毒

应符合 GB19193 的要求。

附录五 采样及检查方法

1 采样和检查原则

1.1 采样后应尽快对样品进行相应指标的检测，送检时间不得超过 4 小时；样品保存于 0 ~ 4℃时，送检时间不得超过 24 小时。

1.2 不推荐医院常规开展灭菌物品的无菌检查，当流行病学调查怀疑医院感染事件与灭菌物品有关时，进行相应物品的无菌检查。常规监督检查可不进行致病性微生物检测，涉及疑似医院感染、暴发医院感染、暴发调查或工作中怀疑微生物污染时，应进行目标微生物的检测。

1.3 可使用经验证的现场快速检测仪器进行环境、物体表面等微生物污染情况和医疗器材清洁度的监督筛查；也可用于医院清洗效果检查和清洗程序的评价和验证。

2 空气微生物污染检查方法

2.1 采样时间

Ⅰ类环境在洁净系统自净后与从事医疗活动前采样；Ⅱ、Ⅲ、Ⅳ类环境在消毒或规定的通风换气后与从事医疗活动前采样。

2.2 检测方法

2.2.1 Ⅰ类环境可选择平板暴露法和空气采样器法，参照《GB 5033 医院洁净手术部建筑技术规范》要求进行检测。空气采样器法可选择六级撞击式空气采样器或其他经验证的空气采样器。检测时将采样器置于室内中央 0.8 ~ 1.5m 高度，按采样器使用说明书操作，每次采样时间不应超过 30 分钟。房间大于 $10m^2$ 者，每增加 $10m^2$ 增设一个采样点。

2.2.2 Ⅱ、Ⅲ、Ⅳ类环境采用平板暴露法。室内面积 ≤ $30m^2$，设内、中、外对角线

3点，内、外点应距墙壁1m处；室内面积>30m^2，设四角及中央五点，四角的布点部位应距墙壁1m处。将普通营养琼脂平皿（ϕ90mm）放置各采样点，采样高度为距地面0.8～1.5m；采样时将平皿盖打开，扣放于平皿旁，暴露规定时间（Ⅱ类环境暴露15分钟，Ⅲ类环境暴露5分钟）后盖上平皿盖及时送检。

2.2.3　将送检平皿置36℃±1℃恒温箱培养48小时，计数菌落数，必要时分离致病性微生物。

2.3　结果计算

2.3.1　平板暴露法按平均每皿的菌落数报告：CFU/(皿·暴露时间)。

2.3.2　空气采样器法计算公式

空气中菌落总数（CFU/m^3）＝［采样器各平皿菌落数之和（CFU）÷采样速率（L/min）×采样时间（min）］×1000。

3　物体表面微生物污染检查方法

3.1　采样时间

潜在污染区、污染区消毒后采样。清洁区根据现场情况确定。

3.2　采样面积

被采表面<100cm^2，取全部表面；被采表面≥100cm^2，取100cm^2。

3.3　采样方法

用5cm×5cm灭菌规格板放在被检物体表面，用浸有无菌0.03mol/L磷酸盐缓冲液或生理盐水采样液的棉拭子1支，在规格板内横竖往返各涂抹5次，并随之转动棉拭子，连续采样1～4个规格板面积，剪去手接触部分，将棉拭子放入装有10ml采样液的试管中送检。门把手等小型物体则采用棉拭子直接涂抹物体采样。若采样物体表面有消毒剂残留时，采样液应含相应中和剂。

3.4　检测方法

把采样管充分振荡后，取不同稀释倍数的洗脱液1.0ml接种平皿，将冷至40～45℃的熔化营养琼脂培养基每皿倾注15～20ml，36℃±1℃恒温箱培养48小时计数菌装数，必要时分离致病性微生物。

3.5　结果计算如式

物体表面菌落总数（CFU/cm^2）＝（平均每皿菌落数×采样液稀释倍数）÷采样面积（cm^2）。

4　医护人员手卫生检查方法

4.1　采样时间

采取手卫生后，在接触患者或从事医疗活动前采样。

4.2　采样方法

将一支浸有0.03mol/L磷酸盐缓冲液或生理盐水采样液的棉拭子在双手指曲面从

指跟到指端来回涂擦各两次（一手涂擦面积约 $30cm^2$），并随之转动采样棉拭子，剪去手接触部位，将棉拭子放入装有10ml采样液的试管内送检。采样面积按平方厘米（cm^2）计算，若采样时手上有消毒剂残留，采样液应含相应中和剂。

4.3 检测方法

把采样管充分振荡后，取不同稀释倍数的洗脱液1.0ml接种平皿，将冷至40～45℃的熔化营养琼脂培养基每皿倾注15～20ml，36℃±1℃恒温箱培养48小时，计数菌落数，必要时分离致病性微生物。

4.4 结果计算

医护人员手菌落总数（CFU/m^2）=（平均每皿菌落数×采样液稀释倍数）÷（30×2）。

5 医疗器材检查方法

5.1 采样时间

在消毒或灭菌处理后，存放有效期内采样。

5.2 灭菌医疗器材的检查方法

5.2.1 可用破坏性方法取样，如一次性输液（血）器、注射器和注射针等按照《中华人民共和国药典》中“无菌检查法”进行。对不能用破坏性方法取样的医疗器材，应在环境洁净度10000级下的局部洁净度100级的单向流空气区域内或隔离系统中，用浸有无菌生理盐水采样液的棉拭子在被检物体表面涂抹，采样取全部表面或不少于 $100cm^2$；然后将除去手接触部分的棉拭子进行无菌检查。

5.2.2 牙科手机：应在环境洁净度10000级下的局部洁净度100级的单向流空气区域内或隔离系统中，将每支手机分别置于含20～25ml采样液的无菌大试管（内径25mm）中，液面高度应大于4.0cm，于漩涡混合器上洗涤振荡30秒以上，取洗脱液进行无菌检查。

5.3 消毒医疗器材的检查方法

5.3.1 可整件放入无菌试管的，用洗脱液浸没后振荡30秒以上，取洗脱液1.0ml接种平皿，将冷至40～45℃的熔化营养琼脂培养基每皿倾注15～20ml，36℃±1℃恒温箱培养48小时，计数菌落数（CFU/件），必要时分离致病性微生物。

5.3.2 可用破坏性方法取样的，在100级超净工作台称取1～10g样品，放入装有10ml采样液的试管内进行洗脱，取洗脱液1.0ml接种平皿，计数菌落数（CFU/g），必要时分离致病性微生物。对不能用破坏性方法取样的医疗器材，在100级超净工作台，用浸有无菌生理盐水采样液的棉拭子在被检物体表面涂抹采样。被采表面 $<100cm^2$，取全部表面；被采表面 $\geq 100cm^2$，取 $100cm^2$；然后将除去手接触部分的棉拭子进行洗脱，取洗脱液1.0ml接种平皿，将冷至40～45℃的熔化营养琼脂培养基每皿倾注15～20ml，36℃±1℃恒温箱培养48小时，计数菌落数（CFU/cm^2），必要时离致病性微生物。

5.3.3　消毒后内镜：取清洗消毒后内镜，采用无菌注射器抽取50ml含相应中和剂的洗脱液，从活检口注入冲洗内镜管路，并全量收集（可使用蠕动泵）送检。将洗脱液充分混匀，取洗脱液1.0ml接种平皿，将冷至40～45℃的熔化营养琼脂培养基每皿倾注15～20ml，36℃±1℃恒温箱培养48小时，计数菌落数（CFU/件）。将剩余洗脱液在无菌条件下采用滤膜（0.45pm）过滤浓缩，将滤膜接种于凝固的营养琼脂平板上（注意不要产生气泡），置36℃±1℃恒温箱培养48小时，计数菌落数。

当滤膜法不可计数时：菌落总数（CFU/件）=m（CFU/平板）×50。

式中：m为两平行平板的平均菌落数。

当滤膜法可计数时：菌落总数（CFU/件）=m（CFU/平板）+m_1（CFU/滤膜）。

式中：m为两平行平板的平均菌落数；m_1为滤膜上菌落数。

6　消毒剂检查方法

6.1　消毒剂采样　分库存消毒剂和使用中消毒液。

6.2　消毒剂有效成分含量检查方法　库存消毒剂的有效成分含量应依照《消毒技术规范》或产品企业标准进行检测；使用中消毒液的有效浓度测定可用前述方法，也可使用经国家卫生行政部门批准的消毒剂浓度试纸（卡）进行监测。

6.3　使用中消毒液染菌量检查方法

6.3.1　用无菌吸管按无菌操作方法吸取1.0ml被检消毒液，加入9ml中和剂中混匀。醇类与酚类消毒剂用普通营养肉汤中和，含氯消毒剂、含碘消毒剂和过氧化物消毒剂用含0.1%硫代硫酸钠中和剂，氯己定、季铵盐类消毒剂用含0.3%吐温80和0.3%卵磷脂中和剂，醛类消毒剂用含0.3%甘氨酸中和剂，含有表面活性剂的各种复方消毒剂可在中和剂中加入吐温80至3%；也可使用该消毒剂消毒效果检测的中和剂鉴定试验确定的中和剂。

6.3.2　用无菌吸管吸取一定稀释比例的中和后混合液1.0ml接种平皿，将冷至40～45℃的熔化营养琼脂培养基每皿倾注15mmol，36℃±1℃恒温箱培养72小时，计数菌落数；必要时分离致病性微生物。

消毒液染菌量（CU/ml）=平均每皿菌落数10×稀释倍数。

7　治疗用水检查方法

血液透析相关滑疗用水按YY 0572进行检测，其他治疗用水按照相关标准执行。

8　紫外能灯检查方法

8.1　紫外线灯采样　分库存紫外线灯和使用中紫外线灯。

8.2　库存（新启用）紫外线灯辐射照度值检查方法　按照GB 19258进行。

8.3　使用中紫外线灯辐射照度值检查方法。

8.3.1　仪器法　开启紫外线灯5分钟后，将测定波长为253.7nm的紫外线照计探头置于被检紫外线灯下垂直距离1m的中央处，待仪表稳定后，所示数据即为该紫外线灯的射照度值。

8.3.2 指示卡法 开启紫外线灯5分钟后，将指示卡置紫外灯下垂直距离1m处，有图案一面朝上，照射1分钟，观察指示卡色块的颜色，将其与标准色块比较。

8.4 注意事项 紫外线辐照计应在计量部门检定的有效期内使用；紫外线监测指示卡应取得国家卫生行政部门的许可批件，并在产品有效期内使用。

9 消毒器械检查方法

9.1 杀菌因子强度测定：按《消毒技术规范》或企业标准规定的方法进行检测。

9.2 工作环境有害物浓度（强度）测定：按《消毒技术规范》或相关标准规定的方法进行检测。

10 医院污水检查方法

按GB 18466规定进行检测。

11 疫点（区）消毒效果检测方法

按GB 19193规定进行检测。

12 大肠埃希菌群检查方法

按照GB 4789.3进行检测。

13 沙门菌检查方法

按照GB 4789.4进行检测。

14 乙型溶血性链球菌检查方法

按照GB /T4789.11进行检测。

15 铜绿假单胞菌检查方法

按照GB 7918.4进行检测。

16 金黄色葡萄球菌检查方法

按照GB 7918.5进行检测。

17 其他目标微生物检查方法

按照相关检测方法进行。